Plasmamedizin

Hans-Robert Metelmann
Thomas von Woedtke
Klaus-Dieter Weltmann
Hrsg.

Plasmamedizin

Kaltplasma in der medizinischen Anwendung

Mit über 133 größtenteils farbigen Abbildungen

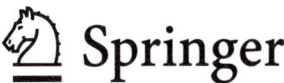 Springer

Herausgeber
Hans-Robert Metelmann
Mund-Kiefer-Gesichtschirurgie/
Plastische Operationen
Universitätsmedizin Greifswald
Greifswald
Deutschland

Klaus-Dieter Weltmann
Leibniz-Institut für Plasmaforschung und
Technologie e.V.
Greifswald
Deutschland

Thomas von Woedtke
Leibniz-Institut für Plasmaforschung
und Technologie e.V.
Greifswald
Deutschland

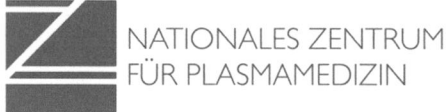

NATIONALES ZENTRUM
FÜR PLASMAMEDIZIN

ISBN 978-3-662-52644-6   ISBN 978-3-662-52645-3   (ebook)
DOI 10.1007/978-3-662-52645-3

Die Deutsche Nationalbibliothek verzeichnet diese Publikation in der Deutschen Nationalbibliografie;
detaillierte bibliografische Daten sind im Internet über http://dnb.d-nb.de abrufbar.

Springer

Umschlaggestaltung: deblik Berlin
Fotonachweis Umschlag: © underworld / Fotolia

Gedruckt auf säurefreiem und chlorfrei gebleichtem Papier

Springer ist Teil von Springer Nature
Die eingetragene Gesellschaft ist Springer-Verlag GmbH Berlin Heidelberg

Vorwort

Die Einführung von kaltem physikalischem Plasma in das Instrumentarium von Klinik, Praxis und Pflege gehört zu den Sprunginnovationen in der Medizin. Erstmals ist es möglich, die Redoxbalance und die Signalkaskaden in lebenden Zellen mit gezielten physikalischen Eingriffen therapeutisch verwertbar zu beeinflussen. Das Spektrum der Zielzellen reicht dabei von multiresistenten Erregern über die funktionalen Zellen der Wundheilung und des Immunsystems bis zu Krebszellen. Wie diese Verwertung zum Wohle des Patienten individuell und konkret aussehen kann, das ist ein Schwerpunkt im Forschungsförderungsprogramm „Photonik 2020" der Bundesregierung und das Thema der Plasmamedizin.

Die Forschungs- und Entwicklungsarbeit in der Plasmamedizin passiert derzeit einen ersten Meilenstein. Plasmaphysiker haben eine Reihe von geeigneten Quellen entwickelt, mit denen man physikalisches Plasma mit Körpertemperatur und unter Atmosphärendruck generieren kann. Plasmabiologen konnten die wesentlichen Details ermitteln, welche Effekte dieses Plasma in lebenden Zellen auslöst. Erste Plasmaquellen haben nach strukturierten ärztlichen Anwendungsbeobachtungen die Zulassung als Medizingeräte erhalten. In vielen Zentren weltweit werden jetzt klinische Studien konzipiert. Der Weg zum zweiten Meilenstein ist geebnet.

Er wird erreicht sein, wenn z. B. der Fall einer Patientin, die an einem diabetischen Fuß kurz vor der Amputation leidet oder an einer nicht heilenden Wunde mit MRSA-Besiedlung oder an einem infizierten offenen Krebsgeschwür im Gesicht, auf die Tagesordnung einer regelmäßigen plasmamedizinischen Krankenhauskonferenz gesetzt wird: Eine Plasmaärztin stellt die Behandlungsindikation, eine Plasmabiologin identifiziert die zellulären Zielprozesse in diesem Zusammenhang, eine Plasmaphysikerin bestimmt darauf aufbauend das Medizingerät mit dem geeigneten Plasmaspektrum und eine Wund- und Plasmaschwester übernimmt die avisierte häusliche Behandlung der Patientin auf Anweisung der Hausärztin und von der Gesetzlichen Krankenversicherung getragen.

Dieses Buch, das von Anfang an Frau Kerstin Böttger, Universitätsmedizin Greifswald, Herr Dr. Klaus Richter und Frau Christiane Beisel, SpringerMedizin Heidelberg, und letztlich Frau Sabine Thürk, M.A., alesco.concepts, Berlin, aus lauter Ideen, Konzepten und Texten seiner Autorinnen und Autoren gemacht haben, versammelt seine Leserinnen und Leser am 1. Meilenstein. Es soll als Lehrbuch der Plasmamedizin eine interdisziplinäre klinische Orientierung vermitteln, um zusammen auch mit dem Nationalen Zentrum für Plasmamedizin wissenschaftlich die Anwendung von kaltem physikalischem Plasma zur leitliniengerechten Behandlungsoption voranzubringen für eine Vielzahl von Menschen, die an sehr kritischen oder durch ihre Häufigkeit bedeutenden Erkrankungen leiden.

Prof. Dr. Dr. Hans-Robert Metelmann

Prof. Dr. Thomas von Woedtke

Prof. Dr. Klaus-Dieter Weltmann

Inhaltsverzeichnis

II   Klinische Anwendungen
Hans-Robert Metelmann

Abbildungsliste

Tabellenliste

Autorenverzeichnis

Prof. Dr. rer. nat. Thomas Arnold

Leibniz-Institut für Oberflächenmodifizierung e.V.
Physikalische Abteilung
Permoserstraße 15
04318 Leipzig

Dr. rer. nat. Sander Bekeschus

Leibniz-Institut für Plasmaforschung und
Technologie e.V. (INP)
ZIK plasmatis
Felix-Hausdorff-Straße 2
17489 Greifswald

Dr. rer. med. Claudia Bender

Universitätsmedizin Greifswald
Institut für Hygiene und Umweltmedizin
Walther-Rathenau-Straße 49a
17485 Greifswald und
Tierarztpraxen Karrin & Lubmin
Karrin 15
17440 Kröslin

Priv.-Doz. Dr. med. Georg Daeschlein

Universitätsmedizin Greifswald
Klinik und Poliklinik für Hautkrankheiten
Ferdinand-Sauerbruch-Straße
17475 Greifswald

Dr. agr. ing. Kathrin Duske

Universitätsmedizin Rostock
Klinik und Poliklinik für Zahn-, Mund- und
Kieferheilkunde Hans Moral
Poliklinik für Kieferorthopädie
Strempelstraße 13
18057 Rostock
und
Universitätsmedizin Greifswald
Zentrum für Zahn-, Mund- und Kieferheilkunde
Abt. Parodontologie
-Wissenschaftliches Forschungslabor
Rotgerberstraße 8
17475 Greifswald

Univ.-Prof. Dr. med. Steffen Emmert

Klinik und Poliklinik für Dermatologie und
Venerologie der Universitätsmedizin Rostock
Strempelstraße 13
18057 Rostock

Dr. rer. nat. Torsten Gerling

Leibniz-Institut für Plasmaforschung und
Technologie e.V. (INP)
Felix-Hausdorff-Straße 2
17489 Greifswald

Prof. Dr. med. Stefan Hammes

Laserklinik Karlsruhe
Kaiserstraße 104
76133 Karlsruhe
und
Universitätsmedizin Greifswald
Klinik und Poliklinik für Mund-Kiefer-
Gesichtschirurgie/Plastische Operationen
Ferdinand-Sauerbruch-Straße (Haus G, Ebene 0)
17475 Greifswald

Dr. rer. nat. Andreas Helmke

Fraunhofer-Institut für Schicht- und
Oberflächentechnik IST
Anwendungszentrum für Plasma und Photonik
Von-Ossietzky-Straße 100
37085 Göttingen
und
HAWK Hochschule für angewandte Wissenschaft
und Kunst
Fakultät Naturwissenschaften und Technik
Von-Ossietzky-Straße 99
37085 Göttingen

Dr. med. Lutz Hilker

Klinik für Herz- und Gefäßchirurgie
Klinikum Karlsburg, Herz- und Diabeteszentrum
Mecklenburg-Vorpommern
Greifswalder Straße 11
17495 Karlsburg

Prof. Dr. rer. nat. Masaru Hori
Department of Electrical Engineering and
Computer Science
Graduate School of Engineering Nagoya University
Furo-cho, Chikusa-ku
Nagoya 464-8603
Japan
und
Plasma Medical Science Global
Innovation Center
Nagoya University
Furo-cho, Chikusa-ku
Nagoya 464-8603
Japan

Priv.-Doz. Dr. med. Georg Isbary
Roche Pharma AG
Emil-Barell-Straße 1
79639 Grenzach-Wyhlen

Dr. med. dent. Lukasz Jablonowski
Universitätsmedizin Greifswald
Zentrum für Zahn-, Mund- und Kieferheilkunde
Abt. Parodontologie
-Wissenschaftliches Forschungslabor
Rotgerberstraße 8
17475 Greifswald

Roya Kahlili D. D. S
Universitätsmedizin Greifswald
Klinik und Poliklinik für Mund-Kiefer-
Gesichtschirurgie/Plastische Operationen
Ferdinand-Sauerbruch-Straße DZ 7
17475 Greifswald

Prof. Dr. med. dent. Thomas Kocher
Universitätsmedizin Greifswald
Zentrum für Zahn-, Mund- und Kieferheilkunde
Abt. Parodontologie
Rotgerberstraße 8
17475 Greifswald

Prof. Dr. med. Axel Kramer
Universitätsmedizin Greifswald
Institut für Hygiene und Umweltmedizin
Walther-Rathenau-Str. 49a
17485 Greifswald

Prof. Dr. med. dent. Karl-Friedrich Krey
Universitätsmedizin Greifswald
Zentrum für Zahn-, Mund- und Kieferheilkunde
Poliklinik für Kieferorthopädie
Walther-Rathenau-Straße 42
17489 Greifswald

Dr. med. Olaf Lademann
Universitätsklinikum Rostock
Klinik und Poliklinik für Anästhesiologie und
Intensivtherapie
Schillingallee 35
18057 Rostock

Prof. Dr. Dr.-Ing. Jürgen Lademann
Charité – Universitätsmedizin Berlin
Klinik für Dermatologie, Venerologie und
Allergologie, Bereich Hautphysiologie
Charitéplatz 1
10117 Berlin

Dr. Ing. Antje Lehmann
Leibniz-Institut für Oberflächenmodifizierung e.V.
Physikalische Abteilung
Permoserstraße 15
04318 Leipzig

Kim Rouven Liedtke, B. Sc.
Universitätsmedizin Greifswald
Klinik und Poliklinik für Chirurgie
Abteilung für Allgemeine Chirurgie, Viszeral-,
Thorax- und Gefäßchirurgie
Ferdinand-Sauerbruch-Straße
17475 Greifswald

Dr. rer. nat. Kai Masur
Leibniz-Institut für Plasmaforschung und
Technologie e.V. (INP)
Centre for Innovation Competence (ZIK) plasmatis
Associated Research Group „Plasma Wound
Healing"
Felix-Hausdorff-Straße 2
17489 Greifswald

Dr. rer. med. Rutger Matthes
Leibniz-Institut für Plasmaforschung und
Technologie e.V. (INP)
Felix-Hausdorff-Straße 2

17489 Greifswald
und
Universitätsmedizin Greifswald
Zentrum für Zahn-, Mund- und Kieferheilkunde
Abt. Parodontologie
-Wissenschaftliches Forschungslabor-
Rotgerberstraße 8
17475 Greifswald

Prof. Dr. med. Dr. med. dent. Hans-Robert Metelmann
Universitätsmedizin Greifswald
Klinik und Poliklinik für Mund-Kiefer-
Gesichtschirurgie/Plastische Operationen
Ferdinand-Sauerbruch-Straße DZ 7
17475 Greifswald

Dr. med. dent. Philine H. Metelmann
Universitätsmedizin Greifswald
Zentrum für Zahn-, Mund- und Kieferheilkunde
Poliklinik für Kieferorthopädie
Walther-Rathenau-Straße 42
17489 Greifswald

Prof. Dr. med. Wolfgang Motz
Klinik für Kardiologie
Klinikum Karlsburg, Herz- und Diabeteszentrum
Mecklenburg-Vorpommern
Greifswalder Straße 11
17495 Karlsburg

Dr. med. Matthias Napp
Universitätsmedizin Greifswald
Zentrum für Orthopädie, Unfallchirurgie und
Rehabilitative Medizin
Klinik und Poliklinik für Unfall-,
Wiederherstellungschirurgie und Rehabilitative
Medizin
Ferdinand-Sauerbruch-Straße
17475 Greifswald

Shanhaw Henry Ong, MSc
University of Groningen and University Medical
Center Groningen
Department of Orthodontics
Hanzeplein 1, Triadegebouw, Ingang 24
9700 RB, Groningen
Niederlande

Priv.-Doz. Dr. med. Lars-Ivo Partecke
Universitätsmedizin Greifswald
Klinik und Poliklinik für Chirurgie
Abteilung für Allgemeine Chirurgie, Viszeral-,
Thorax- und Gefäßchirurgie
Ferdinand-Sauerbruch-Straße
17475 Greifswald

Dr. med. Dr. med. dent. Fred Podmelle
Universitätsmedizin Greifswald
Klinik und Poliklinik für Mund-Kiefer-
Gesichtschirurgie/Plastische Operationen
Ferdinand-Sauerbruch-Straße DZ 7
17475 Greifswald

Prof. Dr. med. dent. Stefan Rupf
Universitätsklinikum des Saarlandes
Klinik für Zahnerhaltung, Parodontologie und
Präventive Zahnheilkunde
Gebäude 73
66421 Homburg

Dr. rer. nat. Axel Schindler
Leibniz-Institut für Oberflächenmodifizierung e.V.
Physikalische Abteilung
Permoserstraße 15
04318 Leipzig

Anke Schmidt
Leibniz-Institut für Plasmaforschung und
Technologie e.V. (INP)
Felix-Hausdorff-Straße 2
17489 Greifswald

Dr.-Ing. Tetsuji Shimizu
terraplasma GmbH
Lichtenbergstraße 8
85748 Garching bei München

Renate Schönebeck
neoplas tools GmbH
Walther-Rathenau-Straße 49a
17489 Greifswald

Dr. med. Christian Seebauer
Universitätsmedizin Greifswald
Klinik und Poliklinik für Mund-Kiefer-
Gesichtschirurgie/Plastische Operationen

Ferdinand-Sauerbruch-Straße DZ 7
17475 Greifswald

Prof. Dr. rer. nat. Hiromasa Tanaka
Department of Electrical Engineering and
Computer Science
Graduate School of Engineering
Nagoya University
Furo-cho, Chikusa-ku
Nagoya 464-8603
Japan
und
Plasma Medical Science Global
Innovation Center
Nagoya University
Furo-cho, Chikusa-ku
Nagoya 464-8603
Japan

M.Sc. Regina Tiede,
Klinik für Dermatologie, Venerologie und
Allergologie der Universitätsmedizin Göttingen
Robert-Koch-Straße 40
37075 Göttingen

Dipl.-Ing. Rüdiger Titze
Leibniz-Institut für Plasmaforschung und
Technologie e.V. (INP)
Felix-Hausdorff-Straße 2
17489 Greifswald

Dr. rer. med. Dirk Wandke
CINOGY GmbH
Max-Näder-Straße 15
37115 Duderstadt

Prof. Dr. rer. nat. Klaus-Dieter Weltmann
Leibniz-Institut für Plasmaforschung und
Technologie e.V. (INP)
Felix-Hausdorff-Straße 2
17489 Greifswald

Dr. rer. nat. Kristian Wende
Leibniz-Institut für Plasmaforschung und
Technologie e.V. (INP)
Felix-Hausdorff-Straße 2
17489 Greifswald

Prof. Dr. Dr. med. Ulrich Westermann
Zum Himmelreich 20
49082 Osnabrück

Prof. Dr. rer. nat. Thomas von Woedtke
Leibniz-Institut für Plasmaforschung und
Technologie e.V. (INP)
Felix-Hausdorff-Straße 2
17489 Greifswald

Prof. Dr. med. Hans-Georg Wollert
Klinik für Herz- und Gefäßchirurgie
Klinikum Karlsburg, Herz- und Diabeteszentrum
Mecklenburg-Vorpommern
Greifswalder Straße 11
17495 Karlsburg

Grundlagen und Technologie

Hans-Robert Metelmann

Viele ärztliche Disziplinen in der Medizin tragen in ihrer Fachgebietsbezeichnung den Begriff Heilkunde, z. B. Zahn-Mund-Kiefer-Heilkunde oder Hals-Nasen-Ohren-Heilkunde. Diese Wortwahl lässt ein sehr zutreffendes Wissenschaftsverständnis erkennen, das für alle ärztlichen Disziplinen gilt. Nur ein kleiner Teil der therapeutischen und diagnostischen Maßnahmen ist evidenzbasiert, also gestützt auf strukturierte Grundlagenforschung und unanfechtbare klinische Studien, und zumeist erkennen wir hinter ärztlichem Handeln die niedrigste Stufe der Wissenschaft, das Sammeln von Beobachtungen und Schlüsse Ziehen aus zunehmender Erfahrung, also das, was wir als Kunde bezeichnen.

Die Plasmamedizin ist noch mit vielen Eierschalen einer Kunde behaftet. Umso wichtiger ist es für alle ärztlichen und zahnärztlichen Anwender, sich vor dem ersten Schritt in die Klinik mit ihren naturwissenschaftlichen und technologischen Grundlagen zu beschäftigen. Die Sektion I bietet dazu mit 3 Kapiteln den Einstieg an. Im ersten Kapitel geht es um physikalisches Plasma überhaupt und mit welchen Quellen es erzeugt werden kann, wenn es in der Medizin zum Einsatz kommen soll. Das zweite Kapitel beschäftigt sich mit der Frage, welche biologischen Wirkungen physikalisches Plasma auslöst, sobald es auf lebendes Gewebe trifft. Nach diesem Blick auf klinisch nutzbare Effekte von Plasmaquellen wird im dritten Kapitel die Aufmerksamkeit auf die Gerätetechnik gelenkt.

Der Erkenntnisgewinn in der Plasmamedizin hat eine hohe Geschwindigkeit. Die Grundaussagen der 3 Kapitel stehen alle auf festem Boden, aber einige Interpretationen wandeln sich stetig und z. B. Begrifflichkeiten sind noch nicht abgestimmt. Dazu gehört auch die Kurzform CAP, „cold atmospheric pressure plasma", für die synonym Formulierungen wie kaltes Atmosphärendruckplasma, Kaltplasma/kaltes Plasma, Niedertemperaturplasma oder auch körperwarmes Plasma verwendet werden.

Einführung in Atmosphärendruck- Plasmaquellen für plasmamedizinische Anwendungen

Torsten Gerling, Klaus-Dieter Weltmann

© Springer-Verlag Berlin Heidelberg 2016
H.-R. Metelmann, T. von Woedtke, K.-D. Weltmann (Hrsg.), *Plasmamedizin*,
DOI 10.1007/978-3-662-52645-3_1

1.1   Einleitung

Plasmamedizin ist die Bezeichnung für ein neues Forschungsgebiet an der Schnittstelle zwischen Physik und Lebenswissenschaften, das seit einigen Jahren international einen erheblichen Aufschwung erfährt.

Inhalt und Ziel der Plasmamedizin ist die Nutzung physikalischer Plasmen für medizinische Anwendungen.

1.1.1   Begriffsdefinition „Plasma"

Der Begriff „Plasma" steht hier nicht wie im überwiegenden allgemeinen Sprachgebrauch für den flüssigen, zellfreien Bestandteil des Blutes, sondern für einen besonderen, angeregten Gaszustand, der mitunter auch als vierter Aggregatzustand bezeichnet wird (◘ Abb. 1.1).

Durch Energiezufuhr kann ein Feststoff – in ◘ Abb. 1.1 dargestellt am Beispiel von Eis – in eine Flüssigkeit und weiter in ein Gas überführt werden. Diese Umwandlungen der Aggregatzustände von fest über flüssig in gasförmig und die damit verbundenen Phasenübergänge gehen einher mit einer Zunahme der Beweglichkeit der den Stoff aufbauenden Atome und Moleküle, bis im Gaszustand deren freie Beweglichkeit erreicht ist. Führt man nun einem Gas in Form von Wärme oder starken elektrischen Feldern weitere Energie zu, kommt es zu einer teilweisen oder vollständigen Ionisation der Teilchen, der Herauslösung von Elektronen aus Atomen oder Molekülen des Gases, wobei frei bewegliche Elektronen und ionisierte Atome entstehen. Damit ist ein Plasma ein elektrisch leitfähiges Medium.

Mit der Energiezufuhr und der daraus resultierenden Ionisation der Gasteilchen ist eine erhöhte Reaktivität des Plasmas verbunden. Plasmen emittieren elektromagnetische Strahlung, v. a. UV-Strahlung und sichtbares Licht und enthalten reaktionsbereite Ionen, Elektronen sowie neutrale reaktive Spezies, insbesondere sog. Radikale (◘ Abb. 1.2).

Die Zusammensetzung eines Plasmas und die daraus resultierenden Eigenschaften hängen von einer Vielzahl von Parametern ab, so von der Art und Zusammensetzung des verwendeten Gases bzw. Gasgemisches, von der zur Plasmaerzeugung eingesetzten Energie sowie von den Druckverhältnissen.

Plasmen kommen in Form von Blitzen, Nordlichtern oder der unser Leben auf der Erde erst ermöglichenden Sonne in der Natur vor. Mehr als 95 % der sichtbaren Materie – bezogen auf das gesamte Universum – befindet sich im Plasmazustand.

Aufgrund der besonderen Reaktivität sind Plasmaanwendungen im technischen Bereich und im Alltag allgegenwärtig, auch wenn dies oft nicht vordergründig bewusst wird. Die weltweit mit großem finanziellem Aufwand unternommenen Versuche, mit der Kernfusionstechnologie „die Sonne auf die Erde zu holen" und damit die Energieprobleme der Menschheit zu lösen, sind mit öffentlichem Interesse verfolgte Anwendungen der Plasmatechnologie. Die Lichterzeugung in Leuchtstoffröhren und Energiesparlampen erfolgt mithilfe von Plasma wie natürlich auch die Herstellung von beweglichen Bildern im Plasmafernseher. Die haltbare und abriebfeste Bedruckung von Kunststoffoberflächen, z. B. bei Bankkarten oder Einkaufstüten, ist ohne Plasmavorbehandlung nicht möglich. Insbesondere bei der Bearbeitung von Oberflächen und Materialien sind Plasmen ein unverzichtbares Hilfsmittel. Die Härtung und Veredelung von Oberflächen im Maschinen- und Fahrzeugbau, die Herstellung mikroelektronischer Bauelemente und die Behandlung von Glas in verschiedensten Anwendungsbereichen sind daher nur einige weitere Beispiele technischer Plasmaanwendungen.

Vor diesem Hintergrund speziell industrieller Plasmaanwendungen scheint eine Verbindung zwischen physikalischem Plasma und Biologie oder Medizin zunächst schwer vorstellbar zu sein, obwohl diese bereits in den Anfängen der Plasmaphysik, nämlich bei der Namensgebung, bestanden haben soll. Die Prägung des Begriffes „Plasma" für eine Gasentladung erfolgte im Jahr 1928 durch den US-amerikanischen Nobelpreisträger Irving Langmuir (Langmuir 1928). An die sich mit dieser Namenswahl verbindende Geschichte erinnert sich ein Mitarbeiter später (Mott-Smith 1971):

» „[…] the discharge acted as a sort of substratum carrying particles of special kinds […] This reminds him of the way blood plasma

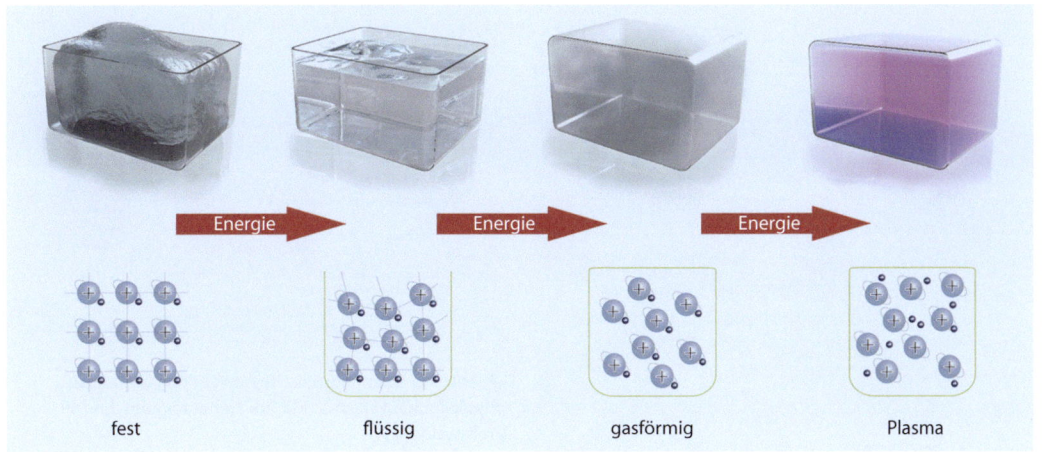

fest   flüssig   gasförmig   Plasma

◘ **Abb. 1.1**   Plasma – der vierte Aggregatzustand. (Mit frdl. Genehmigung des INP Greifswald e.V.)

carries around red and white corpuscles and germs. So he proposed to call our ‚uniform discharge' a ‚plasma'. Of course we all agreed." („[…] die Entladung wirkt wie ein Medium, das Teilchen besonderer Art transportiert […] Dies erinnerte ihn an die Art, wie Blutplasma rote und weiße Blutkörper sowie Keime transportiert. So schlug er vor, die Entladungen als ‚Plasma' zu bezeichnen. Natürlich stimmten wir alle zu.")

1.1.2 Biomedizinische Anwendungsfelder

Der Versuch einer Systematisierung biomedizinischer Anwendungen von physikalischem Plasma führt zur Einteilung in drei Anwendungsfelder, die nicht scharf voneinander zu trennen sind (◘ Abb. 1.3).

Die bereits erwähnten Möglichkeiten der plasmabasierten Oberflächenmodifikation werden etwa seit den 1960er Jahren auch zur Gestaltung und Optimierung biorelevanter Oberflächen genutzt. So kann durch Plasmabehandlung die Biokompatibilität bzw. Biofunktionalität von Medizinprodukten wie etwa Implantaten verbessert werden. Labormaterialien und -geräte, die z. B. zur Zellkultivierung oder zur Analytik biologischer Flüssigkeiten eingesetzt werden, erhalten durch Plasmabehandlung ihre gewünschte Funktionalität (d'Agostino et al. 2005).

Ein weiteres, ebenfalls seit den 1960er Jahren intensiv beforschtes Gebiet ist die Verwendung von Plasma zur Inaktivierung bzw. Abtötung von Mikroorganismen. Die etablierten Sterilisations- und Desinfektionsverfahren, die auf der Anwendung hoher Temperaturen, radioaktiver Strahlung oder der Einwirkung hochreaktiver und meist toxischer Chemikalien beruhen, sind für viele Produkte und Einsatzfelder in Hygiene und Medizin nicht anwendbar. Hier bietet Plasma eine vielversprechende Alternative – zumal inzwischen bekannt ist, dass mit Plasma Mikroorganismen und Viren nicht nur inaktiviert oder abgetötet werden können, sondern organisches Material auch vollständig entfernt werden kann. Dies eröffnet angesichts von in den letzten Jahren neu entdeckten infektionsübertragenden Proteinen (z. B. Prionen), die mit herkömmlichen Sterilisations- und Dekontaminationsverfahren nicht angreifbar sind, völlig neue Perspektiven für Plasmaanwendungen in der Hygiene und Infektionskontrolle. Hinzu kommt, dass bisher keine Resistenzbildungen von Mikroorganismen gegen die Wirkung von Plasma bekannt geworden sind und Plasma auch gegen multiresistente Mikroorganismen wirksam ist (Moreau et al. 2008; Daeschlein et al. 2012, 2014).

Diese beiden medizinischen Anwendungsfelder können auch als indirekte Plasmaanwendungen klassifiziert werden, da hierbei Materialien oder Produkte durch Plasmabehandlung mit Eigenschaften

angeregte Spezies

UV-Strahlung

Ionen + Elektronen

Plasma

sichtbares Licht

Wärmestrahlung

elektromagnetische Felder

bzw. Qualitäten versehen werden, die ihre anschließende medizinische Anwendung unterstützen oder überhaupt erst ermöglichen. Darüber hinaus können für diese Anwendungsfelder auch sog. Niederdruckplasmen eingesetzt werden, wobei die Plasmaerzeugung in abgeschlossenen Kammern bei extrem niedrigem Druck in der Nähe des Vakuums und damit unter sehr kontrollierten Bedingungen erfolgt.

1.1.3 Wirkkomponenten des Plasmas

Die Energiezufuhr erfolgt bei kalten Plasmen unter Atmosphärendruck meist durch lokal überhöhte elektrische Felder. Neben den Ladungsträgern enthält das Gasgemisch eine Vielzahl physikalischer und chemischer Komponenten, die für eine plasmamedizinische Anwendung interessant sind, darunter Strahlung vom (vakuum-)ultravioletten bis in den sichtbaren Spektralbereich, eine Vielzahl chemischer Spezies und Radikale sowie Temperatur und elektrische Felder (von Woedtke et al. 2013). Jedem der in ◘ Abb. 1.4 gezeigten Komponenten wird individuell eine Wirkung auf lebende Organismen nachgesagt. Das besondere an der Verwendung von Plasmen ist es, dass dieser sog. Cocktail

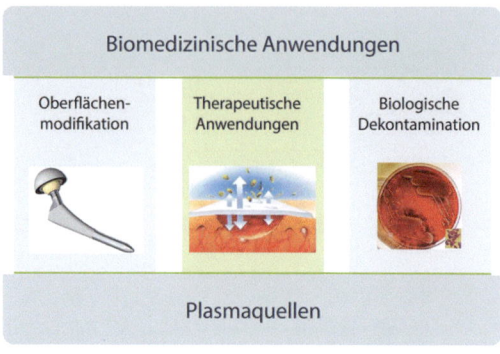

Biomedizinische Anwendungen

| Oberflächen-modifikation | Therapeutische Anwendungen | Biologische Dekontamination |

Plasmaquellen

hier gleichzeitig zur Anwendung kommt und auch instabile chemische Spezies am Ort der Behandlung erzeugt werden.

Inwieweit die Wirkung der einzelnen Wirkkomponenten gewichtet ist, wurde 2014 vom Nationalen Zentrum für Plasmamedizin in einem Positionspapier zusammengefasst (Nationales Zentrum für Plasmamedizin 2014). Darin werden im Wesentlichen die Komponenten UV-Strahlung, elektrische Felder und reaktive Sauerstoffspezies (ROS) sowie reaktive Stickstoffspezies (RNS) hervorgehoben. UV-Strahlung ist als eigenständige Therapie in der medizinischen Anwendung in Form der Phototherapie und Photochemotherapie etabliert und durch entsprechende Grenzwerte klar definiert. Die Elektrostimulation durch elektrische Felder gilt als anerkannte Behandlungsmethode zur Reaktivierung und Aufrechterhaltung der körpereigenen Reparaturvorgänge und stimuliert dabei den natürlichen Heilungsprozess. Letztlich stimuliert auch die Ausschüttung von ROS und RNS körpereigene physiologische und pathologische Prozesse. Da der Körper diese Wirkmechanismen gewohnt ist, stellen temporäre Belastungen mit den Komponenten keine zu große Gefahr da. Eine solche temporäre Belastung mit ROS/RNS wird durch natürliche Prozesse im Körper kompensiert, während eine Langzeiteinwirkung in chronischen oxidativen Stress ausarten und dies gesundheitliche Folgen bedeuten kann. Eine ausführliche Diskussion der Wirkkomponenten ist dem ► Kap. 3 von Helmke und dem Beitrag des Nationalen Zentrums für Plasmamedizin (2014) zu entnehmen.

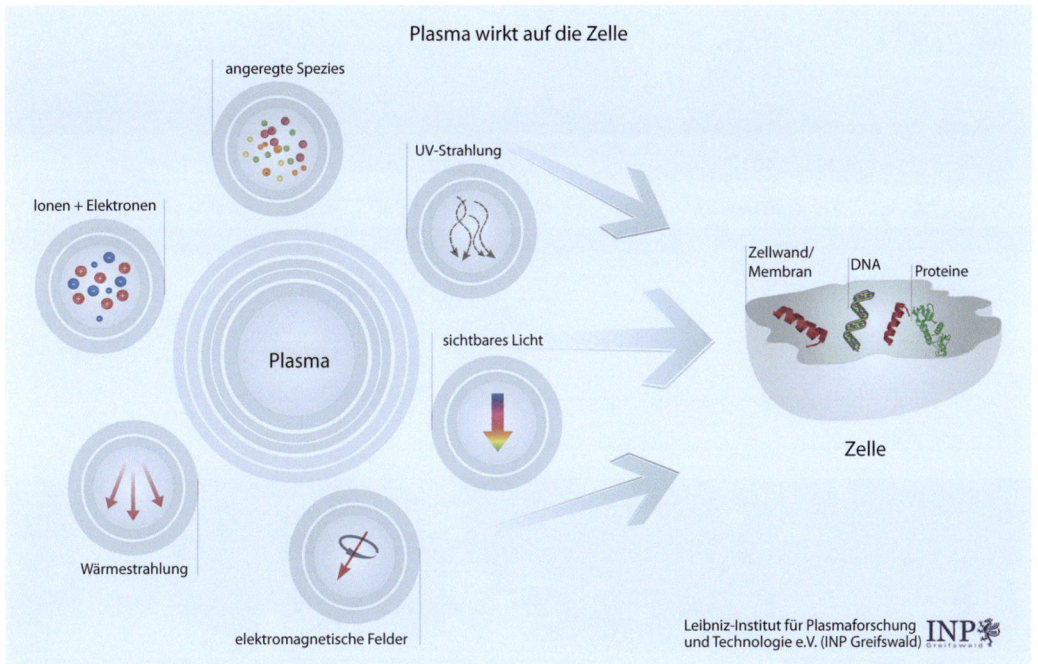

☐ Abb. 1.4 Vielfältigkeit der physikalischen und chemischen Wirkmechanismen des Plasmas auf eine Zelle. (Aus von Woedtke et al. 2013 mit frdl. Genehmigung)

1.2 Toolbox von Plasmaquellen bei Atmosphärendruck

Zur Erzeugung von Plasmen an Atmosphärendruck steht eine breite Toolbox an thermischen und nichtthermischen Plasmaquellen zur Verfügung (☐ Abb. 1.5). Bei thermischen Plasmaquellen handelt es sich besonders um Bogenentladungen (s. [8] in ☐ Abb. 1.5). Das entstehende Plasma ist durch hohe Temperaturen der Ionen, Elektronen und Neutralteilchen gekennzeichnet, die sich miteinander im thermischen Gleichgewicht befinden. Von großer Bedeutung sind diese Plasmen bspw. beim Schweißen.

Dem gegenüber stehen die nichtthermischen Plasmaquellen, die sich noch in der Erzeugung kalter und heißer Plasmen unterscheiden lassen. Bei gleitenden Bogenentladungen, Plasmafackeln und Bogenjets (s. [5]– [7] in ☐ Abb. 1.5) sind die Elektronen bereits Größenordnungen heißer als die Ionen, die wiederum noch Temperaturen deutlich oberhalb der Umgebungsluft aufweisen. In Sonderfällen kann dies auch mit den Plasmaquellen [1]–[4] aus ☐ Abb. 1.5 erreicht werden. Diese heißen nichtthermischen

Plasmen werden besonders in beschichtenden Anwendungen eingesetzt und können durch die höheren Ionen- und Neutralgastemperaturen die verwendeten Präkursoren funktionalisieren und die Haftung an der Oberfläche dadurch verbessern.

In der Literatur der plasmamedizinischen Forschung werden mit starkem Fokus die kalten nichtthermischen Plasmaquellen angestrebt. Die Elektronentemperatur befindet sich im Bereich von einigen 10^4 K während die Ionen und Neutralgasteilchen Temperaturen bis zur Raumtemperatur aufweisen. Dies ermöglicht die Aktivierung von Atomen und Molekülen bei zeitgleicher kalter Wirktemperatur und somit nichtinvasiver Natur, besonders geeignet für die Behandlung thermisch labiler Oberflächen. Die möglichen Anordnungen reichen von dielektrisch behinderten Entladungen, über Microplasma-Arrays und Koronaentladungen bis zu den Plasmajets (Weltmann et al. 2010; Weltmann u. von Woedtke 2011; Lu et al. 2012). In der medizinischen Praxis werden im Wesentlichen die Techniken der Plasmajets und der dielektrisch behinderten Entladungen (DBE) verfolgt (von Woedtke et al. 2013).

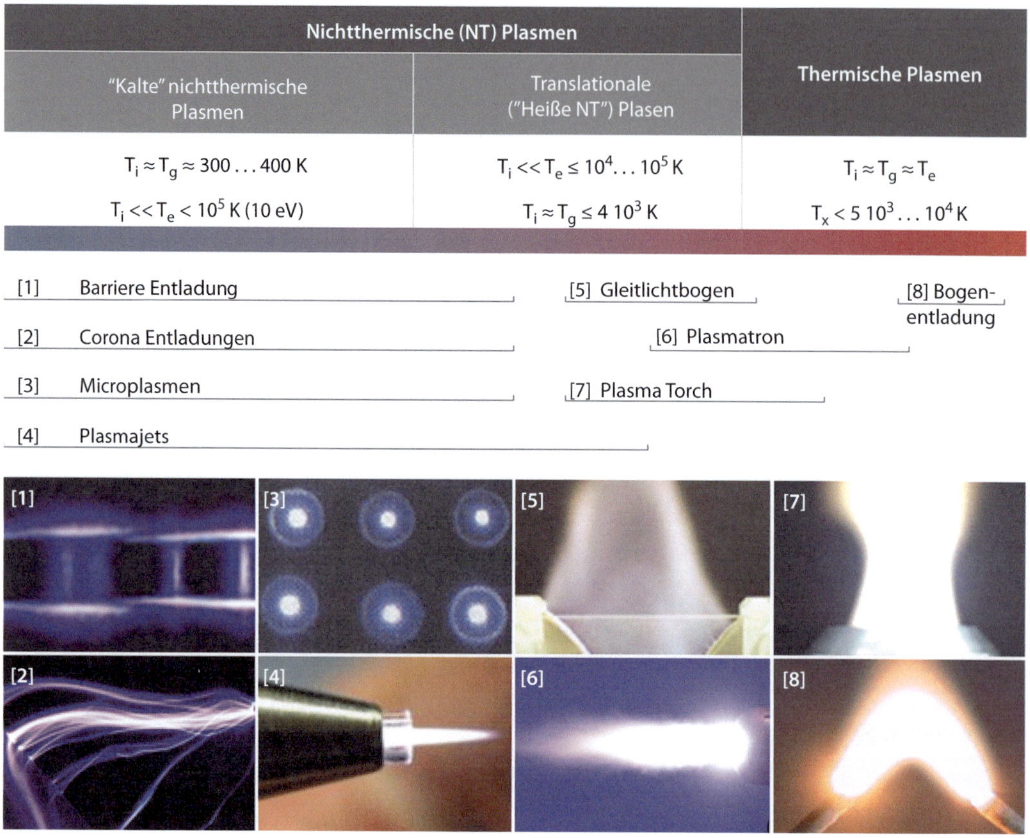

Nichtthermische (NT) Plasmen		Thermische Plasmen
"Kalte" nichtthermische Plasmen	Translationale ("Heiße NT") Plasen	
$T_i \approx T_g \approx 300 \dots 400$ K	$T_i \ll T_e \leq 10^4 \dots 10^5$ K	$T_i \approx T_g \approx T_e$
$T_i \ll T_e < 10^5$ K (10 eV)	$T_i \approx T_g \leq 4\,10^3$ K	$T_x < 5\,10^3 \dots 10^4$ K

[1]   Barriere Entladung

[2]   Corona Entladungen

[3]   Microplasmen

[4]   Plasmajets

[5] Gleitlichtbogen

[6] Plasmatron

[7] Plasma Torch

[8] Bogen-entladung

□ **Abb. 1.5**   Toolbox der Atmosphärendruckplasmen. (Aus Weltmann u. von Woedtke 2011 mit frdl. Genehmigung. Bild-Quelle: ©EDP Science)

Weitere Versionen dieser Technologien kommen in einzelnen Arbeitsgruppen weltweit vor, sind aber noch nicht beim Status eines Medizinproduktes angekommen und werden daher hier nicht weiter thematisiert (Ehlbeck et al. 2011; Winter et al. 2015).

Unter DBEs werden i. Allg. Geräteanordnungen verstanden, die mindestens eine Elektrode mittels Isolation bzw. dielektrischer Barriere gegenüber der anderen Elektrode elektrisch schirmen □ Abb. 1.6). Das Dielektrikum verhindert elektrische Durchschläge und begrenzt gleichzeitig den maximalen Stromfluss. DBEs können optional mit einem Arbeitsgas betrieben werden oder zünden in der Umgebungsluft. Um die Temperaturen beim Luftbetrieb ausreichend niedrig zu halten (kleiner 40 °C), wird eine Taktung genutzt und somit das Verhältnis zwischen An- und Auszeit geregelt. Die DBEs lassen sich in zwei Klassen unterteilen, die Volumen- und die Oberflächen-DBEs. Während bei den Volumen-DBEs die Entladung im Volumen zwischen zwei Elektroden stattfindet, beschränkt sich die Ausbreitung des Plasmas durch bauliche Vorgabe der elektrischen Feldausbreitung auf das Dielektrikum bei den Oberflächen-DBEs. Die geerdete Elektrode kann in beiden Fällen entweder auf Massepotenzial liegen oder optional auf einem relativen Potenzial „floaten" (□ Abb. 1.6).

Bei den Plasmajets handelt es sich um Anordnungen, denen ein Arbeitsgas wie Argon oder Helium zugegeben wird und es innerhalb eines gesonderten, meist kleinen Volumens innerhalb des Gerätes zur Zündung des Plasmas kommt. Der Gasfluss und die elektrische Feldgeometrie treiben dann das Plasma aus dem Gerät heraus in die Umgebungsluft, wo die reaktiven Spezies angeregt werden. Das austretende Plasma wird als Effluent bezeichnet und ist in Richtung der zu behandelnden Oberfläche gerichtet. Dabei gibt es potenzialfreie Jets oder Jets sowie DBEs mit „creeping current", d. h., die Oberfläche wirkt als zweite oder dritte Elektrode.

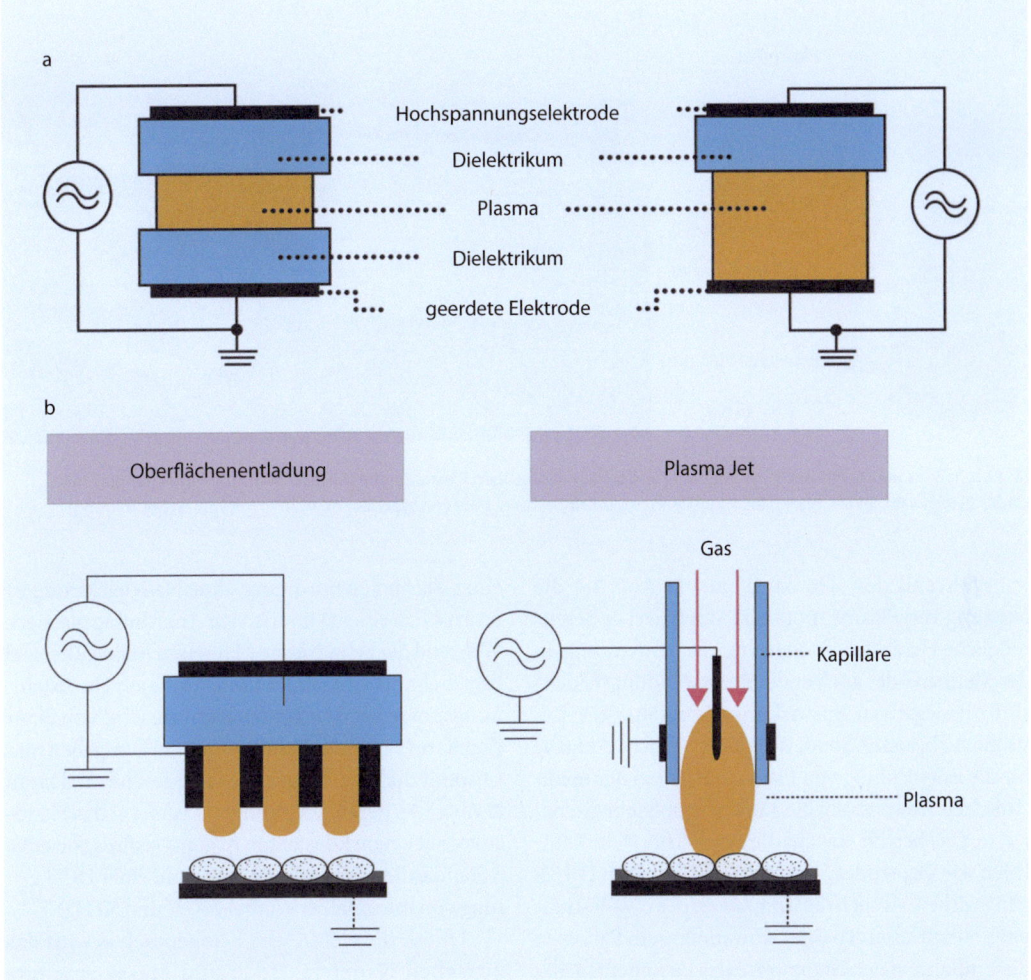

a

Hochspannungselektrode

Dielektrikum

Plasma

Dielektrikum

geerdete Elektrode

b

Oberflächenentladung

Plasma Jet

Gas

Kapillare

Plasma

■ **Abb. 1.6** Skizzen der Funktionsprinzipien für Volumen-DBEs, Oberflächen-DBEs und Plasmajets. (Nach Weltmann et al. 2010 mit frdl. Genehmigung)

Für eine ausführliche Diskussion technischer Gerätekonzepte wird auf den ▶ Abschn. 3.4 von Helmke verwiesen. Dort werden insbesondere die Begrifflichkeiten der direkten und indirekten Plasmaquellen definiert und dazugehörige Quellensysteme vorgestellt.

1.3 Herausforderungen und Lösungen

Eine besondere Herausforderung ergibt sich, sobald von den Plasmaquellen eine Großflächigkeit verlangt wird. Anwendungen wie die Behandlung von Brandwunden erfordern häufig die Versorgung großer Flächen in möglichst kurzen Zeiträumen. Mit DBEs lässt sich dies meist über eine Hochskalierung der Grundanordnung realisieren. Jedoch erwachsen damit erhöhte Anforderungen an die Durchschlagsfestigkeit, Temperaturbeständigkeit und Spannungsversorgung. Sofern dies entsprechend gesichert ist, können DBEs sehr individuell angepasst werden. Für Plasmajets ist eine Hochskalierung bei Atmosphärendruck über eine Array-Anordnung mehrerer Einzeljets möglich. Während hier Temperatur und Durchschlagfestigkeit im Wesentlichen gleichbleiben, liegen die Herausforderungen besonders bei einer intelligenten und kostengünstigen Lösung für die Gaszufuhr und die Spannungsversorgung.

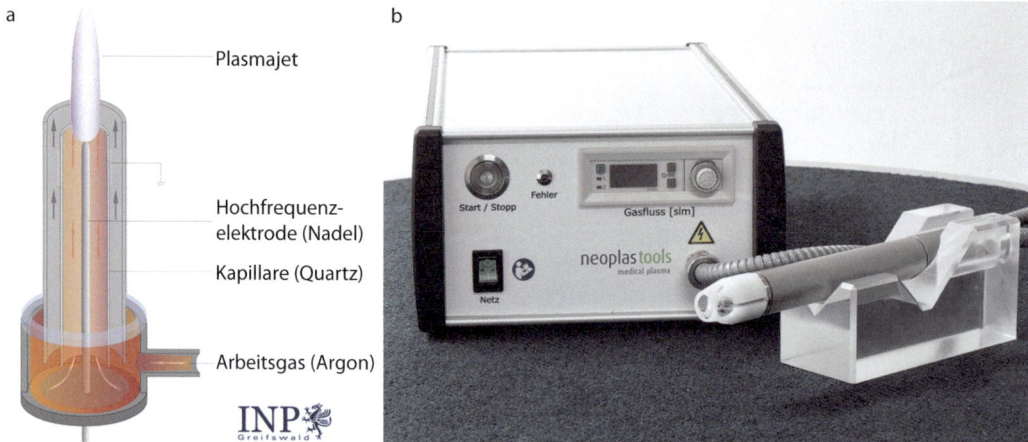

◻ **Abb. 1.7**   **a** Geometrie des Plasmagerätes und **b** Foto des fertigen Plasmagerätes kINPen®MED der Firma neoplas tools GmbH (Greifswald, Deutschland) als zugelassenes Medizinprodukt. (Aus von Woedtke et al. 2013 mit frdl. Genehmigung)

Während der „Cocktail" aus ◻ Abb. 1.4 die Nutzung von Plasma motiviert, impliziert er bereits mögliche Herausforderungen für die Anwendung. In der Medizin oder auch anderen Anwendungsfeldern sind die negativen Auswirkungen zu hoher UV-Bestrahlung bekannt. Somit ist eine wesentliche Aufgabe für die Entwicklung von Plasmaquellen in der medizinischen Anwendung die Kontrolle üblicher Grenzwerte. Das betrifft sowohl die Produktion von Radikalen wie Ozon oder Stickoxide, die in hohen Dosen giftig wirken, als auch die Grenzwerte der UV-Bestrahlung. Hinzu kommt bei der Anwendung am Patienten die Einhaltung der Grenzwerte des Patientenableitstroms. Wünschenswert ist weiterhin ein Nachweis der Wirksamkeit der betreffenden Plasmaquellen, wobei die Definition einer Behandlungsnormalen bisher nur quellenspezifisch erfolgt ist. Kürzlich wurde eine Empfehlung für ein sicheres Inverkehrbringen von Atmosphärendruck-Plasmaquellen für medizinische Anwendungen erarbeitet, die auf wesentliche Kriterien für diese komplexen Anwendungen eingeht und unter der Bezeichnung DIN SPEC 91315 verfügbar ist (DIN SPEC 91315 2014).

Die am Intensivsten untersuchte Plasmaquelle für medizinische Anwendung ist der am INP Greifswald erforschte und mit der neoplas tools GmbH gemeinsam entwickelte kINPen® MED. 2013 wurde durch die neoplas tools GmbH die Konformität des kINPen® MED mit der Richtlinie 93/42/EWG über Medizinprodukte der Klasse IIa erklärt. Die Geometrie des Gerätes ist in ◻ Abb. 1.7 gezeigt, und es entspricht

einer Plasmajetanordnung. Eine Nadelelektrode ist zentrisch in einer zylindrischen Anordnung platziert. Während die zylindrische Mantel auf Massepotenzial liegt, befindet sich die Nadelelektrode auf Hochspannungspotenzial. Die Nadelelektrode wird von einer Kapillare (1,6 mm Innendurchmesser) umgeben und ist somit dielektrisch gegen Masse geschirmt. Das in ◻ Abb. 1.7b gezeigte Grundgerät versorgt das Handstück mit einem konstanten Argon-Gasfluss von etwa 5 Standardliter pro Minute (slm) und einer DC-Leistung von maximal 50 VA (bei 230 V und 50 Hz).

Durch die elektrische Feldgeometrie wird das zwischen Nadelelektrode und Masse erzeugte Plasma als sog. Effluent ausgetrieben, und Gase aus der Umgebungsluft wie Sauerstoff und Stickstoff vermischen sich mit dem Arbeitsgas Argon. Mittels der energetischen Elektronen und weiterer Komponenten des Plasmas kommt es somit zur Generation des wirksamen Cocktails. Durch Bewegung des Handstücks ist es ferner möglich, das Plasma lokal am Ort der Behandlung zu platzieren. Zusätzlich hat das Grundgerät ein voreingestelltes 1-Minuten-Programm für eine definierte Behandlungszeit.

Zur Charakterisierung der Wirksamkeit, aber auch zum Ausschließen der möglichen Anwendungsgefahren wurden verschiedene Messungen an dem Gerät durchgeführt.

Somit kann gewährleistet werden, dass die emittierte Strahlung, die Behandlungstemperatur, der Patientenableitstrom nach DIN EN 60601-1 und die erzeugten Spezies für den Anwender und den

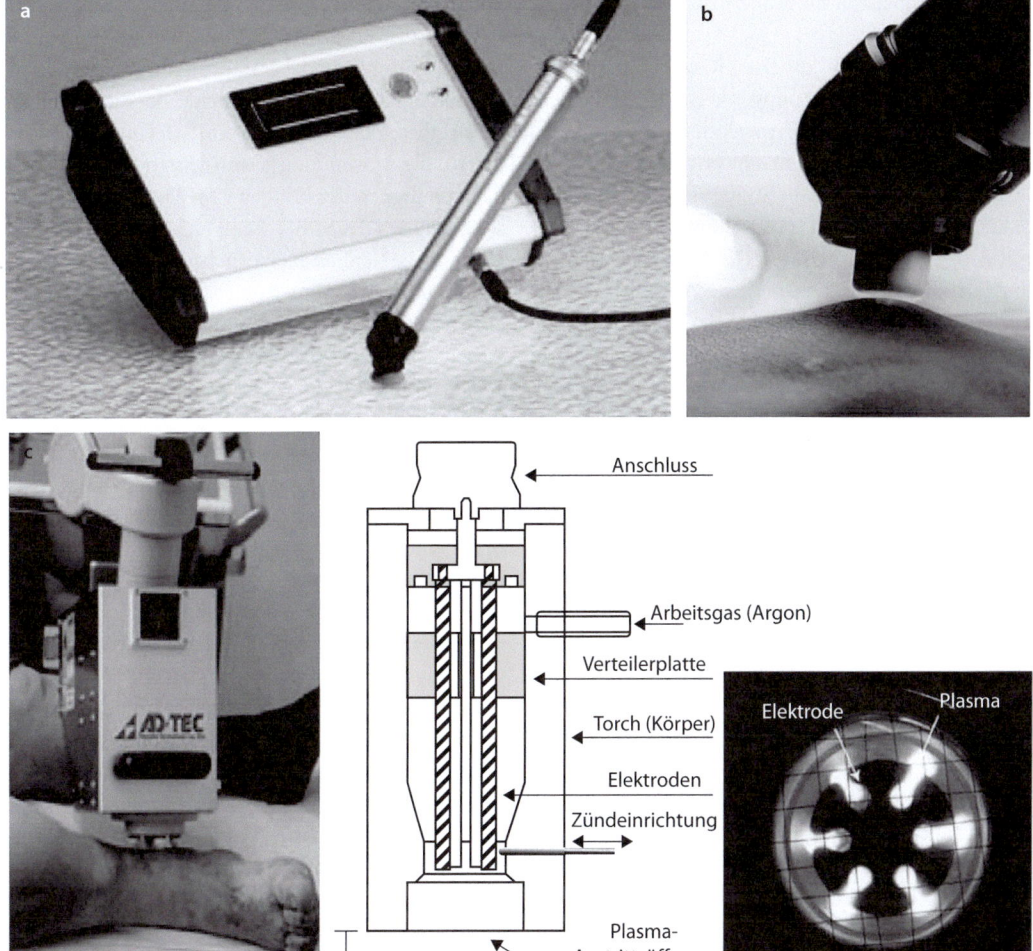

□ Abb. 1.8   a, b Ein Vertreter der DBE-Plasmaquellen als zertifiziertes Medizinprodukt – PlasmaDerm® der Firma CINOGY GmbH (Duderstadt, Deutschland). **c** Foto einer Behandlung, Aufbauschema und End-On-Ansicht der Plasmafläche der Mikrowellenplasmaquelle MicroPlaSter der Firma ADTEC Plasma Technology Co. Ltd. (Fukuyama, Japan). (Aus von Woedtke et al. 2013 mit frdl. Genehmigung)

Patienten keine Gefahr darstellen und eine Verwendung des Gerätes folglich sicher ist. Eine detaillierte Zusammenstellung dieser Messungen und der Ergebnisse ist in Mann et al. (in Arbeit) zu finden.

Im Jahr 2013 erklärte die Firma Cinogy aus Duderstadt die Konformität des PlasmaDerm®-Geräts mit der Richtlinie 93/42/EWG über Medizinprodukte Klasse IIa (□ Abb. 1.8a,b). Dabei handelt es sich um einen Vertreter des DBE-Typs mit einem Keramikdielektrikum vor der Hochspannungselektrode und dem menschlichen Körper als zu behandelnde Oberfläche resp. Gegenelektrode. Die Hochspannung wird mit 200–300 Hz gepulst, und die Entladung zündet ohne zusätzliche Gasversorgung in der Umgebungsluft.

Ein drittes Plasmagerät für den klinischen Einsatz ist der SteriPlas (□ Abb. 1.8c) von ADTEC Plasma Technology Co. Ltd. aus Fukuyama Japan (Isbary et al. 2010). Der SteriPlas ist ein „Plasma Torch" (□ Abb. 1.5) mit Argon als Arbeitsgas und einer Mikrowellenleistungsversorgung von 85 W. Zwar skaliert die Geräteleistung nicht mit der Plasmaleistung oder der Neutralgastemperatur, aber ohne die zusätzliche Luftkühlung am Auslass bis auf < 40 °C in 2 cm Entfernung wäre das erzeugte

Mikrowellenplasma für medizinische Anwendungen zu heiß.

Neben den hier diskutierten Risiken für die plasmamedizinische Anwendung, die es auszuschließen gilt, ergaben verschiedene Anwendungstests auch im Rahmen klinischer Studien sehr positive Ergebnisse. Die weltweit erste klinische Studie zur Reduktion des bakteriellen Befalls in chronischen Wunden wurde mit dem „Plasma Torch" (ADTEC) an 36 Patienten durchgeführt. Die Autoren berichten von einer signifikanten Reduktion der Wundfläche um 20–40 % durch die Plasmaeinwirkung im Rahmen der insgesamt 291 Behandlungen mit jeweils 5 min. Bei klinischen Studien (2011/2012) mit dem kINPen® MED konnte u. a. gezeigt werden, dass das Wundvolumen chronischer Ulcera am Bein um 59 % durch Anwendung des kINPen® MEDs reduziert werden konnte (Bekeschuss et al. 2016). Im Direktvergleich mit Octenisept (Reduktion um 16 %) stellte dies eine deutliche Verbesserung dar und motiviert zur weiteren Anwendung und Untersuchung von Atmosphärendruckplasmen in der Plasmamedizin. Für die DBE-basierte Quelle PlasmaDerm®wurde 2011/2012 erfolgreich eine klinische Studie durchgeführt, um negative Effekte durch Plasmaeinwirkung auszuschließen. Generell benötigt die Untersuchung der medizinischen Plasmaquellen für die Anwendung eine breitere Basis an klinischen Studien. Daher ist es wünschenswert, dass die Häufigkeit dieser Studien stetig weiterwächst und somit eine breitere Basis für das Verständnis der Wirkung geschaffen wird. Dieses Verständnis dient darüber hinaus rückläufig als essenzieller Input für die Weiterentwicklung und Neuentwicklung von Plasmaquellen.

Neben der hier präsentierten Herausforderungen und Risiken bei der Nutzung von Atmosphärendruck-Plasmaquellen enthält ▶ Kap. 3 von Helmke eine detaillierte Übersicht über klinische Daten (▶ Abschn. 3.4), die unter Verwendung entsprechender Geräte (▶ Abschn. 3.5) generiert wurden.

1.4   Zusammenfassung und Ausblick

Zum derzeitigen Zeitpunkt sind drei wesentliche Geräte der Kaltplasmaanwendung als zugelassene Medizinprodukte auf dem Markt. Die entsprechenden Geräte wurden in diesem Beitrag vorgestellt: kINPen® MED, PlasmaDerm® und SteriPlas. Der wissenschaftliche Hintergrund der Geräte ist individuell,

und die betriebene Forschung auf dem Gebiet schreitet rasant voran. So wurde ein Vorschlag auf Basis einer DIN SPEC zur Grundcharakterisierung der medizinischen Kaltplasmaquellen erarbeitet, der diese Quellen hinsichtlich geltender Richtwerte testet und die Sicherheit für die Anwendung gewährleisten soll. Jedoch ist bisher lediglich der kINPen® MED erfolgreich hinsichtlich der DIN SPEC charakterisiert worden. Dies ist durch die Neuheit der Norm begründet (DIN SPEC 91315 2014). Im Rahmen der weiteren Entwicklungsarbeiten hat es sich als sehr hilfreich erwiesen, einzelne Aspekte der Normung in Zwischenschritten des Entwicklungsprozesses zu berücksichtigen. So ist bspw. der Prozess der Hochskalierung von Plasmaquellen u. a. mit einer erhöhten Ozonproduktion verbunden, die es zu berücksichtigen und durch Anpassungen zu vermindern gilt. Trotz der bisher berichteten Erfolge in der Anwendung der Plasmaquellen ist eine weitere Intensivierung der Anstrengungen klinischer Studien nötig, um die Nutzung von Atmosphärendruck-Plasmaquellen im klinischen Alltag zu argumentieren und zu etablieren.

Zu den hier vorgestellten Plasmaquellen, die bereits eine lange Entwicklungslaufbahn hinter sich haben, gibt es stetig neue Ansätze für Plasmaquellen basierend auf den spezifischen Anforderungen, die durch wachsendes Know-How sowie stetige Materialentwicklungen ermöglicht werden. Ein Ausblick potenziell neuer Quellen des INP Greifswald ist in ▪ Abb. 1.9 gezeigt. Besonders die flexiblen DBEs (▪ Abb. 1.9a–c) bieten ein breites Anwendungsspektrum vom Plasmapflaster bis zur großflächigen Wundauflage. Eine batteriebetriebene Plasmaquelle für großflächige Anwendung (▪ Abb. 1.9d) sowie ein gut handhabbarer Plasmajet für die orale Anwendung (▪ Abb. 1.9e) sind weitere Entwicklungen auf dem Gebiet der Plasmamedizin.

Die intensiven Bemühungen der Quellenentwicklung an Atmosphärendruckplasmen für die medizinische Anwendung und der daran erfolgten Forschungen zeigen eine Hebelwirkung für andere Felder der Plasmaanwendung wie Clean-Air, Clean-Water und Clean-Surface. Die neu entwickelten Plasmaquellen und die daraus gewonnene Erfahrung können in diesen Bereichen die Entwicklung neuer Plasmaquellen für die individuellen Probleme gewährleisten. Zwei Beispiele hierfür sind in ▪ Abb. 1.9f–h gezeigt. Ein mobiles luftbetriebenes Handgerät erzeugt eine DBE am Ort der Anwendung

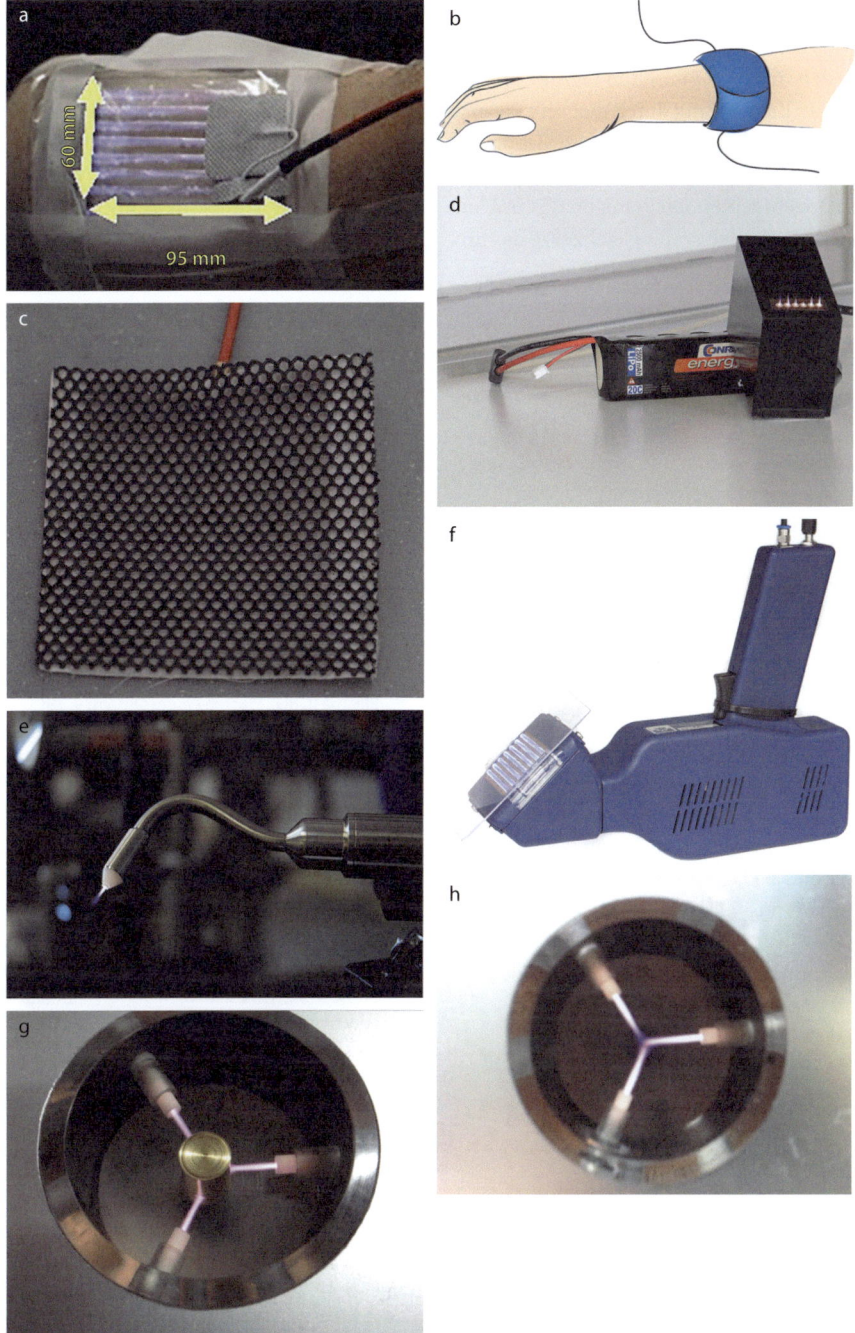

◘ **Abb. 1.9**   Übersicht verschiedener, in der Entwicklung befindlicher Plasmaquellen am INP. **a, b** ein Manschette, die um den Arm gebunden wird und in der ein Atmosphärendruck-Plasma brennt, **c** ein großflächiges, flexibles Plasmapflaster, das in gewünschten Größen gefertigt werden kann und eine transportable Spannungsversorgung besitzt, **d** eine Hochskalierung eines batteriebetriebenen Plasmajets auf sechs Düsen, **e** eine gebogene, für den dentalen Einsatz entwickelte Plasmaquelle, **f** eine großflächige, mobile DBE zur Behandlung von Oberflächen und **g, h** eine Kammer mit Drehteller und drei Plasmajets zur Behandlung von Abutments und kann so Oberflächen von Keimen befreien oder die Benetzbarkeit erhöhen. Für die Implantattechnik ließen sich mit dem gezeigten Gerät Zahnimplantate vor der Behandlung durch mehrere Plasmajets rundum behandeln. Dafür wird das Implantat auf einen Drehteller gelegt, und die in verschiedenen Höhen angebrachten Jets reinigen das Implantat rundum und könnten somit gleichzeitig das Einwachsen in den Kiefer optimieren.

Merksätze
1. Plasma – der vierte Aggregatzustand – kann in Kurzform als ionisiertes Gas beschrieben werden und bietet damit viele einzigartige Möglichkeiten.
2. Neben heißen Plasmen, wie sie zum Schweißen eingesetzt werden, ist die Erzeugung kalter Plasmen u. a. für medizinische Anwendungen bei Atmosphärendruck technologisch möglich.
3. Der „Plasmacocktail" ermöglicht eine bisher einmalige Möglichkeit, Mikroorganismen sowie multiresistente Keime durch eine Mischung vieler potenziell wirksamer Agenzien zu bekämpfen.
4. Für die Eignung in der Plasmamedizin müssen die Plasmaquellen hinsichtlich anwendungsbedingter Bestimmungen charakterisiert werden.
5. Für künftige Anwendungen ergeben sich durch neu entstandene Technologien eine Vielzahl an Möglichkeiten mit Atmosphärendruck-Plasmaquellen.

1.5   Danksagung

Die Autoren danken den internen und externen Kooperationspartnern der Projekte „Campus PlasmaMed I und II", gefördert durch das Bundesministerium für Bildung und Forschung (13N9779 und 13N11188); „Plasmamedizinische Forschung – neue pharmazeutische und medizinische Anwendungsfelder", gefördert durch das Ministerium für Bildung, Wissenschaft und Kultur des Landes Mecklenburg-Vorpommern und der Europäischen Union durch den europäischen Sozialfond (AU 11 038; ESF/ IV-BM-B35-0010/13); „Entwicklung eines neuartigen Wundbehandlungssystems auf Basis von Plasmatechnologien und dem Einsatz flächiger textiler Plasmaquellen für den mobilen und stationären Einsatz – PlasmaWundTex", gefördert durch das Zentrale Innovationsprogramm Mittelstand des Bundesministeriums für Bildung und Forschung (KF2046509AK3).

Literatur

Bekeschus S, Schmidt A, Weltmann K-D, von Woedtke T (2016) The plasma jet kINPen – A powerful tool for wound healing. Clin Plasma Med 4(1). doi:10.1016/j.cpme.2016.01.001
d'Agostino R, Favia P, Oehr C, Wertheimer MR (2005) Low-Temperature Plasma Processing of Materials: Past, Present and Future. Plasma Process Polym 2: 7–15
Daeschlein G, Scholz S, Arnold A, von Podewils S, Haase H, Emmert S, von Woedtke T, Weltmann KD, Jünger M (2012) In Vitro Susceptibility of Important Skin and Wound Pathogens Against Low Temperature Atmospheric Pressure Plasma Jet (APPJ) and Dielectric Barrier Discharge Plasma (DBD). Plasma Process Polym 9: 380
Daeschlein G, Napp M, von Podewils S, Lutze S, Emmert S, Lange A, Klare I, Haase H, Gümbel D, von Woedtke T, Jünger M (2014) In Vitro Susceptibility of Multidrug Resistant Skin and Wound Pathogens Against Low Temperature Atmospheric Pressure Plasma Jet (APPJ) and Dielectric Barrier Discharge Plasma (DBD). Plasma Process Polym 11(2): 175–183
DIN-SPEC 91315 (2014) General requirements for medical plasma sources in medicine. Beuth-Verlag, Berlin
Ehlbeck J, Schnabel U, Polak M, Winter J, von Woedtke T, Brandenburg R, von dem Hagen T, Weltmann KD (2011) Low temperature atmospheric pressure plasma sources for microbial decontamination. J Phys D Appl Phys 44: 013002
Isbary G, Morfill G, Schmidt H U, Georgi M, Ramrath K, Heinlin J, Karrer S, Landthaler M, Shimizu T, Steffes B, Bunk W, Monetti R, Zimmermann J L, Pompl R, Stolz W (2010). A first prospective randomized controlled trial to decrease bacterial load using cold atmospheric argon plasma on chronic wounds in patients. Brit J Dermatol 163(1): 78–82
Langmuir I (1928) Oscillations in ionized Gases. Physics 14: 628
Lu X, Laroussi M, Puech V (2012) On atmospheric-pressure non-equilibrium plasma jets and plasma bullets. Plasma Sources Sci Technol 21: 034005. doi: 10.1088/0963-0252/21/3/034005
Mann MS, Tiede R, Gavenis K, Daeschlein G, Bussiahn R, Weltmann KD, Emmert S, von Woedtke T, Ahmed R (In Arbeit) Introduction to DIN-Specification 91315 based on the characterization of the plasma jet kINPen®.

Moreau M, Orange N, Feuilloley MGJ (2008) Non-thermal
    plasma technologies: New tools for bio-decontamination.
    Biotechnol Advances 26: 610

Mott-Smith HM (1971) History of „Plasmas". Nature 233: 219

Nationales Zentrum für Plasmamedizin (2014) Risikopotenzial
    und zu Anwendungsperspektiven von kaltem Atmo-
    sphärendruckplasma in der Medizin. Positionspapier des
    Nationalen Zentrums für Plasmamedizin. Plasmakurier
    1: 43–52. http://www.zwp-online.info/archiv/pub/sim/
    pk/2014/pk0114/epaper/ausgabe.pdf. Zugegriffen am:
    03.05.2016

Weltmann KD, Kindel E, von Woedtke T, Hähnel M, Stieber
    M, Brandenburg R (2010) Atmospheric-pressure plasma
    sources: Prospective tools for plasma medicine. Pure Appl
    Chem 82: 1223

Weltmann KD, von Woedtke T (2011) Basic requirements for
    plasma sources in medicine. Eur Phys J Appl Phys 55:
    13807

Winter J, Brandenburg R, Weltmann KD (2015) Atmospheric
    pressure plasma jets: an overview of devices and new
    directions. Plasma Sources Sci Technol 24: 064001

von WoedtkeT, ReuterS, MasurK, WeltmannKD (2013) Plasmas
    for medicine. Physics Reports 530: 29

Wissenschaftliche Grundlagen, Stand und Perspektiven der Plasmamedizin

Thomas von Woedtke, Anke Schmidt, Sander Bekeschus, Kristian Wende

© Springer-Verlag Berlin Heidelberg 2016
H.-R. Metelmann, T. von Woedtke, K.-D. Weltmann (Hrsg.), *Plasmamedizin*,
DOI 10.1007/978-3-662-52645-3_2

2.1   Einleitung

Plasmamedizin ist die Bezeichnung für ein neues Forschungsgebiet an der Schnittstelle zwischen Physik und Lebenswissenschaften, das seit einigen Jahren international einen erheblichen Aufschwung erfährt.

> Inhalt und Ziel der Plasmamedizin ist die Nutzung physikalischer Plasmen für medizinische Anwendungen.

Der Versuch einer Systematisierung biomedizinischer Anwendungen von physikalischem Plasma führt zur Einteilung in drei Anwendungsfelder, die nicht scharf voneinander zu trennen sind (Abb 2.1).

Die in der Technik vielfach genutzten Möglichkeiten der plasmabasierten Oberflächenmodifikation werden etwa seit den 1960er Jahren zur Gestaltung und Optimierung biorelevanter Oberflächen genutzt. So kann durch Plasmabehandlung die Biokompatibilität bzw. Biofunktionalität von Medizinprodukten wie z. B. Implantaten verbessert werden. Labormaterialien und -geräte, die z. B. zur Zellkultivierung oder zur Analytik biologischer Flüssigkeiten eingesetzt werden, erhalten durch Plasmabehandlung ihre gewünschte Funktionalität. (d'Agostino et al. 2005).

Ein weiteres, ebenfalls seit den 1960er Jahren intensiv beforschtes Gebiet ist die Verwendung von Plasma zur Inaktivierung bzw. Abtötung von Mikroorganismen. Die etablierten Sterilisations- und Desinfektionsverfahren, die auf der Anwendung hoher Temperaturen, radioaktiver Strahlung oder der Einwirkung hochreaktiver und meist toxischer Chemikalien beruhen, sind für viele Produkte und Einsatzfelder in Hygiene und Medizin nicht anwendbar. Hier bietet Plasma eine vielversprechende Alternative, zumal inzwischen bekannt ist, dass mit Plasma Mikroorganismen und Viren nicht nur inaktiviert oder abgetötet werden können, sondern organisches Material auch vollständig entfernt werden kann. Dies eröffnet angesichts von in den letzten Jahren neu entdeckten infektionsübertragenden Proteinen (z. B. Prionen), die mit herkömmlichen Sterilisations- und Dekontaminationsverfahren nicht angreifbar sind, völlig neue Perspektiven für Plasmaanwendungen in der

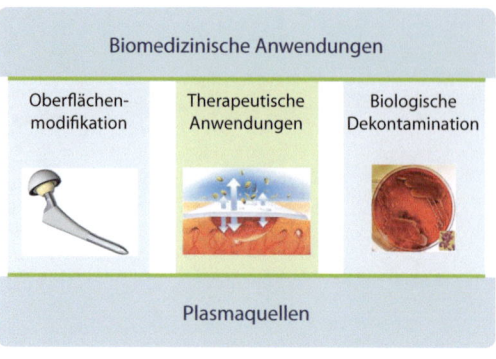

 Abb. 2.1   Biomedizinische Anwendungsfelder von physikalischem Plasma

Hygiene und Infektionskontrolle. Hinzu kommt, dass bisher keine Resistenzbildungen von Mikroorganismen gegen die Wirkung von Plasma bekannt geworden sind und Plasma auch gegen multiresistente Mikroorganismen wirksam ist (Moreau et al. 2008; Daeschlein et al. 2012, 2014).

Diese beiden medizinischen Anwendungsfelder können auch als indirekte Plasmaanwendungen klassifiziert werden, da hierbei Materialien oder Produkte durch Plasmabehandlung mit Eigenschaften bzw. Qualitäten versehen werden, die ihre anschließende medizinische Anwendung unterstützen oder überhaupt erst ermöglichen. Darüber hinaus können für diese Anwendungsfelder auch sog. Niederdruckplasmen eingesetzt werden, wobei die Plasmaerzeugung in abgeschlossenen Kammern bei extrem niedrigem Druck in der Nähe des Vakuums und damit unter sehr kontrollierten Bedingungen erfolgt.

2.2   Plasmamedizin – ein neues Feld medizinischer Forschung und Anwendung

> Das zentrale und neue medizinische Anwendungsfeld, die Plasmamedizin im eigentlichen oder engeren Sinne, zielt auf die direkte Anwendung physikalischer Plasmen am oder im menschlichen (oder tierischen) Organismus zum Zweck der Erzielung oder Unterstützung therapeutischer Effekte ab.

Die Anwendung von Plasma direkt am menschlichen Körper ist nicht neu. Dabei sind historische Verfahren wie die Verwendung sog. Hochfrequenzstrahlapparate („violet ray machines") seit den 1920er Jahren (Bauer et al. 1928; zit. in Weltmann et al. 2012) oder die elektrotherapeutische Zeileis-Methode eher obskure medizinische Plasmaanwendungen, für die es keinerlei wissenschaftliche Grundlagen gibt und die schon sehr früh mit Skepsis betrachtet wurden (Burger 1933).

Insbesondere seit den 1990er Jahren haben Techniken zur stabilen und kontrollierbaren Erzeugung von Plasmen bei Atmosphärenruck und niedrigen Temperaturen unter normalen Umgebungsbedingungen (kalte Atmosphärendruckplasmen) erhebliche Fortschritte erfahren. Damit wurden wesentliche Voraussetzungen für die Intensivierung der Forschung zu therapeutischen Plasmaanwendungen geschaffen, da hier Anwendungen unter vakuumnahen Druckverhältnissen ausgeschlossen sind.

Zu den fest in der medizinischen Praxis etablierten Beispielen für die direkte therapeutische Anwendung von Atmosphärendruckplasmen gehören verschiedene Verfahren der Elektrochirurgie, für die die Bezeichnung Plasmamedizin bisher noch nicht verwendet wurde. Dabei handelt es sich wie bei der Argon-Plasma-Koagulation (APC um Verfahren zum Trennen oder Abtragen von Gewebe oder zur Blutstillung (Kauterisation), die auf der Basis thermischer Plasmaeffekte zur gezielten und exakt lokalisierbaren Nekrotisierung von Gewebe führen (Raiser u. Zenker 2006). Auf thermischen Plasmaeffekten beruhen auch in der Kosmetik und der ästhetischen Chirurgie eingesetzte plasmabasierte Verfahren zur Faltenentfernung und Hautregeneration (Foster et al. 2008; Bentkover 2012).

Mit der zunehmenden Verfügbarkeit kalter Atmosphärendruckplasmen eröffneten sich Möglichkeiten der direkten Plasmaanwendung am oder im menschlichen (oder tierischen) Körper bei gewebeverträglichen Temperaturen unter 40 °C.

❯ Für die therapeutische Anwendung von Plasma in der Medizin kommen kalte Atmosphärendruckplasmen („cold atmospheric plasma", CAP) zum Einsatz.

Der Beginn der modernen Plasmamedizin kann insbesondere im Zusammenhang mit experimentellen Arbeiten der Gruppe um Eva Stoffels an der Technischen Universität Eindhoven in den Niederlanden in der ersten Hälfte der 2000er Jahre verortet werden. Es wurde gezeigt, dass die Einwirkung eines kalten Atmosphärendruckplasmas auf kultivierte Zellen eine reversible Herauslösung dieser Zellen aus ihrem Zellverband bzw. eine Ablösung der für die Zellkultivierung verwendeten Unterlage bewirkt, ohne die Zellen selbst abzutöten. Damit wurde erstmals der Nachweis einer selektiven, nichtletalen Manipulation lebender Zellen durch Plasma erbracht (Stoffels et al. 2003; Stoffels 2007).

❯ Inhalt der aktuellen plasmamedizinischen Forschung ist die Erweiterung der bisher bekannten letalen, Mikroorganismen, Zellen und Gewebe abtötenden oder zerstörenden Effekte von Plasma um nichtletale Plasmawirkungen, d. h. um selektive Beeinflussungen spezifischer zellulärer Funktionen, um so über die Mikroorganismenabtötung und Gewebezerstörung bzw. -versiegelung hinausgehende medizinische Anwendungsmöglichkeiten zu eröffnen.

2.3 Wissenschaftliche Grundlagen der Plasmamedizin

❯ Die plasmamedizinische Forschung umfasst sowohl die Grundlagenforschung zur Aufklärung der Mechanismen von biologischen Plasmaeffekten als auch die anwendungsorientierte Forschung zur Identifizierung von möglichen Einsatzfeldern in der medizinischen Praxis.

Durch eine systematische, parallele und miteinander eng vernetzte und abgestimmte Forschungsarbeit auf dem Gebiet der Plasmaphysik einerseits und der Chemie, Biologie und Medizin andererseits ist es möglich, über die Aufklärung von Wirkungsmechanismen plasmainduzierter biologischer Effekte Optionen für therapeutische Plasmaanwendungen zu identifizieren und systematisch zu

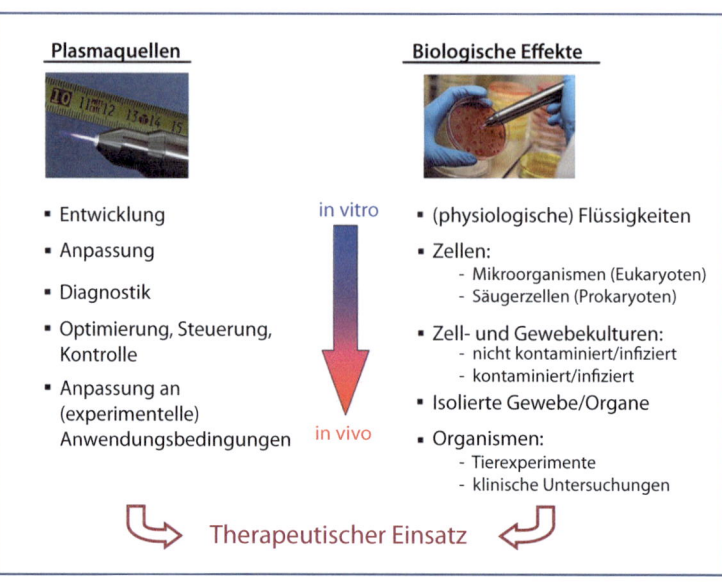

◘ Abb. 2.2   Plasmamedizinische Forschung: kombinierte und eng aufeinander abgestimmte plasmaphysikalische und biomedizinische Forschung

eröffnen und zugleich möglichst frühzeitig potenzielle unerwünschte Effekte zu erkennen und zu minimieren bzw. gänzlich zu vermeiden (◘ Abb. 2.2) (Weltmann u. von Woedtke 2011a).

2.3.1   Grundlegende Mechanismen der biologischen Plasmawirkung

Es gibt eine Vielzahl von für medizinische Anwendungen potenziell geeigneten Plasmaquellen, die sich hinsichtlich der Art der Plasmaerzeugung, der Geometrie der Plasmaquelle oder der verwendeten Arbeitsgase und somit auch in der Plasmazusammensetzung unterscheiden und dementsprechend in ihren Anwendungseigenschaften variieren (Weltmann et al. 2010, 2012; Weltmann u. von Woedtke 2011b; Park et al. 2012).

Die Identifizierung und Quantifizierung der im jeweiligen Plasma vorhandenen wirksamen Komponenten bildet die Grundlage für die Lösung einer der aktuell wichtigsten Aufgaben der experimentellen Plasmamedizin: die detaillierte Aufklärung der Mechanismen der Auslösung biologischer Effekte durch Plasmaeinwirkung auf lebende Systeme.

Ausgangspunkt für jedwede biologische Wirkung ist die physikalische Erzeugung eines Plasmas unter Atmosphärenbedingungen. Für die Generierung der in ◘ Abb. 2.3 dargestellten Plasmakomponenten lassen sich die folgenden drei Grundvorgänge verallgemeinern:

1. Ionisation von Atomen oder Molekülen eines selbst nicht unmittelbar wirksamen Gases (Edelgase wie Argon und Helium, Gasgemische mit Sauerstoff, Stickstoff und Luft, Luft als Arbeitsgas), bevorzugt durch Zufuhr elektrischer Energie
2. Wechselwirkung der ionisierten Atome/Moleküle und freien Elektronen mit anderen Atomen oder Molekülen in der Plasmaphase sowie aus angrenzenden Medien (v. a. atmosphärische Luft, aber auch Flüssigkeiten und Oberflächen), wodurch sog. angeregte (reaktive) Spezies generiert werden
3. Emission elektromagnetischer Strahlung (UV/VUV, sichtbares Licht, Infrarot-/Wärmestrahlung, elektromagnetische Felder) als zusätzliches Ergebnis der stattfindenden Ionisierungs- und Anregungsprozesse

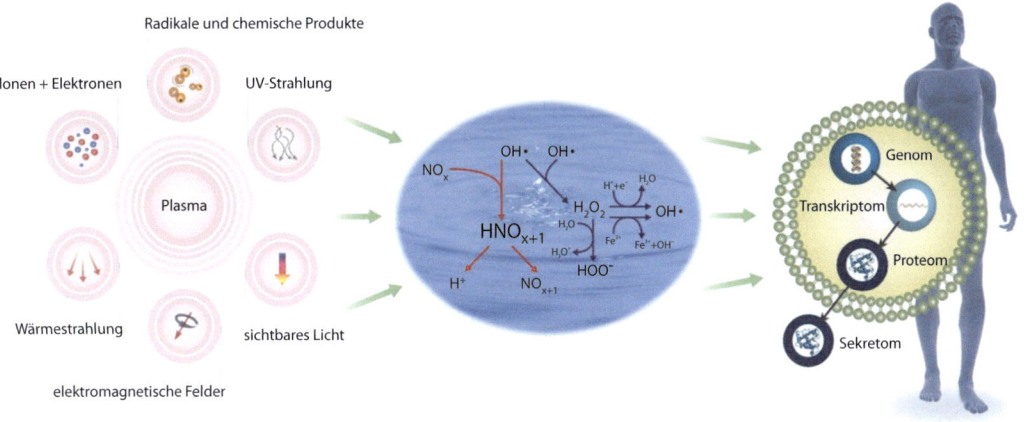

Radikale und chemische Produkte

Ionen + Elektronen

UV-Strahlung

Plasma

Wärmestrahlung

sichtbares Licht

elektromagnetische Felder

NO_x

$OH\cdot$ $OH\cdot$

HNO_{x+1}

H_2O_2 $OH\cdot$

H^+ NO_{x+1}

HOO^-

Genom

Transkriptom

Proteom

Sekretom

◻ Abb. 2.3 Kalte Atmosphärendruckplasmen wirken über flüssige Phasen und redoxaktive Spezies auf die Zellbiologie

Nachdem die Untersuchung biologischer Plasmaeffekte zunächst speziell auf Mikroorganismen mit dem Ziel der Charakterisierung und Nutzung antimikrobieller Wirkungen ausgerichtet war, wird seit etwa 10 Jahren zunehmend Grundlagenforschung zu nichtletalen Plasmawirkungen auf Säugetierzellen betrieben, was sich in einer steigenden Zahl wissenschaftlicher Publikationen auf diesem Gebiet äußert.

Dabei werden v. a. die in ◻ Tab. 2.1 durch Einwirkung kalter Atmosphärendruckplasmen induzierten zellulären Effekte in vitro beschrieben (von Woedtke et al. 2013a, 2014).

Alle diese Beobachtungen hängen in Art und Ausmaß von diversen Parametern ab, u. a. vom getesteten Zelltyp, der Zellumgebung (Art/Zusammensetzung des Nährmediums für die Zellkultivierung), der verwendeten Plasmaquelle und den damit verbundenen Unterschieden in der Plasmazusammensetzung und den experimentellen Anwendungsmodalitäten sowie der Einwirkungszeit. Auch Säugetierzellen zeigen, so wie Mikroorganismen, sehr unterschiedliche Sensitivitäten gegenüber physikalischem Plasma.

Die Tatsache jedoch, dass mit im Einzelnen sehr unterschiedlichen Plasmaquellen ähnliche biologische Effekte generiert werden können, führte zu der grundsätzlichen Annahme, dass biologische Plasmaeffekte auf einheitliche Grundwirkungsmechanismen zurückzuführen sind.

Der gegenwärtige Kenntnisstand lässt sich in den folgenden beiden zentralen Aussagen zum Wirkungsmechanismus kalter Atmosphärendruckplasmen zusammenfassen (◻ Abb. 2.3):

- Biologische Plasmaeffekte werden zu einem erheblichen Teil über Veränderungen der flüssigen Zellumgebung vermittelt.
- Biologische Plasmaeffekte basieren überwiegend auf der Wirkung von redoxaktiven Spezies (reaktive Sauerstoffspezies, ROS; reaktive Stickstoffspezies, RNS/RONS; ◻ Tab. 2.2), die aus der Plasma-/Gasphase in die flüssige Zellumgebung eingetragen und/oder durch Plasmabehandlung in der flüssigen Phase generiert werden.

Kalte Atmosphärendruckplasmen beeinflussen über temporär und lokal erhöhte Konzentrationen von redoxaktiven Spezies (ROS, RNS/RONS; ◻ Tab. 2.2) in der flüssigen Zellumgebung die zelluläre Redoxbalance (Graves 2012, 2014a). Dieser Einfluss resultiert nach bisherigem Kenntnisstand aus komplexen Interaktionen der aktiven Plasmabestandteile.

◘ Tab. 2.1 Effekte kalter Atmosphärendruckplasmen

Letale Effekte	Nichtletale Effekte	
Inaktivierung/Abtötung von Mikroorganismen (prokaryotische Zellen) einschließlich antibiotikaresistente Mikroorganismen	Beeinflussung/Stimulation des Stoffwechsels von Mikroorganismen (prokaryotische Zellen)	
Inaktivierung oder Zerstörung von Säugetierzellen (eukaryotische Zellen) einschließlich Krebszellen in Abhängigkeit von der Intensität (Zeit) der Plasmaeinwirkung: Seneszenz → Apoptose → Nekrose)	Spezifische/selektive Effekte auf Säugetierzellen (eukaryotische Zellen)	Beeinflussung der Zellmigration
		Beeinflussung der Expression von u. a. für Zell-Zell- und Zell-Matrix-Wechselwirkungen verantwortlichen Proteinen auf Zelloberflächen
		Beeinflussung/Stimulation der Zellproliferation
		Beeinflussung/Stimulation der Angiogenese
		Reversible Einwirkungen auf die DNA, Einfluss auf den Zellzyklus
		Reversible Permeabilisierung von Zellmembranen („Plasmaporation")
		Nichtthermische Blutkoagulation

Besonders bedeutsam ist die Tatsache, dass Modifikationen der zellulären Redoxumgebung infolge einer Plasmabehandlung grundsätzlich durch dieselben ROS und RNS/RONS verursacht werden, die auch im menschlichen Körper im Rahmen des normalen Zellstoffwechsels produziert werden und wichtige Funktionen bei der Steuerung und Vermittlung physiologischer und pathologischer Prozesse haben.

Die Beeinflussbarkeit der zellulären Redoxbalance durch Plasma unterscheidet sich in verschiedenen Zellarten. Im Zellkulturmodell zeigten Jurkat-T-Lymphozyten die größte Empfindlichkeit gegenüber kaltem Atmosphärendruckplasma, während andere Zellen der Haut (humane Zelllinien wie MRC5-Fibroblasten, HaCaT-Keratinozyten, THP1-Monozyten) außerordentlich robust waren (Wende et al. 2014a). Diese Effekte in den Hautzellen beruhen auf Redoxveränderungen, die v. a. durch sauerstoffbasierte Radikale und durch Wasserstoffperoxid verursacht werden (Schmidt et al. 2013a, 2015a; Bekeschus et al. 2013a, 2014, 2015).

Aus diesen in der Redoxbiologie verankerten Erkenntnissen ergeben sich wesentliche praktische Konsequenzen für die medizinische Anwendung kalter Atmosphärendruckplasmen:

- Die als wirksame Komponenten kalter Plasmen identifizierten redoxaktiven Spezies spielen auch eine wichtige Rolle im Rahmen von physiologischen Wundheilungsprozessen. Damit ist die wissenschaftliche Basis für das Konzept der plasmaunterstützten Wundheilung gegeben. Die Plasmawirkung beruht somit auf der Unterstützung körpereigener Funktionen, welche – etwa im Fall nicht heilender chronischer Wunden – durch krankheitsbedingte Störungen selbst nicht ausreichend wirksam werden können.

- Aufgrund des physiologischen Vorkommens dieser Spezies können erhöhte Konzentrationen durch körpereigene Systeme wirksam entgiftet werden, und zwar lokal und zeitlich begrenzt. Damit ist unter normalen Bedingungen davon auszugehen, dass das mit einem Eintrag dieser ROS und RNS/RONS in das Gewebe einhergehende Nebenwirkungsrisiko außerordentlich gering ist.

- Die unterschiedliche Sensitivität verschiedener Zellarten ermöglicht selektive Plasmawirkungen.

□ **Tab. 2.2** Wichtige reaktive Sauerstoff- und Stickstoffspezies. (Nach Fang 2004)

Reaktive Sauerstoffspezies (ROS)	Reaktive Stickstoffspezies (RNS/RONS)
Superoxid: $O_2^{-\bullet}$	Stickstoffmonoxid: $\bullet NO$
Wasserstoffperoxid: H_2O_2	Stickstoffdioxid: $\bullet NO_2$
Hydroxylradikal: $\bullet OH$	Peroxynitrit: $ONOO^-$
Singulett-Sauerstoff: $^1O_2$	
Ozon: O_3	
Organische Radikale: $RO\bullet$, $RO_2\bullet$	

Bei der Aufrechterhaltung der zellulären Redoxbalance wirken zahlreiche Antioxidantien, Redoxsensoren, Redoxenzyme, aber auch verschiedene Reparaturmechanismen mit. Dies wurde mithilfe von Transkriptom- und Proteomanalysen experimentell nachgewiesen. Bei geringer Intensität der Plasmaeinwirkung wird die zelluläre Redoxbalance stimuliert. Dies führt zu erhöhter antioxidativer Kapazität sowie ggf. zur Einleitung von Reparaturprozessen. Diese auch als Hormesis bezeichnete Wirkungskinetik wird aktuell in der Redoxbiologie als Wirkprinzip redoxaktiver Spezies diskutiert (Ristow u. Schmeisser 2014; Graves 2014a). Hormetische Effekte sind dadurch gekennzeichnet, dass geringe Dosen von Substanzen eine positive, stimulierende Wirkung auf den Organismus haben können, bei höheren Dosen jedoch schädigende Wirkungen überwiegen (Calabrese u. Baldwin 2003).

Wird die Kapazität der zellulären Redoxbalance überschritten, kommt es zu einer Anhäufung von Zellschäden, die – können sie nicht beseitigt werden – zum Auslösen des programmierten Zelltods (Apoptose) führen.

Generell bestimmt die Menge und Aktivität der radikalabbauenden Enzyme und die Fähigkeit zur Reparatur von DNA- bzw. Proteinmodifikationen, wie die Zellen auf eine Plasmabehandlung reagieren. Weiterhin ist die Plasmasensitivität von der Zellteilungsrate abhängig: Zellen mit einer kurzen Verdopplungszeit sind sensibler gegenüber der Plasmaeinwirkung als Zellen, die sich nur sehr langsam vermehren.

Übertragen auf mit kaltem Atmosphärendruckplasma induzierbare biologische Effekte bedeutet das:

> — Geringe Behandlungsintensitäten/ Einwirkungszeiten kalter Atmosphärendruckplasmen führen zur Stimulation von Zellen.
> — Höhere Behandlungsintensitäten/ Einwirkungszeiten kalter Atmosphärendruckplasmen führen zur Inaktivierung/ Abtötung von Zellen.

Ein solcher Wirkungszusammenhang konnte wiederholt experimentell demonstriert werden. So wurde unter Verwendung eines In-vitro-Wundheilungsmodells mit respiratorischen S9-Epithelzellen eine von der Plasmabehandlungszeit abhängige Stimulation der Zellproliferation und Beschleunigung des Verschlusses artifizieller Wunden in vitro bis zum Erreichen eines Optimums gezeigt. Eine weitere Verlängerung der Einwirkungszeit führte demgegenüber zu einer Reduzierung bis hin zu einer vollständigen Blockade des Wundverschlusses (Lendeckel et al. 2015). Bei ex vivo mit Plasma behandelten humanen Hautbiopsien konnte mit steigender Plasmabehandlungszeit zunächst ein zunehmender Anteil proliferierender Zellen nachgewiesen werden, der bei weiterer Verlängerung der Plasmabehandlung zugunsten eines steigenden Anteils apoptotischer Zellen zurückging (Hasse et al. 2015).

Dieser Stand der Grundlagenforschung ist Ausgangspunkt für weitere Arbeiten zur detaillierten Aufklärung von intrazellulären Reaktionskaskaden und Wirkungsmechanismen. Insbesondere vom Einsatz moderner biologischer Verfahren der Genom-, Proteom- und Metabolomanalyse ist ein erheblicher Erkenntnisfortschritt zu erwarten. Auf der extrazellulären Seite stellt die Analytik reaktiver Spezies, v. a. von Radikalen sowohl in der Plasma- bzw. Gasphase als auch in der flüssigen Zellumgebung, eine besondere Herausforderung dar, deren spezifische Erfassung aufgrund ihrer Reaktionsfreudigkeit und damit häufig verbundenen Kurzlebigkeit schwierig zu realisieren ist.

2.3.2 Risikoabschätzung

Aufgrund des klinischen Anwendungsbezugs spielen Fragen der Risikobewertung in der plasmamedizinischen Forschung von Beginn an eine zentrale Rolle (Fridman et al. 2008). Aus der grundlegenden Erkenntnis, dass biologische Plasmaeffekte überwiegend durch redoxaktive Spezies vermittelt werden, die auch in der normalen Zellphysiologie eine Rolle spielen, ergibt sich die generelle Annahme, dass zelluläre antioxidative Schutzmechanismen (Dröge 2002) auch gegen die Plasmaeinwirkung wirksam sein sollten.

Eine zentrale Rolle in der Regulation und Aufrechterhaltung der zellulären Redoxbalance spielt der Transkriptionsfaktor Nrf2 (Bryan et al. 2013; Ma 2013). Er ist verantwortlich für die Aktivierung der durch das Antioxidant-Response-Element (ARE) vermittelten Expression von Genen für die Transkription von protektiv wirksamen Proteinen. Im Grundzustand befindet sich Nrf2 im Zytosol in einer inaktiven Form, gebunden in einem speziellen Proteinkomplex (u. a. Keap1). Infolge der Einwirkung redoxaktiver Spezies wird Nrf2 freigesetzt, kann in den Zellkern diffundieren und bindet dort mit einem weiteren regulatorischen Protein (Maf) an das Antioxidant-Response-Element (ARE) auf der DNA.

In einer experimentellen Studie konnte unter Verwendung von menschlichen Keratinozyten nachgewiesen werden, dass genau diese Translokation von Nrf2 aus dem Zytosol in den Zellkern infolge Plasmaeinwirkung stattfindet (Schmidt et al. 2015a). Ergebnis einer solchen Aktivierung des Nrf2-Signalwegs ist der Schutz der betroffenen Zelle vor schädigenden Wirkungen redoxaktiver Spezies sowie die Prävention der dadurch verursachten gentoxischen Effekte.

Um eine mögliche gentoxische Wirkung von Atmosphärendruckplasma auszuschließen, wurden OECD-Standardmethoden zur Erfassung der Mutagenität chemischer oder physikalischer Noxen (OECD 1997) eingesetzt.

Im HPRT1-Test werden männliche Säugetierzellen verwendet (V79-Zellen, Hamster), die nur eine funktionelle Kopie für die Kodierung eines bestimmten Enzyms aus der DNA-Synthese besitzen. Wird diese durch eine erbgutverändernde Substanz zerstört, können die Zellen das toxische Nukleosid-Analogon 6-Thioguanin (6-TG) nicht nutzen und überleben im Gegensatz zu Zellen mit intakter DNA im Selektivmedium mit 6-TG. In zwei unabhängigen experimentellen Studien hat dieser Test keine gesteigerte Mutationsrate durch Plasmabehandlung ergeben (Boxhammer et al. 2013; Wende et al. 2016). Die Zugabe einer bekanntermaßen mutagenen Substanz (Ethylmethansulfonat) erzeugt demgegenüber eine deutliche Reaktion, ebenso wie UV-B-Strahlung, die für ihre mutagene Wirkung bekannt ist. Auch mit Wasserstoffperoxid war keine erhöhte Mutationsrate zu messen. Bereits an anderer Stelle (Kramer et al. 2008a) wurde für das vergleichsweise stabile und über lange Jahre in der medizinischen Anwendung etablierte redoxaktive Wasserstoffperoxid festgestellt: „Keine Einstufung bezüglich karzinogenem Risiko, da die Substanz im normalen Stoffwechsel gebildet und entgiftet wird."

Der Mikronukleus-Test ist ebenfalls eine OECD-476/1997-Standardmethode und basiert auf der Detektion von fehlerhaften Kernteilungen im Zuge der Mitose von eukaryotischen Zellen. Dadurch werden z. B. Chromosomenbrüche oder Störungen am Zentromer sichtbar gemacht. Zwei unabhängige Studien zeigten zum einen an humanen Hautzellen, zum anderen an Hühnerembryoerythrozyten kein erhöhtes Auftreten von Mikronuklei nach der Anwendung von Argonplasmajets (Wende et al. 2016; Gärtner 2015). Die Verwendung von Kontrollsubstanzen (UV-B-Strahlung, Methotrexat, Mitomycin C) löste demgegenüber die Bildung von Mikronuklei aus. Eine genotoxische Wirkung der untersuchten Plasmaquellen kann somit weitgehend ausgeschlossen werden.

Es ist also davon auszugehen, dass durch das Plasma über die flüssige Zellumgebung in die Zelle eingetragene redoxaktive Spezies durch zelleigene Systeme wirkungsvoll entgiftet werden können. Wird dieses zelluläre antioxidative Potenzial überschritten, kann es durchaus zu Schädigungen auch im Bereich der DNA kommen, die jedoch nicht in gentoxischen Effekten resultieren, sondern entweder repariert werden können oder aber zur Induktion der Apoptose, des programmierten Zelltods, führen (Wende et al. 2014b).

Mögliche zytotoxische Wirkungen des Plasmas auf die Haut wurden anhand von Hautbiopsien ex vivo untersucht. Histologisch konnten keine epidermalen Schädigungen gezeigt werden. Ebenso wurde keine Erhöhung eines Markers (Cytochrom C) für physikalisch geschädigte Zellen (wie es z. B. bei thermischer Wirkung der Fall wäre) gefunden. Der Anteil andersartig geschädigter Zellen (Apoptose) unterschied sich nicht im Vergleich zu unbehandelten Kontrollen. Schließlich konnten auch keine Doppelstrangbrüche – die ein Indiz für eine mögliche Mutagenität des Plasmas wären – gefunden werden (von Woedtke et al. 2013b; Hasse et al. 2014, 2015).

Diese experimentellen Ergebnisse wurden in einer klinischen Langzeituntersuchung bestätigt, bei der 6 sowie 12 Monate nach Induktion von oberflächlichen Hautwunden und nachfolgender Plasmabehandlung die behandelten Hautareale analysiert wurden. In insgesamt 15 plasmabehandelten Hautarealen (5 Probanden) wurden keinerlei Anzeichen für präkanzerogene Gewebeveränderungen gefunden (Metelmann et al. 2013).

In einer anderen klinischen Langzeituntersuchung zur Plasmaanwendung zur Dekontamination chronischer Wunden konnten nach mehr als 1 300 Plasmaanwendungen an 150 Patienten keinerlei unerwünschte Nebeneffekte festgestellt werden (Heinlin et al. 2011).

Diese Erkenntnisse, die kontinuierlich durch weitere Ergebnisse der Grundlagenforschung untermauert und ausgebaut werden, geben berechtigten Anlass zu der grundsätzlichen Aussage:

> ❯ **Die medizinische Anwendung kalter Atmosphärendruckplasmen ist sicher!**

2.3.3 Zellbiologische Grundlagen der plasmaunterstützten Wundheilung

Ausgangspunkt für die Suche nach möglichen medizinischen Plasmaanwendungen war zunächst die bekannte Wirksamkeit von Atmosphärendruckplasmen zur Abtötung von Mikroorganismen. Dies führte zu der Idee der Plasmaanwendung für antiseptische Maßnahmen bspw. im Rahmen der Therapie schlecht heilender chronischer Wunden. Erkenntnisse der Grundlagenforschung führten

dann sehr schnell zu der Hypothese, dass mittels einer Plasmaanwendung die Wundheilung nicht nur über eine Verminderung der bakteriellen Kolonisation bzw. Beseitigung der Wundinfektion unterstützt werden kann, sondern dass darüber hinaus auch eine direkte Stimulation der Regeneration von verletztem Gewebe durch Plasma möglich sein könnte. Aus dieser Hypothese wurde das integrierte Konzept der plasmaunterstützten Wundheilung entwickelt, das eine Reinigung und Antiseptik an der Wundoberfläche mit einer Stimulierung der Gewebeneubildung in der Tiefe verbinden soll (◨ Abb. 2.4) (plasmatis Initiative Group 2008; Kramer et al. 2008b; Lloyd et al. 2010).

Eine defekte Wundheilung stellt Patienten wie Kliniken vor große Herausforderungen. Trotz ihrer häufig unterschiedlichen Ätiologie sind diese Wunden durch eine gestörte Synchronität einzelner Prozesse der Wundheilung, durch Wundinfektionen, Flüssigkeitsansammlungen, Wundrandnekrosen, überschießende Gewebeneubildung sowie durch eine gesteigerte Proteinase- und Zytokinausschüttung gekennzeichnet (Pastar et al. 2014). Proteinasen zerstören den Aufbau der extrazellulären Matrix und inhibieren Migrationsvorgänge von Fibroblasten und Keratinozyten, die wiederum für eine erfolgreiche Reepithelialisierung in den späten Phasen der Wundheilung essenziell sind. Neben der damit einhergehenden Verringerung des Wundverschlusses wird außerdem eine erhöhte Anzahl an Immunzellen detektiert (Portou et al. 2015). Im Allgemeinen werden Immunzellen aus dem Blut und dem umliegenden Gewebe in die Wunde gelockt und verlängern die inflammatorische Phase der Wundheilung. Die Immunzellpersistenz ist auch in keimarmen, chronischen Wunden präsent, und es ist nicht abschließend geklärt, ob sie die Ursache oder Folge schlecht heilender Wunden ist. Es verdichten sich Hinweise, dass eine fehlgeleitete Redoxbalance in den Zellen aller Hautschichten das Zünglein an der inflammatorischen Waage sein könnte. Das Prinzip der Redoxbalance beschreibt eine Homöostase oxidativer und reduzierender Prozesse in Zellen und Geweben. Durch enzymatische oder nichtenzymatische Abwehrmechanismen werden reaktive Moleküle und Radikale eliminiert, die per se in der Atmungskette des zellulären Stoffwechsels sowie bei Entzündungen generiert werden (Giorgiou 2015).

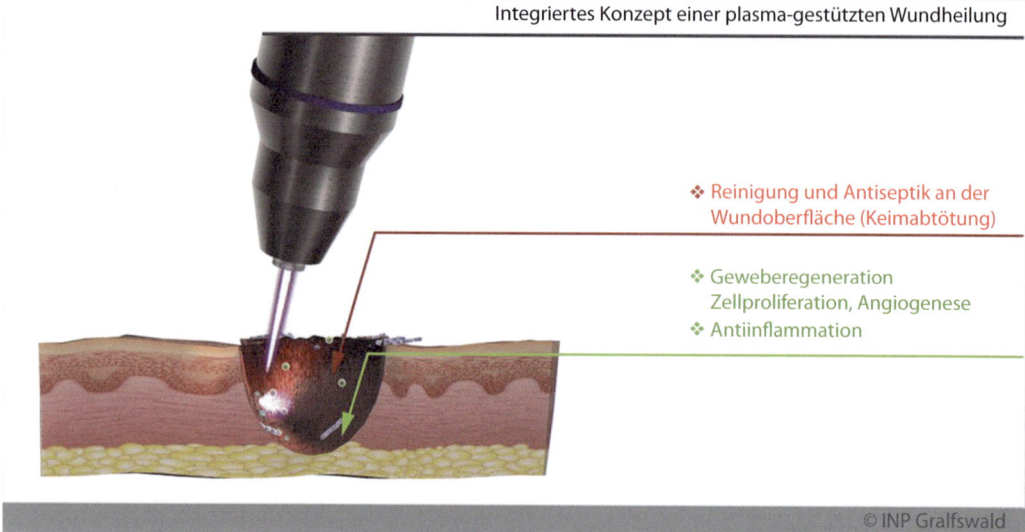

Integriertes Konzept einer plasma-gestützten Wundheilung

❖ Reinigung und Antiseptik an der
Wundoberfläche (Keimabtötung)

❖ Geweberegeneration
Zellproliferation, Angiogenese
❖ Antiinflammation

© INP Graifswald

◼ **Abb. 2.4**   Prinzip der plasmaunterstützen Wundheilung

Lange wurde angenommen, dass reaktive Spezies ausschließlich zellschädigende Wirkungen vermitteln. Heute weiß man jedoch, dass sie in Abhängigkeit von ihrer Konzentration neben ihren pathophysiologischen Effekten essenziell für zelluläre Prozesse sind (Circu u. Aw 2010; Ray et al. 2012). Unter physiologischen Bedingungen liegen geringe Konzentrationen an reaktiven Spezies vor, die strengen Kontrollmechanismen unterliegen, ein wichtiger Bestandteil intrazellulärer Signalkaskaden sind und zentrale Funktionen in der Zell-Zell-Kommunikation, der Zelladhäsion, -proliferation und -differenzierung übernehmen. Besonders das angeborene Immunsystem ist mit diesen Molekülen assoziiert, die in diesem System als antipathogene Komponenten und zur Kontrolle des Signalnetzwerks dienen.

Mit kaltem Atmosphärendruckplasma können redoxaktive Spezies (ROS, RNS/RONS) gezielt und lokal in das Gewebe appliziert werden und auf diese Weise Redoxprozesse gezielt modulieren. Aus der Literatur ist bekannt, dass alle Zellen eines Wundgebiets u. a. durch Redoxprozesse koordiniert werden (Sen u. Roy 2008; Sen 2009).

❯ **Das Konzept der redoxbasierten Wundtherapie bildet eine wichtige wissenschaftliche Basis für plasmaunterstützte Wundheilung.**

Die Wundheilungsphasen werden maßgeblich durch Immunmediatoren, sog. Zytokine, sowie Wachstumsfaktoren orchestriert (Werner u. Grose 2003). Eine Plasmaanwendung resultierte in kultivierten Zellen in einer gesteigerten Genexpression wundheilungsrelevanter Faktoren wie Oxidoreduktasen und Matrixmetalloproteinasen, verschiedener Zytokine und Wachstumsfaktoren (Barton et al. 2013; Schmidt et al. 2013a,b, 2015a). Geringe Plasmabehandlungsintensitäten (Einwirkungszeiten) erhöhten außerdem die Zellproliferation, die u. a. auf einer ROS-vermittelten Ausschüttung des Fibroblasten-Wachstumsfaktors FGF2 beruht (Kalghatgi et al. 2010; Bekeschus et al. 2013a; Bundscherer et al. 2013a,b).

In chronischen Wunden dominiert ein proinflammatorisches Milieu, mit erhöhten Konzentrationen an Interleukinen und Zytokinen (Mast u. Schultz 1996). Kaltes Atmosphärendruckplasma verringerte die Produktion von Zytokinen in aktivierten humanen Leukozyten, während gleichzeitig antiinflammatorische Mediatoren wie IL 10 und TGFβ – beide mit gut heilenden Wunden assoziiert – in T-Lymphozyten vermehrt gebildet wurden (Bekeschus 2015). Zeitgleich erfolgte eine verstärkte Sekretion des hochinflammatorischen IL 8, welches v. a. neutrophile Granulozyten anlockt. Kaltes Atmosphärendruckplasma erzeugt also keine monodirektional pro- oder antiinflammatorische

Zytokinsignatur, sondern verändert die Qualität der Entzündungsreaktion. Eine solche Graduierung erscheint wichtig, denn die topische Applikation von antientzündlichen Zytokinen wie TGFβ zeigte bisher nur wenig vielversprechende Ergebnisse in der Heilung chronischer Wunden (Barrientos et al. 2008).

Für Wundheilungsprozesse ist die Kommunikation zwischen den Zellpopulationen über die sog. Zell-Zell-Kontakte von großer Bedeutung, da sie Veränderungen der Migration, Proliferation und Inflammation vermitteln (Brandner et al. 2004). Plasma beeinflusst die Expression einer Vielzahl von Adhärenz- und Migrationsmolekülen (Haertel et al. 2012, 2014; Schmidt et al. 2015b).

Die wenigen, bisher durchgeführten Studien zur Plasmabehandlung von Immunzellen zeigen vielversprechende Ergebnisse. In isolierten Lymphozyten des humanen peripheren Blutes induzierte Plasma bereits nach geringer Behandlungszeit Apoptose. Dieser Effekt war ähnlich in zytotoxischen und T-Helfer- sowie B-Lymphozyten und auch in den als negative Regulatoren der Wundheilung beschriebenen NKT-Zellen (Bekeschus et al. 2013a). Zeitgleich wurden im Verhältnis zu anderen Lymphozyten nur wenige γδ-T-Zellen apoptotisch. Diesen Zellen werden wundheilungsfördernde Eigenschaften zugeschrieben (Jameson et al. 2004).

In Wunden kann kaltes Atmosphärendruckplasma durch gezieltes Einbringen redoxaktiver Spezies selektiv Hautzellen stimulieren und Lymphozyten schädigen, während regulatorische Monozyten nur wenig betroffen wären. Infizierte chronische Entzündungen erfordern eine Aktivierung des adaptiven Immunsystems, um mittelfristig die Erreger mit hochspezifischen Antikörpern zu bekämpfen. Kaltes Atmosphärendruckplasma induzierte zwar in einem Teil der T-Helfer-Zellen Apoptose, blockierte jedoch nicht die für eine Immunantwort wichtige Fähigkeit zur Zellteilung in den verbliebenen vitalen Zellen (Bekeschus et al. 2013b). Gleichzeitig proliferierten mit Plasma behandelte, aber nichtmitogen-stimulierte Zellen nicht, – eine unspezifische Stimulation einer Immunantwort durch Kaltplasma fand also nicht statt. Auch wenn weiterhin Forschungsbedarf über die detaillierten Mechanismen der Plasmawirkung in der Wundheilung besteht, bestätigen bisherige Studien grundsätzlich das Potenzial der Plasmamedizin für therapeutische Anwendungen.

2.4 Perspektiven und aktuelle Herausforderungen der Plasmamedizin

In einem Workshop in Greifswald im April 2012 wurde von den damals in Deutschland auf dem Gebiet der klinischen Plasmamedizin tätigen Akteuren ein Konsenspapier zum Stand und den Perspektiven der klinischen Plasmamedizin erarbeitet, in dem konstatiert wird, dass aufgrund des schon damals erreichten Standes der klinischen Forschung Plasmaanwendungen in der Dermatologie sowie der plastischen und ästhetischen Chirurgie die höchsten Erfolgsaussichten haben. Dabei stehen die Nutzung antimikrobieller Plasmaeffekte, die plasmaunterstützte Stimulierung der Geweberegeneration sowie entzündungsmodulierende Plasmawirkungen im Fokus möglicher therapeutischer Indikationen (Emmert et al. 2013). Diese Einschätzung ist grundsätzlich nach wie vor zutreffend und wird mittlerweile durch zunehmende klinische Erfahrungen bestätigt.

Nachdem der therapeutische Einsatz kalter Atmosphärendruckplasmen in der Wundheilung jahrelang die plasmamedizinische Forschung dominierte, hat sich mittlerweile ein weiteres großes Feld in der plasmamedizinischen Grundlagenforschung etabliert: die Erforschung von Möglichkeiten zur Plasmaanwendung in der **Krebsbehandlung**. Ausgangspunkt dafür ist die mittlerweile vielfach publizierte, auf diversen In-vitro-Experimenten basierende Erkenntnis, dass kaltes Atmosphärendruckplasma in der Lage ist, auch in Krebszellen die Einleitung der Apoptose zu induzieren (Schlegel et al. 2013; Ratovitski et al. 2014). Auch hier spielen die durch die Plasmabehandlung in die flüssige Zellumgebung eingebrachten redoxaktiven Spezies eine zentrale Rolle (Graves 2014b). In einem In-vivo-Tumormodell konnte experimentell demonstriert werden, dass eine Behandlung mit kaltem Atmosphärendruckplasma die oberen Zellschichten solider Tumoren über die Einleitung der Apoptose inaktiviert (Partecke et al. 2012). Darüber hinaus wurde in Tierexperimenten an subkutan induzierten soliden Tumoren gezeigt, dass transkutane Plasmabehandlungen zur Reduzierung des Tumorwachstums und zur Verlängerung der Überlebenszeit der behandelten Mäuse im Vergleich zu unbehandelten Kontrollen führten (Keidar et al. 2011; Vandamme et al. 2012). Aus diesen Forschungsergebnissen ergeben sich neue und erfolgversprechende Optionen eines zukünftigen Plasmaeinsatzes in der Krebstherapie. Die experimentell demonstrierte Möglichkeit der Inaktivierung einzelner Schichten von Krebszellen würde eine unterstützende Plasmaanwendung in Kombination mit chirurgischen Eingriffen ermöglichen in Fällen, wo eine großräumige Tumorentfernung nicht möglich ist. Die Option eines unmittelbaren Plasmaeinsatzes zur Verkleinerung bzw. vollständigen Entfernung solider Tumoren, wie es in ersten Tierexperimenten demonstriert wurde, bedarf weitergehender Grundlagenforschung. Hier muss insbesondere geklärt werden, ob und auf welche Weise eine Tiefenwirkung des Plasmas zu erzielen ist.

Ein weiteres aktuelles Forschungsgebiet der Plasmamedizin ist die Anwendung **plasmabehandelter Flüssigkeiten**. Im Zusammenhang mit den bereits erwähnten Forschungsarbeiten, die zur Identifizierung der Schlüsselrolle der flüssigen Zellumgebung für die Vermittlung biologischer Plasmaeffekte führte, wurde festgestellt, dass eine Plasmabehandlung von Flüssigkeiten dazu führt, dass diese vorübergehend selbst biologisch wirksam werden. Dies wurde zunächst am Beispiel der antimikrobiellen Aktivität plasmabehandelter Kochsalzlösung demonstriert (Oehmigen et al. 2011). Mittlerweile konnte auch gezeigt werden, dass plasmabehandeltes Zellkulturmedium ebenfalls in der Lage ist, Krebszellen in die Apoptose zu führen, woraus sich mögliche Optionen für die Behandlung disseminierter Tumoren bspw. in der Bauchhöhle ergeben könnten (Utsumi et al. 2013; Tanaka et al. 2015). Dieses auch als Plasmapharmazie bezeichnete Gebiet der plasmabasierten Herstellung, Optimierung oder Stabilisierung wirkstoffhaltiger Flüssigkeiten ist derzeit noch im Stadium der Grundlagenforschung (von Woedtke et al. 2013c).

Ebenso lange wie die Forschung zur plasmaunterstützten Wundheilung ist die Anwendung von Plasma in der **Zahnmedizin** Gegenstand wissenschaftlicher Untersuchungen. Hier steht v. a. die antimikrobielle Plasmawirkung einschließlich der Entfernung von Biofilmen sowie die plasmabasierte Reinigung und Optimierung von Zahn- und Implantatoberflächen zur Verbesserung des Einwachsverhaltens im Mittelpunkt des medizinischen Interesses (Cha u. Park 2014). Eine Einführung in die klinische Praxis ist bisher nicht erfolgt.

Ein bisher wenig bearbeitetes, aber ebenfalls erfolgversprechendes Einsatzgebiet für kalte Atmosphärendruckplasmen ist die **Ophthalmologie**, hier ebenfalls speziell die Nutzung antimikrobieller Plasmaeffekte zur Infektionsbehandlung (Martines et al. 2013).

Insgesamt steht die Plasmamedizin noch am Anfang eines allerdings sehr erfolgversprechenden Weges in die klinische Anwendung. Die Anwendung kalter Atmosphärendruckplasmen zur Unterstützung der Wundheilung ist mittlerweile klinische Realität. Aus den zunehmenden klinischen Erfahrungen ergeben sich **neue Fragestellungen**, so z. B. zur Dauer bzw. Intensität der Einzelbehandlung und zur Dauer und Frequenz von Plasmabehandlungszyklen, die Grundlagenforschung und anwendungsbezogene klinische Forschung gemeinsam zu bearbeiten und zu beantworten haben werden.

Auch wenn die Plasmaanwendung grundsätzlich als sicher eingeschätzt werden kann, steht in enger Verbindung mit dem zunehmenden klinischen Einsatz weiterhin die anwendungsbegleitende und auf spezifische Anwendungsfelder bezogene Forschung zu potenziellen Risiken und Nebenwirkungen des medizinischen Einsatzes kalter Atmosphärendruckplasmen.

Die Beobachtung, dass sich biologische Effekte kalter Atmosphärendruckplasmen auch in tieferen Schichten behandelter Hautbiopsien oder in soliden Tumoren nachweisen lassen, führt zu der aktuellen Fragestellung, ob und ggf. über welche Mechanismen sich Wirkungen in räumlicher Entfernung zum eigentlichen lokalen Behandlungsareal oder sogar systemische Effekte nachweisen und u. U. nutzen lassen.

Die medizinisch nutzbare Wirkung kalter Atmosphärendruckplasmen resultiert aus der komplexen Wechselwirkung verschiedener Plasmakomponenten mit flüssigen Phasen in der Umgebung der zu behandelnden Zellen und Gewebe. Dies macht die besondere Qualität und Einzigartigkeit der Plasmamedizin aus. Daraus ergibt sich jedoch auch eine der größten **Herausforderungen** für die plasmamedizinische Forschung: die Identifizierung eines

Parameters zur Steuerung und Kontrolle der Plasmawirksamkeit im Sinn einer „Dosis", wie sie etwa in der Photo- und Strahlentherapie üblich ist. Derzeit erfolgt die Steuerung und Kontrolle der Plasmabehandlung über die Einwirkungszeit. Da die für die Erreichung eines bestimmten biologischen Effektes erforderliche Behandlungszeit in Abhängigkeit von der verwendeten Plasmaquelle sehr variieren kann, ist einerseits eine Vergleichbarkeit von Forschungsergebnissen nur sehr eingeschränkt möglich. Andererseits ergibt sich daraus auch die gegenwärtige Einschränkung, dass eine geräteunabhängige Angabe von Behandlungsintensitäten („Behandlungsdosen") bisher nicht möglich ist.

2.5 Zusammenfassung und Schlussfolgerungen

Die Plasmamedizin ist auf dem Gebiet der Unterstützung der Wundheilung mittlerweile in der klinischen Praxis angekommen. Der medizinische Einsatz kalter Atmosphärendruckplasmen basiert auf Ergebnissen solider Grundlagenforschung. Nach gegenwärtigem Forschungsstand kann die therapeutische Plasmaanwendung als sicher eingeschätzt werden. Aus der fortgesetzten Grundlagenforschung ergeben sich medizinische Anwendungsoptionen insbesondere auf dem Gebiet der Krebsbehandlung.

> Das Besondere und Einzigartige kalter Atmosphärendruckplasmen in der Medizin kann in den folgenden drei Punkten zusammengefasst werden:
> 1. Die im Plasma enthaltenen Wirkkomponenten (■ Abb. 2.3) werden lokal am Ort und nur für die erforderliche Zeit der Anwendung primär durch einen physikalischen Prozess, die Zufuhr elektrischer Energie, aus an sich nicht direkt wirksamen Gasen (Argon, Helium, Sauerstoff, Stickstoff, Luft oder Gemischen daraus) generiert.
> 2. Die hauptsächlich biologisch aktiven Plasmakomponenten, die in die flüssige

> Zellumgebung eingetragenen oder dort generierten redoxaktiven Spezies, sind dieselben, die auch in normalen physiologischen bzw. pathophysiologischen Prozessen in der Zelle agieren. Sie sind aufgrund ihrer Wirksamkeit nur begrenzt stabil und können daher nicht durch konventionelle pharmazeutische Präparate, sondern nur in statu nascendi durch Plasmaanwendung zur Wirkung gebracht werden.
> 3. Aufgrund ihrer physiologischen Natur sowie aufgrund ihrer lokalisierten und zeitlich begrenzten Generierung über genau lokalisierte Plasmaanwendungen können die wirksamen redoxaktiven Substanzen über Prozesse des regulären Zellmetabolismus entgiftet werden, wodurch potenzielle Risiken der medizinischen Plasmaanwendung einschätzbar und kontrollierbar sind.

Aufgrund der hohen Dynamik der plasmamedizinischen Forschung während der letzten Jahre und der damit verbundenen zunehmenden Sichtbarkeit auch in öffentlichen Medien werden hohe Erwartungen auf der Seite von Patienten und Ärzten geweckt, mit der Plasmamedizin innovative Therapiewerkzeuge für bisher nicht oder nur unbefriedigend gelöste klinische Probleme in die Hand zu bekommen. Trotz der Neuheit des Forschungsfelds lässt sich bereits ein erhebliches ökonomisches Potenzial prognostizieren, das sich auch in beginnenden wirtschaftlichen Interessen widerspiegelt. Daher liegt bei den auf dem Gebiet der Plasmamedizin tätigen Forschern und Geräteentwicklern eine hohe Verantwortung, einerseits auf solider wissenschaftlicher Basis möglichst zur zügigen Erfüllung derartiger Erwartungen beizutragen, andererseits aber nicht mit voreiligen Versprechungen und ungenügend getesteten Plasmaquellen und Anwendungsoptionen falsche Hoffnungen zur kurzfristigen Lösung einer Vielzahl medizinischer Probleme zu wecken und damit mittelfristig die Plasmamedizin in Misskredit zu bringen (Emmert et al. 2013).

Literatur

d'Agostino R, Favia P, Oehr C, Wertheimer MR (2005) Low-temperature plasma processing of materials: past, present, and future. Plasma Process Polym 2: 7–15

Barrientos S, Stojadinovic O, Golinko MS, Brem H, Tomic-Canic M (2008) Growth factors and cytokines in wound healing. Wound Rep Regen 16: 585–601

Barton A, Wende K, Bundscherer L, Hasse S, Schmidt A, Bekeschus S, Weltmann KD, Lindequist U, Masur K (2013) Non-thermal Plasma Increases Expression of Wound Healing Related Genes in a Keratinocyte Cell Line. Plasma Med 3: 125–136

Bauer, Faulhaber, Kober (1928) Der Hochfrequenzstrahlapparat. Sein Wesen und seine Anwendung. Verlag Dr. H. Stock, München

Bekeschus S (2015) Effects of Cold Physical Plasma on Human Leukocytes. Dissertation, Mathematisch-Naturwissenschaftliche Fakultät der Ernst-Moritz-Arndt Universität Greifswald

Bekeschus S, von Woedtke T, Kramer A, Weltmann KD, Masur K (2013a) Cold physical plasma treatment alters redox balance in human immune cells. Plasma Med 3: 267–278

Bekeschus S, Masur K, Kolata J, Wende K, Schmidt A, Bundscherer L, Barton A, Kramer A, Bröker B, Weltmann KD (2013b) Human Mononuclear Cell Survival and Proliferation is Modulated by Cold Atmospheric Plasma Jet. Plasma Process Polym 10: 706–713

Bekeschus S, Kolata J, Winterbourn C, Kramer A, Turner R, Weltmann KD, Bröker B, Masur K (2014) Hydrogen peroxide: A central player in physical plasma-induced oxidative stress in human blood cells. Free Radical Res 48: 542–549

Bekeschus S, Iséni S, Reuter S, Masur K, Weltmann KD (2015) Nitrogen shielding of argon plasma jet and its effects on human immune cells. IEEE Trans Plasma Sci 43: 776–781

Bentkover SH (2012) Plasma Skin Resurfacing: Personal Experience and Long-Term Results. Facial Plast Surg Clin North America 20: 145–162

Boxhammer V, Li YF, Köritzer J, Shimizu T, Maisch T, Thomas HM, Schlegel J, Morfill GE, Zimmermann JL (2013) Investigation of the mutagenic potential of cold atmospheric plasma at bactericidal dosages. Mutat Res-Gen Tox En 753: 23–28

Brandner JM, Houdek P, Hüsing B, Kaiser C, Moll I (2004) Connexins 26, 30, and 43: differences among spontaneous, chronic, and accelerated human wound healing. J Invest Dermatol 122: 1310–1320

Bryan HK, Olayanju A, Goldring CE, Park BK (2013) The Nrf2 cell defence pathway: Keap1-dependent and -independent mechanisms of regulation. Biochem Pharmacol 85: 705–717

Bundscherer L, Bekeschus S, Tresp H, Hasse S, Reuter S, Weltmann KD, Lindequist U, Masur K (2013a) Viability of Human Blood Leukocytes Compared with Their Respective Cell Lines after Plasma Treatment. Plasma Med 3: 71–80

Bundscherer L, Wende K, Ottmüller K, Barton A, Schmidt A, Bekeschus S, Hasse S, Weltmann KD, Masur K, Lindequist U (2013b) Impact of non-thermal plasma treatment on MAPK signaling pathways of human immune cell lines. Immunobiology 218: 1248–1255

Burger H (1933) The doctor, the quack and the appetite of the public for magic in medicine. P Roy Soc Med 27: 171–176

Calabrese EJ, Baldwin LA (2003) Hormesis: The dose-response revolution. Annu Rev Pharmacol 43: 175–197

Cha S, Park YS (2014) Plasma in dentistry. Clin Plasma Med 2: 4–10

Circu ML, Aw TY (2010) Reactive oxygen species, cellular redox systems, and apoptosis. Free Radical Bio Med 48: 749–762

Daeschlein G, Scholz S, Emmert S, von Podewils S, Haase H, von Woedtke T, Jünger M (2012) Plasma medicine in Dermatology: Basic antimicrobial efficacy testing as prerequisite to clinical plasma therapy. Plasma Med 2: 33–69

Daeschlein G, Napp M, von Podewils S, Lutze S, Emmert S, Lange A, Klare I, Haase H, Gümbel D, von Woedtke T, Jünger M (2014) In Vitro Susceptibility of Multidrug Resistant Skin and Wound Pathogens Against Low Temperature Atmospheric Pressure Plasma Jet (APPJ) and Dielectric Barrier Discharge Plasma (DBD). Plasma Process Polym 11: 175–183

Dröge W (2002) Free radicals in the physiological control of cell function. Physiol Rev 82: 47–95

Emmert S, Isbary G, Klutschke F, Lademann J, Westermann U, Podmelle F, Metelmann HR, Daeschlein G, Masur K, von Woedtke T, Weltmann KD (2013) Clinical Plasma Medicine – Position and Perspectives. Clin Plasma Med 1: 3–4

Fang FC (2004) Antimicrobial reactive oxygen and nitrogen species: Concepts and controversies. Nat Rev Microbiol 2: 820–832

Foster KW, Moy RL, Fincher EF (2008) Advances in plasma skin regeneration. J Cosmet Dermatol 7: 169–179

Fridman G, Friedman G, Gutsol A, Shekhter AB, Vasilets VN, Fridman A (2008) Applied Plasma Medicine. Plasma Process Polym 5: 503–533

Gärtner S (2015) Genotoxizitätsuntersuchung von atmosphärischem Niedertemperaturplasma anhand des Micronucleustests am angebrüteten Hühnerei. Inauguraldissertation, Universitätsmedizin der Ernst-Moritz-Arndt-Universität Greifswald

Giorgiou M (2015) Oxidative stress and the unfulfilled promises of antioxidant agents. ecancer 9: 556

Graves DB (2012) The emerging role of reactive oxygen and nitrogen species in redox biology and some implications for plasma applications to medicine and biology. J Phys D Appl Phys 45: 263001

Graves DB (2014a) Oxy-nitroso shielding burst model of cold atmospheric plasma therapeutics. Clin Plasma Med 2: 38–49

Graves DB (2014b) Reactive Species from Cold Atmospheric Plasma: Implications for Cancer Therapy. Plasma Process Polym 11: 1120–1127

Haertel B, Hähnel M, Blackert S, Wende K, von Woedtke T, Lindequist U (2012) Surface molecules on HaCaT keratinocytes after interaction with non-thermal atmospheric pressure plasma. Cell Biol Int 36: 1217–1222

Haertel B, von Woedtke T, Weltmann KD, Lindequist U (2014) Physical plasma – possible application in wound healing. Biomol Ther 22: 477–490

Hasse S, Hahn O, Kindler S, von Woedtke T, Metelmann HR, Masur K (2014) Atmospheric Pressure Plasma Jet Application on Human Oral Mucosa Modulates Tissue Regeneration. Plasma Med 4: 117–1129

Hasse S, Tran T, Hahn O, Kindler S, Metelmann HR, von Woedtke T, Masur K (2015) Induction of proliferation of basal epidermal keratinocytes by cold atmospheric pressure plasma. Clin Exp Dermatol 41: 202–209

Heinlin J, Isbary G, Stolz W, Morfill G, Landthaler M, Shimizu T, Steffes B, Nosenko T, Zimmermann JL, Karrer S (2011) Plasma applications in medicine with a special focus on dermatology. J Eur Acad Dermatol 25: 1–11

Jameson JM, Sharp LL, Witherden DA, Havran WL (2004) Regulation of skin cell homeostasis by gamma delta T cells. Front Biosci 9: 2640–2651

Kalghatgi S, Friedman G, Fridman A, Morss Clyne A (2010) Endothelial Cell Proliferation is Enhanced by Low Dose Non-Thermal Plasma Through Fibroblast Growth Factor-2 Release. Ann Biomed Eng 38: 748–757

Keidar M, Walk R, Shashurin A, Srinivasan P, Sandler A, Dasgupta S, Ravi R, Guerrero-Preston R, Trink B (2011) Cold plasma selectivity and the possibility of a paradigm shift in cancer therapy. Brit J Cancer 105: 1295–1301

Kramer A, Reichwagen S, Heldt P, Widulle H, Nürnberg W (2008a) 45. Oxidanzien, 45.3.1. Wasserstoffperoxid. In: Kramer A, Assadian O (Hrsg) Wallhäußers Praxis der Sterilisation, Desinfektion, Antiseptik und Konservierung, Thieme, Stuttgart, S 719–725

Kramer A, Hübner NO, Weltmann KD, Lademann J, Ekkernkamp A, Hinz P, Assadian O (2008b) Polypragmasia in the therapy of infected wounds – conclusions drawn from the perspectives of low temperature plasma technology for plasma wound therapy. GMS Krankenhaushyg Interdiszip 3: Doc13

Lendeckel D, Eymann C, Emicke P, Daeschlein G, Darm K, O'Neil S, Beule AG, von Woedtke T, Völker U, Weltmann KD, Jünger M, Hosemann W, Scharf C (2015) Proteomic Changes of Tissue-Tolerable Plasma Treated Airway Epithelial Cells and Their Relation to Wound Healing. BioMed Res Int: 06059

Lloyd G, Friedman G, Jafri S, Schultz G, Fridman A, Harding K (2010) Gas plasma. Medical uses and developments in wound care. Plasma Process Polym 7: 194–211

Ma Q (2013) Role of Nrf2 in oxidative stress and toxicity. Annu Rev Pharmacol 53: 401–426

Martines E, Brun P, Brun P, Cavazzana R, Deligianni V, Leonardi A, Tarricone E, Zuin M (2013) Towards a plasma treatment of corneal infections. Clin Plasma Med 1(2): 17–24

Mast BA, Schultz GS (1996) Interactions of cytokines, growth factors, and proteases in acute and chronic wounds. Wound Repair Regen. 4: 411–420

Metelmann HR, Vu TT, Do HT, Le TNB, Hoang THA, Phi TTT, Luong TML, Doan VT, Nguyen TTH, Nguyen THM, Le DQ, Le TKX, von Woedtke T, Bussiahn R, Weltmann KD, Khalili R, Podmelle F (2013) Scar formation of laser skin lesions after cold atmospheric pressure plasma (CAP) treatment: A clinical long term observation. Clin Plasma Med 1: 30–35

Moreau M, Orange N, Feuilloley MGJ (2008) Non-thermal plasma technologies: new tools for bio-decontamination. Biotechnol Adv 26: 610–617

OECD (1997) Test No. 476: In vitro Mammalian Cell Gene Mutation Test. Guidelines fort he Testing of chemicals, Section 4, OECD Publishing, Paris. doi: http://dx.doi.org/10.1787/9789264071322-en

Oehmigen K, Winter J, Hähnel M, Wilke C, Brandenburg R, Weltmann KD, von Woedtke T (2011) Estimation of Possible Mechanisms of Escherichia coli Inactivation by Plasma Treated Sodium Chloride Solution. Plasma Process Polym 8: 904–913

Park GY, Park SJ, Choi MY, Koo IG, Byun JH, Hong JW, Sim JY, Collins GJ, Lee JK (2012) Atmospheric-pressure plasma sources for biomedical applications. Plasma Sources Sci Technol 21: 043001

Partecke LI, Evert K, Haugk J, Doering F, Normann L, Diedrich S, Weiss FU, Evert M, Hübner NO, Guenther C, Heidecke CD, Kramer A, Bussiahn R, Weltmann KD, Pati O, Bender C, von Bernstorff W (2012) Tissue Tolerable Plasma (TTP) induces apoptosis in pancreatic cancer cells in vitro and in vivo. BMC Cancer 12: 473

Pastar I, Stojadinovic O, Yin NC, Ramirez H, Nusbaum AG, Sawaya A, Patel SB, Khalid L, Isseroff RR, Tomic-Canic M (2014) Epithelialization in Wound Healing: A Comprehensive Review. Adv Wound Care 3: 445–464

plasmatis Initiative Group (2008) Declaration of the 1st International Workshop on Plasma Tissue Interactions. GMS Krankenhaushyg Interdiszip 3: Doc01

Portou MJ, Baker D, Abraham D, Tsui J (2015) The innate immune system, toll-like receptors and dermal wound healing: A review. Vasc Pharmacol 71: 31–36

Raiser J, Zenker M (2006) Argon plasma coagulation for open surgical and endoscopic applications: state of the art. J Phys D Appl Phys 39: 3520–3523

Ratovitski EA, Cheng X, Yan D, Sherman JH, Canady J, Trink B, Keidar M (2014) Anti-Cancer Therapies of 21st Century: Novel Approach to Treat Human Cancers Using Cold Atmospheric Plasma. Plasma Process Polym 11: 1128–1137

Ray PD, Huang BW, Tsuji Y (2012) Reactive oxygen species (ROS) homeostasis and redox regulation in cellular signaling. Cell Signal 24: 981–990

Ristow M, Schmeisser K (2014) Mitohormesis: Promoting health and lifespan by increased levels of rective oxygen species (ROS). Dose-Response 12: 288–341

Schlegel J, Köritzer J, Boxhammer V (2013) Plasma in cancer treatment. Clin Plasma Med 1(2): 2–7

Schmidt A, Wende K, Bekeschus S, Bundscherer L, Barton A, Ottmüller K, Weltmann KD, Masur K (2013a) Non-thermal plasma treatment is associated with changes in transcriptome of human epithelial skin cells. Free Radical Res 47: 577–592

Schmidt A, von Woedtke T, Weltmann KD, Masur K (2013b) Identification of the molecular basis of non-thermal plasma-induced changes in human keratinocytes. Plasma Med 3: 15–25

Schmidt A, Dietrich S, Steuer A, Weltmann KD, von Woedtke T, Masur K, Wende K (2015a) Non-Thermal Plasma Activates Human Keratinocytes by Stimulation of Antioxidant and Phase II Pathways. J Biol Chem 290: 6731–6750

Schmidt A, Bekeschus S, von Woedtke T, Hasse S (2015b) Cell migration and adhesion of a human melanoma cell line is decreased by cold plasma treatment. Clin Plasma Med 3: 24–31

Sen CK (2009) Wound healing essentials: Let there be oxygen. Wound Repair Regen 17: 1–18

Sen CK, Roy S (2008) Redox signals in wound healing. Biochim Biophys Acta 1780: 1348–1361

Stoffels E (2007) „Tissue Processing" with Atmospheric Plasmas. Contrib Plasma Phys 47: 40–48

Stoffels E, Kieft IE, Sladek REJ (2003) Superficial treatment of mammalian cells using plasma needle. J Phys D Appl Phys 36: 2908–2913

Tanaka H, Mizuno M, Ishikawa K, Kondo H, Takeda K, Hashizume H, Nakamura K, Utsumi F, Kajiyama H, Kano H, Okazaki Y, Toyokuni S, Akiyama S, Maruyama S, Yamada S, Kodera Y, Kaneko H, Terasaki H, Hara H, Adachi T, Iida M, Yajima I, Kato M, Kikkawa F, Hori M (2015) Plasma with high electron density and plasma-activated medium for cancer treatment. Clin Plasma Med 3: 72–76

Utsumi F, Kajiyama H, Nakamura K, Tanaka H, Mizuno M, Ishikawa K, Kondo H, Kano H, Hori M, Kikkawa F (2013) Effect of Indirect Nonequilibrium Atmospheric Pressure Plasma on Anti-Proliferative Activity against Chronic Chemo-Resistant Ovarian Cancer Cells In Vitro and In Vivo. PLOS ONE 8: e81576

Vandamme M, Robert E, Lerondel S, Sarron V, Ries D, Dozias S, Sobilo J, Gosset D, Kieda C, Legrain B, Pouvesle JM, Le Pape A (2012) ROS implication in a new antitumor strategy based on non-thermal plasma. Int J Cancer 130: 2185–2194

von Woedtke T, Reuter S, Masur K, Weltmann KD (2013a) Plasmas for medicine. Phys Rep 530: 291–320

von Woedtke T, Metelmann HR, Weltmann KD (2013b) Editorial. Clin Plasma Med 1: 1–2

von Woedtke T, Haertel B, Weltmann KD, Lindequist U (2013c) Plasma pharmacy –physical plasma in pharmaceutical applications. Pharmazie 68: 492–498

von Woedtke T, Metelmann HR, Weltmann KD (2014) Clinical Plasma Medicine: State and Perspectives of in Vivo Application of Cold Atmospheric Plasma. Contrib Plasma Phys 54: 104–117

Weltmann KD, von Woedtke T (2011a) Campus PlasmaMed – From Basic Research to Clinical Proof. IEEE Trans Plasma Sci 39: 1015–1025

Weltmann KD, von Woedtke T (2011b) Basic requirements for plasma sources in medicine. Eur Phys J Appl Phys 55: 13807

Weltmann KD, Kindel E, von Woedtke T, Hähnel M, Stieber M, Brandenburg R (2010) Atmospheric-pressure plasma sources: Prospective tools for plasma medicine. Pure Appl Chem 82: 1223–1237

Weltmann KD, Polak M, Masur K, von Woedtke T, Winter J, Reuter S (2012) Plasma processes and plasma sources in medicine. Contrib Plasma Phys 52: 644–654

Wende K, Reuter S, von Woedtke T, Weltmann KD, Masur K (2014a) Redox-Based Assay for Assessment of Biological Impact of Plasma Treatment. Plasma Process Polym 11: 655–663

Wende K, Straßenburg S, Haertel B, Harms M, Holtz S, Barton A, Masur K, von Woedtke T, Lindequist U (2014b) Atmospheric pressure plasma jet treatment evokes transient oxidative stress in HaCaT keratinocytes and influences cell physiology. Cell Biol Int 38: 412–425

Wende K, Bekeschus S, Schmidt A, Jatsch L, Hasse S, Masur K, von Woedtke T (2016) Risk assessment of a cold argon plasma jet in respect to its mutagenicity. Mutat Res Genet Toxicol Environ Mutagen 798: 48–54

Niedertemperaturplasma: Eigenschaften, Wirkungen und Gerätetechnik

Andreas Helmke

© Springer-Verlag Berlin Heidelberg 2016
H.-R. Metelmann, T. von Woedtke, K.-D. Weltmann (Hrsg.), *Plasmamedizin*,
DOI 10.1007/978-3-662-52645-3_3

3.1   Niedertemperaturplasma

Während die allgemeinen Grundlagen zu physikalischen Plasmen in ▶ Kap. 1 des Beitrags von Gerling und Weltmann erläutert werden, dient dieser Abschnitt dazu, das thermodynamische Plasmaphänomen des Nichtgleichgewichtzustands als Grundlage für die medizinische Nutzbarmachung von Plasmen zu vertiefen.

> ❯ **Während Wärme zwar stets eine Energieform ist, bedeutet Energie jedoch nicht zwangsläufig Wärme.**

Diese Differenzierung ist essenziell zum Verständnis einer besonderen Plasmaeigenschaft: Indem ganz gezielt nur den Elektronen Energie zugeführt wird, während gleichzeitig die Neutralteilchen kaum Energie aufnehmen, lässt sich ein thermischer Nichtgleichgewichtszustand in Plasmen realisieren. Bedingt durch ihre um Faktor ca. 10 000 geringere Masse gewinnen Elektronen in elektrischen Feldern deutlich effizienter kinetische Energie als die vergleichsweise schweren Gasmoleküle. Dabei weisen die Elektronen Energien von umgerechnet einigen 10 000 °C auf, während das Energieniveau des für das Temperaturempfinden maßgeblichen Neutralgases kaum oberhalb der Raumtemperatur liegt. Den Elektronen kommt in diesen auch als Niedertemperaturplasmen bezeichneten Plasmavarianten eine Schlüsselrolle zu. Ihre Energie ist statistisch verteilt (u. a. Maxwell- oder Druyvestein-Verteilung) und wird durch Stöße mit Neutralteilchen im Gas umverteilt. Die Elektronen wirken somit als „Architekten", die einen Teil des Neutralgases (typisch ppb bis ppm) umstrukturieren und ein zunächst inertes Edelgas, z. B. Argon oder Gasgemische wie etwa Luft in ein chemisch reaktives Vielteilchensystem umwandeln. Das Plasma tritt mit angrenzenden Oberflächen durch eine Reihe von Teilchen- und Strahlungsflüssen in Wechselwirkung. Zu den wichtigsten Spezies gehören neben elektrischen Feldern, Elektronen, Ionen und Photonen je nach Gaszusammensetzung verschiedenste reaktive Sauerstoffspezies (ROS) sowie reaktive Stickstoffspezies (RNS).

Niedertemperaturplasmen werden technisch bei Atmosphärendruck in Gasentladungen erzeugt und sind die technologische Basis für eine Vielzahl von Anwendungen an thermisch empfindlichen Oberflächen – bei ausreichend geringer Gastemperatur bis hin zu lebenden Zellen und Gewebe. Als Energiequelle zur Beschleunigung der Elektronen dienen elektrische Felder. Für die Zündung (Kontinuität der Ionisationsvorgänge) eines Plasmas ist eine vergleichsweise hohe elektrische Feldstärke erforderlich, deren Betrag sowohl von der Art des Gases als auch vom Druck abhängig ist. Sie lässt sich mithilfe der sog. Paschen-Kurve abschätzen und beträgt typischerweise einige kV/mm (Kuechler 2009).

3.2   Ausgewählte Plasmamesstechniken

Niedertemperaturplasmen lassen sich bei Atmosphärendruck überwiegend nur in geringen Volumina von z. T. nur einigen mm^3 bis cm^3 realisieren. Damit sind sondenbasierte Messmethoden, wie sie aus dem Bereich der bis zu einigen 10 cm^3 umfassenden Niederdruckplasmen bekannt sind, bei Atmosphärendruckplasmen meist nicht anwendbar. Die Diagnostik der Plasmagasphase bei Atmosphärendruck basiert deshalb überwiegend auf nichtinvasiven spektroskopischen Verfahren.

Eine der am weitesten verbreiteten Methoden zur Charakterisierung von Niedertemperaturplasmen ist die optische Emissionsspektroskopie (OES). Dabei wird die vom Plasma selbst emittierte Strahlungsintensität berührungslos erfasst und, wie in ▫ Abb. 3.1 dargestellt, über der Wellenlänge in einem Bereich von typischerweise 200–1 000 nm (UV/VIS/NIR) aufgetragen. Mit aufwendigeren Methodiken sind auch Wellenlängen unterhalb von 200 nm messtechnisch erfassbar. Anhand der exakten Wellenlängen der Emissionslinien lassen sich die im Plasma auftretenden Spezies identifizieren. Aus den Intensitätsverhältnissen einzelner Linien können sowohl die Gastemperaturen als auch die Elektronenenergien berechnet werden (Helmke et al. 2013). Mit absolut kalibrierten Spektrometern lässt sich darüber hinaus die Dichte der Elektronen im Plasma bestimmen (Rajasekaran et al. 2010).

Eine weitere spektroskopische Methode zur Analyse von überwiegend kurzlebigen Gasspezies ist die laserinduzierte Fluoreszenz (LIF). Hierbei werden Plasmaspezies durch die Wechselwirkung mit Laserstrahlung einer bestimmten Wellenlänge gezielt angeregt und die Fluoreszenzantwort der Teilchen quantitativ analysiert (Verreycken et al. 2013). Langlebige Plasmaspezies

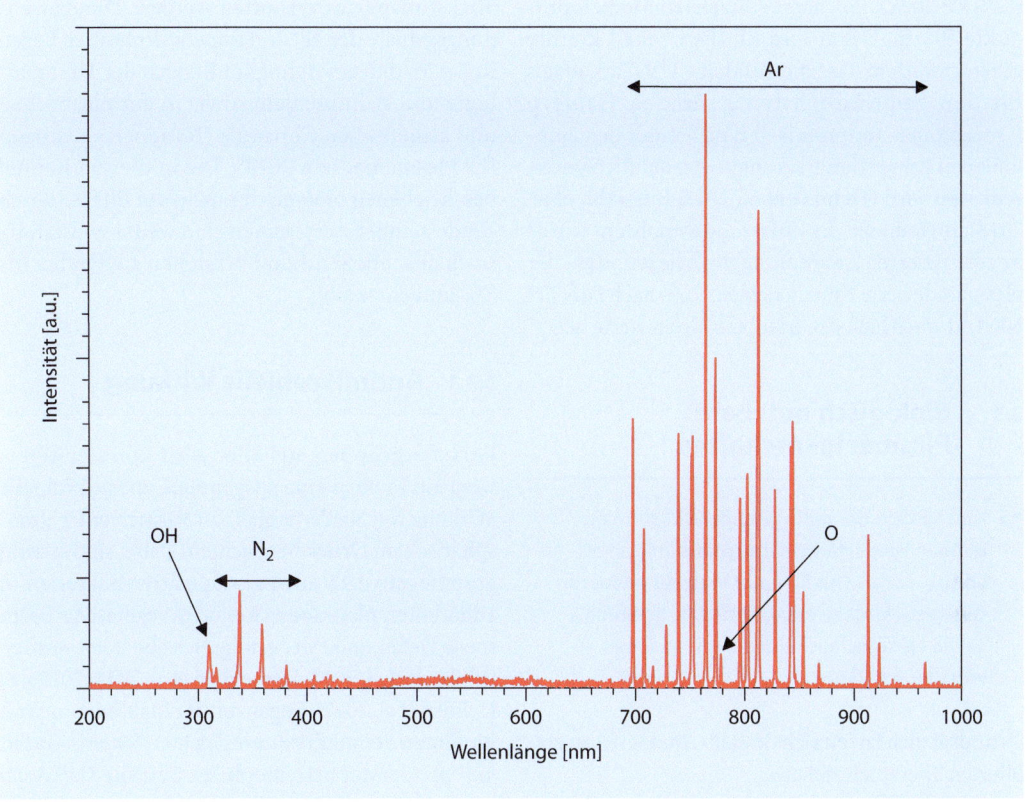

■ Abb. 3.1 Emissionsspektrum eines Niedertemperaturplasmas in einem Gasgemisch aus Argon und Luft (überwiegend Stickstoff und Sauerstoff). Im UV-C-Bereich (200–280 nm) erfolgt keine Emission, im UV-B- (280–320 nm) und UV-A-Bereich (320–380 nm) emittieren typischerweise OH- und N2-Moleküle. Im sichtbaren Spektralbereich (380–780 nm) strahlen Ar- und O-Atome, während im Nahen Infrarotbereich (780–2 500 nm) vereinzelt Linienstrahlung durch Ar-Atome auftritt

hingegen lassen sich durch Absorptionsspektroskopie quantifizieren. Dabei wird Strahlung einer definierten Wellenlänge durch ein absorbierendes Medium geführt. Bei bekannter Absorptionslänge lässt sich dann über das Lambert-Beer'sche Gesetz die Spezieskonzentration bestimmen (Helmke et al. 2013). Mit diesem Messverfahren lassen sich auch ortaufgelöste Daten gewinnen, sodass unter Verwendung geltender Grenzwerte für reaktive Gasspezies zum Schutz der Anwender und Patienten sichere Anwendungsbedingungen definiert werden konnten (Helmke et al. 2014).

Neben diesen messtechnischen Methoden gewinnen computerbasierte Simulationen immer mehr an Bedeutung. Mit entsprechenden Modellen lassen sich zeit- und ortsaufgelöste Eigenschaften berechnen, die messtechnisch nicht zugänglich sind.

Neben der Bestimmung der Teilchenflüsse einer Vielzahl von Gasspezies lassen sich so auch kurzfristig auf der Hautoberfläche auftretende elektrische Feldstärken von bis zu 10^7 V/m während der Plasmabehandlung auf der Haut abschätzen (Babaeva u. Kushner 2013). Vielversprechende diagnostische Konzepte für eine möglichst umfassende Charakterisierung der komplexen Plasmagasphase kombinieren Mess- und Simulationsverfahren miteinander (Rajasekaran et al. 2010; Schmidt-Bleker et al. 2014).

Zur Bewertung der Anwendungssicherheit lässt sich der UV-Anteil der auf das behandelte Gewebe einwirkenden elektromagnetischen Strahlung hinsichtlich der spektralen Verteilung sowie der Intensität vermessen und entsprechend der biologischen Wirksamkeit gewichten (The International Comission on Non-Ionizing Radiation Protection

ICNIRP 2004). Für die zertifizierten Medizinprodukte PlasmaDerm und kINPen® med konnte
gezeigt werden, dass die zulässige UV-Tagesdosis
für den empfindlichsten gesunden Hauttyp
(„melanoma-compromised type") unter den empfohlenen Anwendungsbedingungen deutlich unter-
schritten wird (Helmke et al. 2013; Bussiahn et al.
2013). Im Rahmen des Zulassungsverfahrens wurde
in zertifizierten Laboren nachgewiesen, dass der
plasmainduzierte Patientenableitstrom nach DIN EN
60601-1 unterhalb der erlaubten Grenzwerte liegt.

3.3   Biologisch nutzbare Plasmaeigenschaften

> ❯ Hinsichtlich der biologischen Wirksamkeit
> können Niedertemperaturplasmen gemäß
> ◪ Abb. 3.2 als Quelle einer Vielzahl reaktiver
> Gasspezies, elektromagnetischer Strahlung
> sowie elektrischen Feldern und Strömen
> verstanden werden.

Grundsätzlich lassen sich deshalb Analogien zu etablierten Therapien ziehen:
- Reaktive Gasspezies wie bspw. Ozon werden
  seit geraumer Zeit zur Wundversorgung
  eingesetzt.
- UV-Strahlung kommt u. a. in der Phototera-
  pie sowie Photochemotherapie zum Einsatz.
- Elektrische Felder und Ströme werden zur
  elektrischen Muskel- oder transkutanen
  Nervenstimulation verwendet.

Die Innovation beim Einsatz von Niedertemperaturplasmen in biomedizinischen Anwendungen
begründet sich folglich weniger in vollkommen
neuen Ansätzen sondern vielmehr in der Darrei-
chungsform – die Plasmatechnologie vereint in sich
verschiedene therapeutische Ansätze, deren Einzel-
mechanismen somit gleichzeitig auf einer Oberfläche zur Verfügung stehen. Aus Sicht des Nationalen
Zentrums für Plasmamedizin bestehen wesentliche
Erkenntnisse der aktuellen Grundlagenforschung
hinsichtlich der Wechselwirkungsmechanismen der
Niedertemperaturplasmen darin, dass biologische
Effekte durch Veränderungen der flüssigen Zellumgebung durch ursprünglich in der Gasphasenchemie des Plasmas gebildete reaktive Sauerstoff- und

Stickstoffspezies vermittelt werden. Die Anwen-
dungsgebiete der Niedertemperaturplasmen liegen
in der Wundversorgung im Bereich der Dermatologie und Zahnmedizin sowie in der plastischen
und ästhetischen Chirurgie (Nationales Zentrum
für Plasmamedizin 2014). Die in diesem Kapitel
beschriebenen biologisch nutzbaren Effekte durch
Niedertemperaturplasmen sind weder vollständig
noch abschließend und verstehen sich daher als
Zusammenfassung.

3.3.1   Antimikrobielle Wirkung

Forschergruppen aus aller Welt konnten überwiegend in vitro eine ausgeprägte antimikrobielle
Wirkung von Niedertemperaturplasmen unter atmosphärischem Druck beobachten. Dabei sind sowohl
gramnegative als auch grampositive Bakterien in
adhärenter, planktonischer oder vegetativer Form
sowie Hefen und Pilze erfolgreich abgetötet worden
(Ehlbeck et al. 2011; Daeschlein et al. 2011, 2012a, b;
Helmke et al. 2012). Sogar von der Inaktivierung von
Biofilmen des methicillinresistenten *Staphylococcus
aureus* oder der extremophilen Gattung *Deinococcus radiodurans* wurde berichtet (Cooper et al. 2009;
Joshi et al. 2010). Nach derzeitigem Wissensstand
sind keine Resistenzen gegenüber Plasmen bekannt
(Zimmermann et al. 2012).

3.3.2   Wirkung auf eukaryotische Zellen

Als wichtige Erkenntnis mit Blick auf die Anwendung in der Wundversorgung zählt der In-vitro-
Nachweis, dass die Proliferation von Endothelzellen
durch die Exposition mit einem Volumen-DBE-
Plasma gesteigert werden kann (Kalghatgi et al.
2010). Ebenfalls in vitro konnte ein Plasmaeinfluss
auf Säugetierzellen in Flüssigmedium beobachtet
werden, der dosisabhängig von der Stimulation der
Zellproliferation bis hin zur Einleitung apoptotischer Ereignisse reicht. Die Effekte wurden ursächlich auf die Bildung von intrazellulären reaktiven
Sauerstoffspezies zurückgeführt. Weiterführende
Studien deuten an, dass das im Plasma erzeugte
Ozon hierfür jedoch nicht verantwortlich ist (Kalghatgi et al. 2011, 2012).

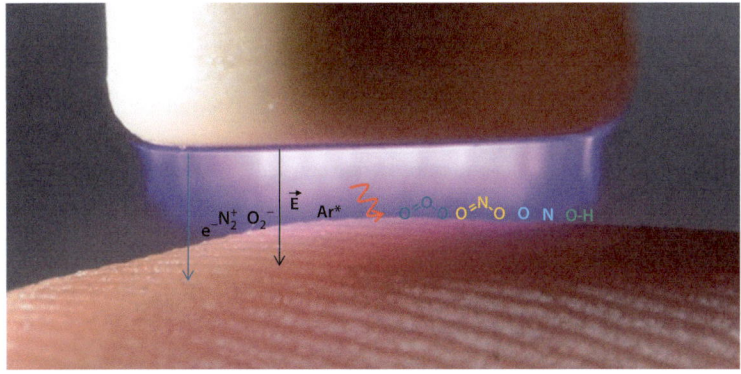

Physikalische Wirkkomponenten

↓	Verschiebungsstrom
e⁻ N₂⁺ O₂⁻	Elektronen / Ionen
Ar*	angeregte Atome
↓$\vec{E}$	Elektrisches Feld
〰	Photonen

Chemische Wirkkomponenten

O=O-O	reaktive Sauerstoffspezies
O=N-O	reaktive Stickstoffspezies
O N	Atome im Grundzustand
O-H·	Radikale

◘ Abb. 3.2 Die Abbildung zeigt ein an der Hautoberfläche erzeugtes Luft-Plasma und illustriert, durch welche Teilchen- und Energieflüsse Niedertemperaturplasmen mit biologischen Systemen in Wechselwirkung treten können.

3.3.3 Wirkung auf Flüssigkeiten

In Niedertemperaturplasmen, die nur zum Teil oder auch vollständig in Luft erzeugt werden, bilden sich Gasphasenspezies wie bspw. das Hydroxylradikal (OH), Stickoxide (NO, NO_2, $ONOO^-$), Wasserstoffperoxid (H_2O_2) oder Superoxid bzw. Hyperoxid (O_2^-), die mit Wasser unter Bildung von Säuren reagieren können. Dies kann zu einer signifikanten Absenkung des pH-Wertes führen (Helmke et al. 2009; Oehmigen et al. 2010). In Folge dessen sollten sich pH-abhängige biochemische Reaktionen im Wundbereich mittels Plasma beeinflussen lassen.

Bereits 2006 wurde durch den Einsatz einer Volumen-DBE in Luft mit Leistungsdichten von ca. 1 W/cm² die Blutgerinnung deutlich beschleunigt (Fridman et al. 2006; Kalghatgi et al. 2007).

3.3.4 Klinische Daten

Im Jahr 2010 wurden erstmals erfolgreiche Zwischenergebnisse beim klinischen Einsatz (Phase II, Proof of concept) einer Niedertemperaturplasmaquelle (MicroPlaSter®) zur Wundversorgung publiziert. Dabei wurde in vivo demonstriert, dass die bakterielle Besiedelung chronischer Wunden durch die tägliche Einbettung einer 5-minütigen Plasmaexposition in den Therapieplan signifikant um 34 % reduziert werden kann. Zudem wurden keine Nebenwirkungen beobachtet (Isbary et al. 2010). In einer weiterführenden Studie wurde das Studiendesign insofern verändert, als dass die Behandlungsdauer nun auf 2 min reduziert und ein komparativer Studienzweig unter Verwendung einer weiterentwickelten Geräteversion, dem MicroPlaSter® β, hinzugefügt wurde. Der MicroPlaSter® β weist die gleichen Plasmaprozessparameter auf und unterscheidet sich lediglich durch eine kompaktere Bauweise und flexiblere Mechanik von seinem Vorgänger. In beiden Studienzweigen konnten signifikante Reduzierungen der Bakterienpopulationen von 40 % durch den MicroPlaSter® und 23,5 % durch den MicroPlaSter® β ebenfalls ohne Auftreten von Nebenwirkungen belegt werden (Isbary et al. 2012).

An sieben gesunden Probanden wurde eine Absenkung der Betacarotinkonzentration in der äußeren Hautschicht (Stratum corneum) und ein Anstieg des transepidermalen Wasserverlusts nach der Anwendung einer mit Argon als Arbeitsgas betriebenen Jetplasmaquelle beobachtet. Dieser Einfluss auf die Hautphysiologie erfolgte ohne Schädigung des Hautgewebes (Fluhr et al. 2012). Bei der In-vivo-Inaktivierung einer physiologischen und einer künstlich kontaminierten Hautflora wurde sowohl für den kINPen® 09 als auch eine Volumen-DBE eine signifikante Reduzierung der Bakterienlast (Log-Reduktionsfaktor von bis zu 1,7 nach 90 s Behandlungsdauer) nachgewiesen. Gleichzeitig wurde die Behandlung durch beide Plasmaquellen von den Probanden gut toleriert (Daeschlein et al. 2012a). An insgesamt 34 Ulcus-cruris-Patienten wurde die antibakterielle Wirksamkeit des kINPen® 09 mit der Wirkung eines etablierten Flüssigantiseptikums (Octenidin) verglichen. Bei Plasmabehandlungsdauern von 1 min/cm im Vergleich zu einer Dosierung von 0,2 ml/cm² Octenidin (0,1 % Octenidindihydrochlorid und 2 % 2-Phenoxyethanol) wurden jeweils signifikante antibakterielle Wirkungen dokumentiert (Klebes et al. 2015). Bei der Bewertung der Wundgröße wurde eine 56 %ige Verringerung durch den kINPen® und eine 19 %ige Verringerung durch den Einsatz von Octenisept beobachtet (Bekeschus et al 2016).

Klinische Daten zum Einsatz des kINPen® MED bei der Wundheilung wurden im Jahr 2012 publiziert. Dabei waren zunächst 5 Probanden unter kontrollierten Bedingungen jeweils 4 Wunden am Unterarm zugefügt worden, die anschließend in verschiedenen Mustern (Kontrolle, 1 × 10 s Exposition, 1 × 30 s Exposition und 10 s Exposition an 3 aufeinanderfolgenden Tagen) mit dem Argonplasma behandelt wurden. Der Heilungsfortschritt wurde nach 10 Tagen in einem verblindeten Studienlayout unter ästhetischen Gesichtspunkten anhand der Farbe und Struktur der Wunde gegenüber dem gesunden Gewebe bewertet. Dabei konnten durch die wiederholte Plasmaapplikation für jeweils 10 s die besten regenerativen Fortschritte erzielt werden (Metelmann et al. 2012). Eine Bewertung des Heilungsergebnisses wurde nach 6 bzw. 12 Monaten durch 17 unabhängige Beobachter unter Verwendung eines differenzierteren Schemas erneut vorgenommen. Neben der Erkenntnis, dass sich die Plasmabehandlung am deutlichsten auf die frühe inflammatorische Phase der Wundheilung (nach 10 Tagen) auszuwirken scheint, konnte als wichtiges Ergebnis gezeigt werden, dass bis zu 12 Monate nach der Plasmaexposition keine präkanzerösen Veränderungen des Hautgewebes nachzuweisen waren (Metelmann et al. 2013).

Mit der Volumen-DBE PlasmaDerm® wurde zwischen 2011 und 2012 eine Pilotstudie zu Sicherheit und Wirksamkeit an der Indikation Ulcus cruris durchgeführt. Die Plasmabehandlung wurde als sicher eingestuft und führte zu einer signifikanten Reduktion der bakteriellen Belegung der Wunden sowie zu einer nichtsignifikaten Verringerung der Wundgröße. Die einzige Wunde, die sich nach 7 Behandlungswochen schloss, war der Plasmagruppe zugeordnet (Brehmer et al. 2015). Ebenfalls mit einer Volumen-DBE im Arbeitsgas Luft konnten eine Einsäuerung der Haut sowie ein deutlich über den Zeitraum der direkten Plasmabehandlung anhaltender signifikanter Anstieg der dermalen Mikrozirkulation sowie der Gewebesauerstoffsättigung beobachtet werden (Heuer et al. 2015; Kisch et al. 2016).

3.4   Technische Gerätekonzepte

Für die technische Erzeugung von Niedertemperaturplasmen bei atmosphärischem Druck eignet sich eine Reihe von Gasentladungskonzepten, die in ähnlicher Form auch in ▶ Abb. 1.6 in ▶ Kap. 1 von Gerling und Weltmann erläutert werden. Durch konstruktive Maßnahmen sowie durch angepasste elektrische Schaltungssysteme lassen sich Plasmen (bzw. Effluenten) mit mittleren Gastemperaturen von <40 °C realisieren. Je nach Konzept werden elektrische Leistungen von einigen 10 mW bis zu einigen 10 W umgesetzt. Als gasförmige Medien kommen Edelgase wie Argon oder Helium sowie molekulare Gasgemische wie die Luft zum Einsatz, die z. T. geströmt oder auch ungeströmt verwendet werden (Tuemmel et al. 2007; Shimizu et al. 2008; Weltmann et al. 2010).

Aktuelle Gerätesysteme sind technisch überwiegend derart umgesetzt, dass sie ein kabelgebundenes Handstück zur Anwendung des Plasmas am Patienten sowie ein Steuergerät umfassen. Die technische Konzeption zur Erzeugung des Plasmas in den Handstücken lässt sich in direkte und indirekte Plasmaquellen untergliedern.

3.4.1   Direkte Plasmaquellen

 Bei den direkten Plasmaquellen in ▫ Abb. 3.3 ist das zu behandelnde Medium (z. B. Gewebe, Nährmedium oder Wasser) Teil des elektrischen Stromkreises der Plasmaquelle und übernimmt die Funktion der Gegenelektrode.

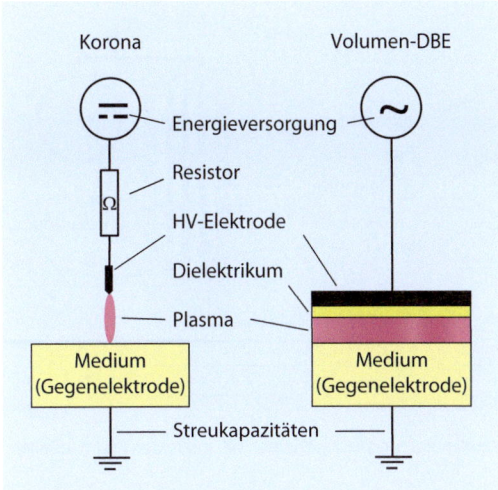

Abb. 3.3 Schematische Schnittdarstellung von Gasentladungskonzepten und Komponenten bei direkten Plasmaquellen

Die Energiedissipation in das Plasma ist somit abhängig von den elektrischen Eigenschaften (z. B. Streukapazitäten) des Mediums sowie dessen Geometrie. Neben einem elektrischen Stromfluss und relativ hohen elektrischen Feldern können durch den direkten Kontakt des Plasmas zum Medium neben den langlebigen, stabilen Spezies auch die kurzlebigen Plasmaspezies (u. a. Radikale, Ionen) mit der Oberfläche wechselwirken. Üblicherweise werden direkte Plasmaquellen derart eingesetzt, dass sie die ungeströmte Umgebungsluft zwischen den Elektroden in ein Plasma überführen. Es bildet sich somit eine Gasphasenchemie auf Basis von Stickstoff- und Sauerstoffspezies aus. Die Spezieszusammensetzung hängt u. a. von der eingekoppelten Leistung, der Elektrodenfläche, dem Elektrodenabstand und der Luftfeuchtigkeit ab. In erster Näherung wird bei geringen Leistungsdichten in den Luftplasmen überwiegend Ozon erzeugt, während bei höheren Leistungsdichten nicht nur die Teilchendichten ansteigen, sondern auch die Bildung von Stickoxiden im Plasma begünstigt wird (Eliasson u. Kogelschatz 1991).

Das Konzept der Koronaentladung basiert auf einer Spitze-Fläche-Anordnung (point-to-plane), bei der es aufgrund der Geometrie zu lokalen Feldstärkeüberhöhungen an der spitzen Elektrode kommt. Durch den Betrieb mit Gleichspannung unterscheidet man zwischen einer positiven und negativen

Korona. Das Plasma bildet sich fadenförmig mit Durchmessern von typischerweise 200 μm aus (van Veldhuizen u. Rutgers 2002). Zur Begrenzung des Entladungsstroms und damit auch der Gastemperatur werden resistive Bauelemente (Widerstände) genutzt. Für biomedizinische Anwendungen wird dieses Gasentladungskonzept bisher vergleichsweise selten eingesetzt.

Deutlich weiter verbreitet ist dagegen das Konzept der dielektrisch behinderten Entladung (DBE) – häufig auch als stille Entladung oder Barriereentladung bezeichnet. An dieser Stelle wird die klassische Ausführung als Volumen-DBE beschrieben, bei der sich die beiden Elektroden durch einen Gasspalt getrennt gegenüberstehen. Mindestens eine dieser Elektroden ist von einem Dielektrikum (z. B. Keramik oder Glas) umschlossen, welches den Entladungsstrom begrenzt. Die freien Ladungsträger des Plasmas akkumulieren innerhalb von 10^{-8}–10^{-7} s an der Oberfläche des Dielektrikums. Diese Oberflächenladungen sind so stark ausgeprägt, dass sie zur Selbstlöschung der Entladung führen – ein kontinuierlicher Betrieb ist deshalb nur im Betrieb mit Wechselspannung möglich. Das Plasma bildet sich bei der Volumen-DBE typischerweise ebenfalls fadenförmig in Form von Mikroentladungen (Filamenten) mit Durchmessern bis zu 200 μm aus – diese können sich jedoch je nach Anregungsspannung und -frequenz stochastisch verteilt über die gesamte Elektrodenoberfläche ausbreiten. Auch gleichmäßige (diffuse) Entladungsformen sind bekannt (Kogelschatz 2002). Damit bietet die Volumen-DBE die Möglichkeit, größere Flächen von bis zu einigen 10 cm² zeitgleich zu behandeln (Helmke et al. 2014).

3.4.2 Indirekte Plasmaquellen

> Der Stromkreis von indirekten Plasmaquellen in ▪ Abb. 3.4 ist in sich geschlossen, sodass das elektrische Feld und damit das Plasma unabhängig vom Medium erzeugt werden kann.

Die im Plasma gebildeten chemischen Spezies werden durch Diffusion oder eine Gasströmung zur Oberfläche des Mediums transportiert und treten dort in Wechselwirkung.

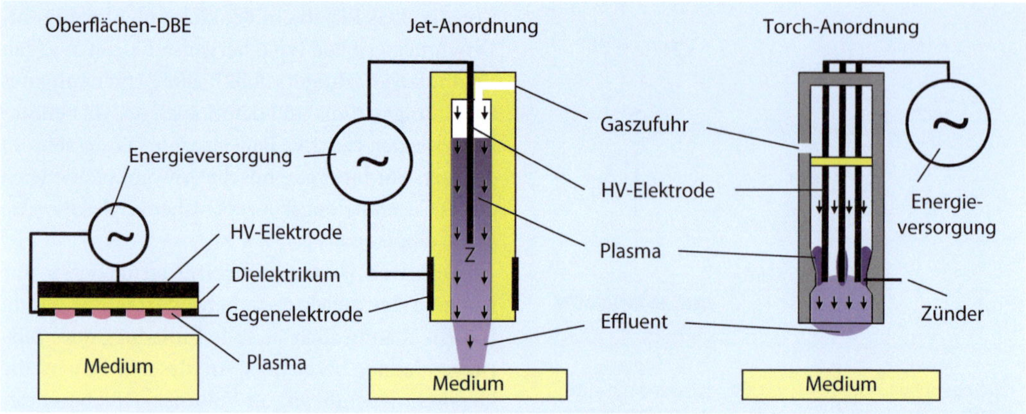

◘ Abb. 3.4   Schematische Schnittdarstellung von Gasentladungskonzepten und Komponenten bei indirekten Plasmaquellen

Eine weitere Variante der bereits erwähnten DBE ist die sog. Oberflächen-DBE. Das an der Oberfläche strukturierte oder aus mehreren Schichten bestehende Elektrodendesign beinhaltet zwei Elektroden – das Plasma bildet sich als dünne Gleitentladungsschicht an der Oberfläche des Dielektrikums aus. Die Oberflächen-DBE wird für biomedizinische Anwendungen meist mit Umgebungsluft als Arbeitsgas betrieben (Morfill et al. 2009; Haehnel et al. 2010).

Plasmajets hingegen verwenden üblicherweise Edelgase wie Argon oder Helium (z. T. unter Zumischung von Sauerstoff), um ein Plasma zu erzeugen. In einer meist zylinderförmigen Kavität mit Durchmessern von bis zu einigen Millimeterm wird ein möglichst laminarer Gasstrom erzeugt, der zur offenen Seite des Zylinders hin ausströmt. Innerhalb der Kavität wird durch eine Konfiguration aus 1 oder 2 Elektroden (Stab- oder Ringelektrode) ein Edelgasplasma erzeugt, dessen Bestandteile durch den Gasstrom in Richtung des Mediums transportiert werden. Beim Austritt aus der Kavität mischt sich das Edelgasplasma mit Bestandteilen der Luft, wodurch der nun als Effluent bezeichnete Gasstrom über die Edelgasspezies hinaus sowohl ROS als auch RNS zur Oberfläche des Mediums transportiert (Reuter et al. 2012). Das Effluent hat typischerweise Durchmesser von 1–5 mm und Längen von bis zu einigen Zentimetern. Neben der in ◘ Abb. 3.4 dargestellten Jetvariante existieren eine Vielzahl von Elektrodenkonfigurationen und Betriebsbedingungen, die in Laroussi u. Akan (2007) näher beschrieben werden.

Besonderer Erwähnung bedürfen Jetvarianten, die räumlich begrenzte Ionisationspakete (sog. Bullets) mit Geschwindigkeiten bis zu 10^5 m/s in Richtung des Mediums aussenden (Teschke et al. 2005). Dadurch können auch lokale elektrische Felder sowie kurzlebige Plasmaspezies auf das Medium einwirken.

Ein Torch-Plasma wird ebenfalls in einer zylinderförmigen Kavität und unter Edelgasbedingungen erzeugt. Wesentliches Merkmal in der Unterscheidung zum Jet sind die deutlich größeren Effluentdurchmesser von bis zu 35 mm, die sich jedoch durch ein anderes Elektroden- und Anregungskonzept mit bis zu 6 Elektroden und einem angepassten Resonator realisieren lassen (Shimizu et al. 2008).

3.4.3   Steuergeräte

Den Steuergeräten für Plasmaquellen kommen im Wesentlichen zwei Aufgaben zu: Zum einen bilden sie das Interface, mit dem der Nutzer Prozessparameter wie die Leistungseinkopplung, die Behandlungsdauer oder (optional) den Gasfluss steuern kann. Zum anderen beherbergen sie eine Energieversorgung, die im Zusammenwirken mit den Elektroden ausreichende elektrische Feldstärken zur Erzeugung von Gasentladungen bereitstellt. Moderne plasmamedizinische Geräte sind überwiegend derart ausgeführt, dass die Steuereinheit in einem über ein Display verfügenden Gehäuse untergebracht ist, während sich die Energieversorgung gemeinsam

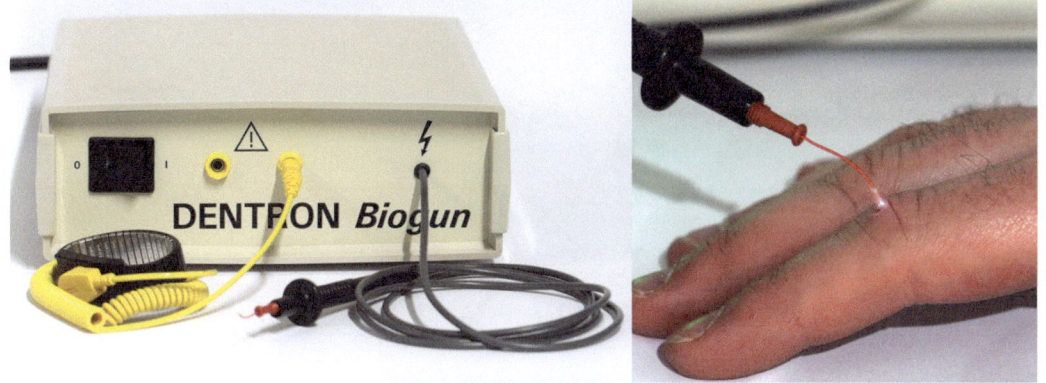

Abb. 3.5   Die Biogun basiert auf einer DC-Koronaentladung in Luft

mit den Elektroden in einem handgeführten, kabelgebundenen Modul befindet.

Die Energieversorgung bei Koronaplasmaquellen basiert meist auf einer Gleichspannung (DC) von bis zu 15 kV. Die Polarität der Spannung wirkt sich auf das Propagationsverhalten der Filamente aus und unter bestimmten Bedingungen ist trotz DC-Betrieb eine Selbstpulsung des Plasmas zu beobachten (Bussiahn et al. 2010; Gerling et al. 2013).

Dielektrisch behinderte Entladungen (Volumen- wie auch Oberflächenentladung) hingegen werden ausschließlich mit Wechselspannungen von bis zu 20 kV Amplitude betrieben. Neben der rein sinusförmigen Anregung hat sich zur Reduzierung des mittleren Leistungseintrags v. a. der gepulste Betrieb durchgesetzt. Dabei kommen Hochspannungspulse von einigen 10 ns bis zu einigen 10 µs Dauer bei Wiederholfrequenzen zwischen 100 Hz und mehreren kHz zum Einsatz (Fridman et al. 2006; Kuchenbecker et al. 2009). Die Leistungsaufnahme eines Steuergerätes beträgt weniger als 10 W.

Durch Hochspannungspulse <1 µs bei Pulswiederholraten bis zu 10 kHz und Amplituden von bis zu 10 kV werden auch Jetanordnungen mit Energie versorgt (Laroussi u. Lu 2005). Darüber hinaus sind auch sinusförmige Anregungen mit Frequenzen von bis zu 1,1 MHz und Amplituden von 1–3 kV im Einsatz. Zur Reduzierung des Leistungseintrags kann das sinusförmige Signal durch definierte Verhältnisse von An- zu Aus-Zeiten gepulst betrieben werden (Burst-mode). Die gesamte Leistungsaufnahme von Jetsystemen beträgt ca. 8 W (Weltmann et al. 2010).

Die Energieeinkopplung bei der Torch-Anordnung erfolgt durch Mikrowellen mit einer Frequenz von 2,45 GHz. Bei diesem Konzept bildet sich durch Resonanzeffekte eine stehende Welle zwischen den Elektroden und den Wänden des Gehäuses (Resonator) aus, die schließlich zur Erzeugung der für die Zündung benötigten Feldstärke führt. Die Leistungsaufnahme beträgt hierbei ca. 85 W (Shimizu et al. 2008).

3.5 Therapeutische Plasmamedizinprodukte

Die Entwicklung von Plasmaquellen für biomedizinische Anwendungen reicht zurück bis zum Anfang des 20. Jahrhunderts. Der Erfinder Nikola Tesla entwickelte damals die Violet Wand (auch: Violet Ray), die von vielen Anbietern kopiert und im Rahmen der Hochfrequenztherapie in Umlauf gebracht wurde.

Seit dem Jahr 1989 ist die Biogun des Unternehmens Dentron Limited in Großbritannien verfügbar. Die Plasmaquelle in ◘ Abb. 3.5 ist nach Herstellerangaben für die Bereiche Zahnmedizin, Podologie und Tiermedizin geeignet (Dang et al. 2006).

Die wissenschaftsgetriebenen Forschungsaktivitäten zu Niedertemperaturplasmen und deren biomedizinischen Anwendungspotenzialen seit Anfang der 2000er Jahre führten zur Etablierung des als Plasmamedizin bezeichneten F&E-Gebietes. Auf Basis originärer Forschungsergebnisse waren erstmalig zwei deutsche Hersteller im Jahr 2013

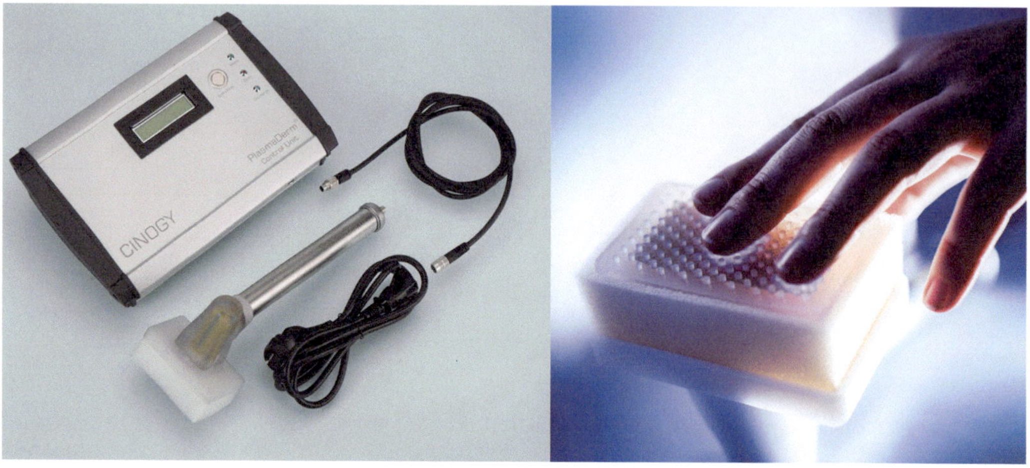

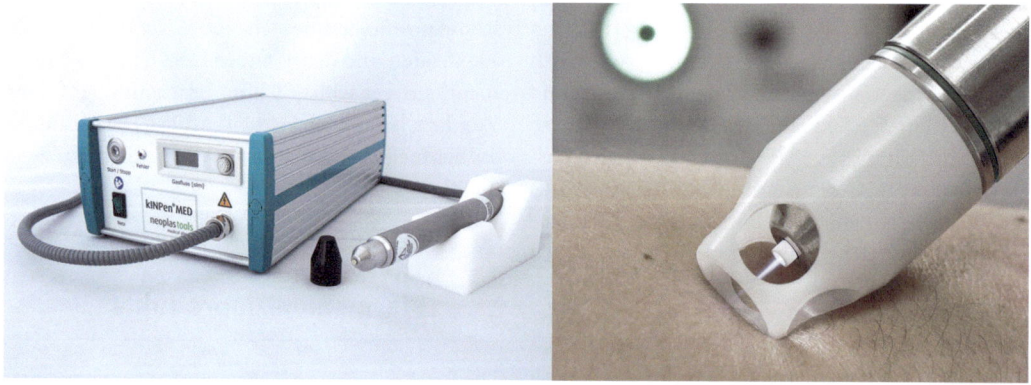

■ **Abb. 3.6**   Das Medizinprodukt (Klasse IIa) PlasmaDerm® basiert auf einer Volumen-DBE in Luft

■ **Abb. 3.7**   Das Medizinprodukt (Klasse IIa) kINPen® MED basiert auf einer Jetanordnung mit dem Arbeitsgas Argon. (Mit frdl. Genehmigung der neoplas tools GmbH)

in die Lage versetzt, die Konformität ihrer Produkte mit der Richtlinie 93/42/EWG über Medizinprodukte Klasse IIa zu erklären. Dazu zählten die PlasmaDerm®-Produktfamilie des Unternehmens CINOGY GmbH in ■ Abb 3.6 sowie der kINPen® MED von der neoplas tools GmbH in ■ Abb 3.7.

Im Rahmen klinischer Studien in Deutschland wurden MicroPlaSter®-Geräte des japanischen Herstellers Adtech Plasma Technology Co. Ltd. eingesetzt. Weiterentwickelte Quellen werden seit Sommer 2015 vom britischen Unternehmen Adtec Europe Ltd. unter dem Produktnamen SteriPlas als Wundmanagementsystem vermarktet und sind in ■ Abb. 3.8 dargestellt.

Für weiterführende Informationen und Ausblicke auf zukünftige Gerätekonzepte wird auf ► Kap. 1 von Gerling und Weltmann verwiesen.

3.6   Danksagung

Der Autor dankt allen Kooperationspartnern des Forschungsverbundes „BioLiP", gefördert durch das Bundesministerium für Bildung und Forschung (BMBF) unter FKZ 13N9089; den assoziierten Partnern im Projekt „PlaStraKomb", gefördert durch das BMBF unter FKZ PNT51501; den Partnern des Forschungsverbunds „Campus PlasmaMed II",

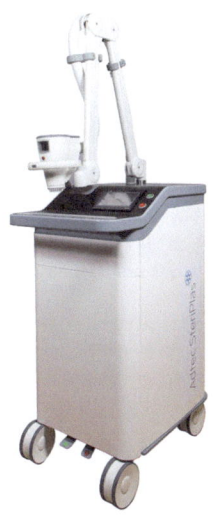
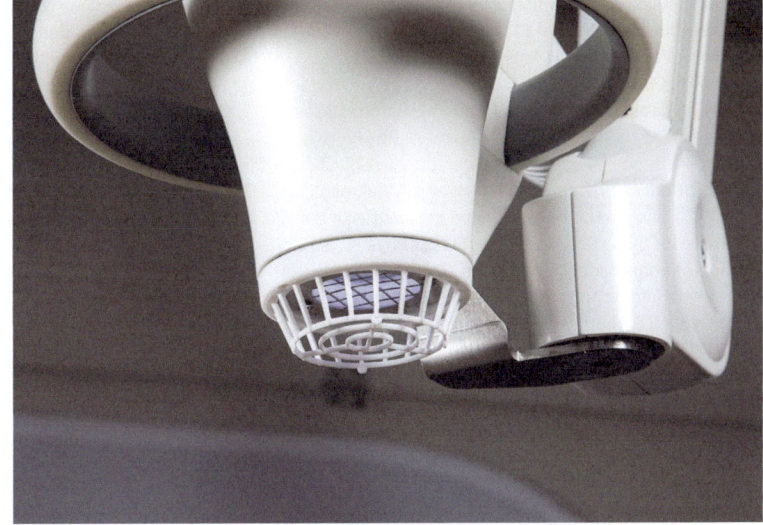

◼ Abb. 3.8 Die Plasmaquelle SteriPlas basiert auf einer Torch-Anordnung mit dem Arbeitsgas Argon. (Mit frdl. Genehmigung der Adtec Europe Ltd.)

gefördert durch das BMBF unter FKZ 13N11190; sowie den Partnern des Forschungsverbundes „WuPlaKo", gefördert durch das BMBF unter FKZ 13GW0041D.

Literatur

Babaeva NY, Kushner MJ (2013) Reactive fluxes delivered by dielectric barrier discharge filaments to slightly wounded skin. J Phys D Appl Phys 46: 025401

Bekeschus S, Schmidt A, Weltmann K-D, von Woedtke T (2016) The plasma jet kINPen – A powerful tool for wound healing. Clin Plasma Med: im Druck. doi:10.1016/j. cpme.2016.01.001

Brehmer F, Haenssle HA, Daeschlein G, Ahmed R, Pfeiffer S, Goerlitz A, Simon D, Schoen MP, Wandke D, Emmert S (2015) Alleviation of chronic venous leg ulcers with a hand-held dielectric barrier discharge plasma generator (PlasmaDerm® VU-2010): results of a monocentric, two-armed, open, prospective, randomized and controlled trial (NCT01415622). J Eur Acad Dermatol Venereol 29: 148–155

Bussiahn R, Brandenburg R, Gerling T, Kindel E, Lange H, Lembke N, Weltmann KD, von Woedtke T, Kocher T (2010) The hairline plasma: An intermittent negative dc-corona discharge at atmospheric pressure for plasma medical applications. Appl Phys Lett 96: 143701

Bussiahn R, Lembke N, Gesche R, von Woedtke T, Weltmann KD (2013) Plasmaquellen für biomedizinische Applikationen. Hygiene & Medizin 38: 212–216

Cooper M, Fridman G, Staack D, Gutsol AF, Vasilets VN, Anandan S, Cho YI, Fridman A, Tsapin A (2009) Decontamination of Surfaces From Extremophile Organisms Using Nonthermal Atmospheric-Pressure Plasmas. IEEE Trans Plasma Sci 37: 866–871

Daeschlein G, Scholz S, von Woedtke T, Niggemeier M, Kindel E, Brandenburg R, Weltmann KD, Jünger M (2011) In Vitro Killing of Clinical Fungal Strains by Low-Temperature Atmospheric-Pressure Plasma Jet. IEEE Trans Plasma Sci 39: 815–821

Daeschlein G, Scholz S, Ahmed R, von Woedtke T, Haase H, Niggemeier M, Kindel E, Brandenburg R, Weltmann KD, Juenger M (2012a) Skin decontamination by low-temperature atmospheric pressure plasma jet and dielectric barrier discharge plasma. J Hosp Infect 81: 177–183

Daeschlein G, Scholz S, Arnold A, von Podewils S, Haase H, Emmert S, von Woedtke T, Weltmann KD, Juenger M (2012b) In Vitro Susceptibility of Important Skin and Wound Pathogens Against Low Temperature Atmospheric Pressure Plasma Jet (APPJ) and Dielectric Barrier Discharge Plasma (DBD). Plasma Process Polym 9: 380–389

Dang DN, Anwar R, Thomas G, Prasad YD, Boulton AJ, Malik RA (2006) The Biogun. Diabetes Care 29: 1176

Ehlbeck J, Schnabel U, Polak M, Winter J, von Woedtke T, Brandenburg R, von dem Hagen T, Weltmann KD (2011) Low temperature atmospheric pressure plasma sources for microbial decontamination. J Phys D Appl Phys 44: 013002

Eliasson B, Kogelschatz U (1991) Modelling and Applications of Silent Discharge Plasmas. IEEE Trans Plasma Sci 19: 309–323

Fluhr JW, Sassning S, Lademann O, Darvin ME, Schanzer S, Kramer A, Richter H, Sterry W, Lademann J (2012) In vivo skin treatment with tissue-tolerable plasma influences skin physiology and antioxidant profile in human stratum corneum. Exp Dermatol 21: 130–134

Fridman G, Peddinghaus M, Balasubramanian M, Ayan H, Fridman A, Gutsol A, Brooks A (2006) Blood Coagulation and Living Tissue Sterilization by Floating-Electrode Dielectric Barrier Discharge in Air. Plasma Chem Plasma Process 26: 425–442

Gerling T, Hoder T, Brandenburg R, Bussiahn R, Weltmann KD (2013) Influence of the capillary on the ignition of the transient spark discharge. J Phys D Appl Phys 46: 145205

Haehnel M, von Woedtke T, Weltmann KD (2010) Influence of the Air Humidity on the Reduction of Bacillus Spores in a Defined Environment at Atmospheric Pressure Using a Dielectric Barrier Surface Discharge. Plasma Process Polym 7: 244–249

Helmke A, Hoffmeister D, Mertens N, Emmert S, Schuette J, Viöl W (2009) The acidification of lipid film surfaces by non-thermal DBD at atmospheric pressure in air. New J Phys 11: 115025

Helmke A, Grünig P, Fritz UM, Wandke D, Emmert S, Petersen K, Viöl W (2012) Low-temperature Plasma – a prospective microbicidal Tool. Recent Pat Antiinfect Drug Discov 7: 223–230

Helmke A, Mahmoodzada M, Wandke D, Weltmann KD, Viöl W (2013) Impact of electrode design, supply voltage and interelectrode distance on safety aspects of a medical DBD plasma source. Contrib Plasma Phys 53: 623–638

Helmke A, Franck M, Wandke D, Viöl W (2014) Tempo-spatially Resolved Ozone Characteristics during Single-electrode Dielectric Barrier Discharge (SE-DBD) Operation against Metal and Porcine Skin Surfaces. Plasma Med 4: 67–77

Heuer K, Hoffmanns MA, Demir E, Baldus S, Volkmar CM, Röhle M, Furchs PC, Awakowicz P, Suschek CV, Opländer C (2015) The topical use of non-thermal dielectric barrier discharge (DBD): nitric oxide related effects on human skin. Nitric Oxide 44: 52–60

Isbary G, Morfill G, Schmidt HU, Georgi M, Ramrath K, Heinlin J, Karrer S, Landthaler M, Shimizu T, Steffes B, Bunk W, Monetti R, Zimmermann JL, Pompl R, Stolz W (2010) A first prospective randomized controlled trial to decrease bacterial load using cold atmospheric argon plasma on chronic wounds in patients. Br J Dermatol 163: 78–82

Isbary G, Heinlin J, Shimizu T, Zimmermann JL, Morfill G, Schmidt HU, Monetti R, Steffes B, Bunk W, Li Y, Klämpfl T, Karrer S, Landthaler M, Stolz W (2012) Successful and safe use of 2 min cold atmospheric argon plasma in chronic wounds: results of a randomized controlled trial. Br J Dermatol 167: 404–410

Joshi SG, Paff M, Friedman G, Fridman G, Fridman A, Brooks AD (2010) Control of methicillin-resistant Staphylococcus aureus in planktonic form and biofilms: A biocidal efficacy study of nonthermal dielectric-barrier discharge plasma. Am J Infect Control 38: 293–301

Kalghatgi SU, Fridman G, Cooper M, Nagaraj G, Peddinghaus M, Balasubramanian M, Vasilets VN, Gutsol AF, Fridman A, Friedman G (2007) Mechanism of Blood Coagulation by Nonthermal Atmospheric Pressure Dielectric Barrier Discharge Plasma. IEEE Trans Plasma Sci 35: 1559–1566

Kalghatgi S, Friedman G, Fridman A, Clyne AM (2010) Endothelial Cell Proliferation is Enhanced by Low Dose Non-Thermal Plasma Through Fibroblast Growth Factor-2 Release. Ann Biomed Eng 38: 748–757

Kalghatgi S, Kelly CM, Cerchar E, Torabi B, Alekseev O, Fridman A, Friedman G, Azizkhan-Clifford J (2011) Effects of Non-Thermal Plasma on Mammalian Cells. PLoS ONE 6: e16270

Kalghatgi S, Fridman A, Azizkhan-Clifford J, Friedman G (2012) DNA Damage in Mammalian Cells by Non-thermal Atmospheric Pressure Microsecond Pulsed Dielectric Barrier Discharge Plasma is not mediated by Ozone. Plasma Process Polym 9: 726–732

Kisch T, Helmke A, Schleusser S, Song J, Liodaki E, Stang FH, Mailaender P, Kraemer R (2016) Improvement of cutaneous microcirculation by cold atmospheric plasma (CAP): Results of a controlled, prospective cohort study. Microvasc Res 104: 55–62

Klebes M, Ulrich C, Kluschke F, Patzelt A, Vandersee S, Richter H, Bob A, von Hutten J, Krediet JT, Kramer A, Lademann J, Lange-Asschenfeld B (2015) Combined antibacterial effects of tissue-tolerable plasma and a modern conventional liquid antiseptic on chronic wound treatment. J Biophotonics 8: 382–391

Kogelschatz U (2002) Filamentary, patterned, and diffuse barrier discharges. IEEE Trans Plasma Sci 30: 1400–1408

Kuechler A (2009) Hochspannungstechnik. Springer, Heidelberg

Kuchenbecker M, Bibinov N, Kaemling A, Wandke D, Awakowicz P, Vioel W (2009) Characterization of DBD plasma source for biomedical applications. J Phys D Appl Phys 42: 045212

Laroussi M, Akan T (2007) Arc-Free Atmospheric Pressure Cold Plasma Jets: A Review, Plasma Process Polym 4: 777–788

Laroussi M, Lu X (2005) Room-temperature atmospheric pressure plasma plume for biomedical applications. Appl Phys Lett 87: 113902–113903

Metelmann HR, von Woedtke T, Bussiahn R, Weltmann KD, Rieck M, Khalili R, Podmelle F, Waite PD (2012) Experimental Recovery of CO2-Laser Skin Lesions by Plasma Stimulation. Am J Cosmet Surg 29: 52–56

Metelmann HR, Vu TT, Do HT, Le TNB, Hoang THA, Phi TTT, Luong TML, Doan VT, Nguyen TTH, Nguyen THM, Nguyen TL, Le DQ, Le TKX, von Woedtke T, Bussiahn R, Weltmann KD, Khalili R, Podmelle R (2013) Scar formation of laser skin lesions after cold atmospheric pressure plasma (CAP) treatment: A clinical long term observation. Clin Plasma Med 1: 30–35

Morfill GE, Shimizu T, Steffes B, Schmidt HU (2009) Nosocomial infections: a new approach towards preventive medicine using plasmas. New J Phys 11: 115019

Nationales Zentrum für Plasmamedizin (2014) Positionspapier zum Risikopotenzial und zu Anwendungsperspektiven von kaltem Atmosphärendruckplasma in der Medizin. http://www.plasma-medizin.de/nzpm/fileadmin/default/downloads/plasma_positionspapier.pdf. Zugegriffen am: 03.05.2016

Oehmigen K, Haehnel M, Brandenburg R, Wilke C, Weltmann KD, von Woedtke T. (2010) The Role of Acidification for

Antimicrobial Activity of Atmospheric Pressure Plasma in Liquids. Plasma Process Polym 7: 250–257

Rajasekaran P, Mertmann P, Bibinov N, Wandke D, Viöl W, Awakowicz P (2010) Filamentary and Homogeneous Modes of Dielectric Barrier Discharge (DBD) in Air: Investigation through Plasma Characterization and Simulation of Surface Irradiation. Plasma Process Polym 7: 665–675

Reuter S, Winter J, Iseni S, Peters S, Schmidt-Bleker A, Duennbier M, Schaefer J, Foest R, Weltmann KD (2012) Detection of ozone in a MHz argon plasma bullet jet, Plasma Sources Sci Technol 21: 034015

Schmidt-Bleker A, Winter J, Iseni S, Duennbier M, Weltmann KD, Reuter S (2014) Reactive species output of a plasma jet with a shielding gas device – combination of FTIR absorption spectroscopy and gas phase modelling. J Phys D Appl Phys 47: 145201

Shimizu T, Steffes B, Pompl R, Jamitzky F, Bunk W, Ramrath K, Georgi M, Stolz W, Schmidt HU, Urayama T, Fujii S, Morfill GE (2008) Characterization of Microwave Plasma Torch for Decontamination. Plasma Process Polym 5: 577–582

Teschke M, Kedzierski J, Finantu-Dinu EG, Korzec D, Engemann J (2005) High-Speed Photographs of a Dielectric Barrier Atmospheric Pressure Plasma Jet. IEEE Trans Plasma Sci 33: 310–311

The International Comission on Non-Ionizing Radiation Protection ICNIRP (2004) Guidelines on limits of exposure to ultraviolet radiation of wavelengths between 180 nm and 400 nm (Incoherent optical radiation). Health Phys 87: 171–186

Tuemmel S, Mertens N, Wang J, Viöl W (2007) Low Temperature Plasma Treatment of Living Human Cells. Plasma Process Polym 4: 465–469

van Veldhuizen EM, Rutgers WR (2002) Pulsed positive corona streamer propagation and branching. J Phys D Appl Phys 35: 2169–2179

Verreycken T, van der Horst RM, Sadeghi N, Bruggeman PJ (2013) Absolute calibration of OH density in a nanosecond pulsed plasma filament in atmospheric pressure He-H2O: comparison of independent calibration methods. J Phys D Appl Phys 46: 464004

Weltmann KD, Kindel E, von Woedtke T, Haehnel M, Stieber M, Brandenburg R (2010) Atmospheric-pressure plasma sources: Prospective tools for plasma medicine. Pure Appl Chem 82: 1223–1237

Zimmermann JL, Shimizu T, Schmidt HU, Li YF, Morfill GE, Isbary G (2012) Test for bacterial resistance build-up against plasma treatment. New J Phys 14: 073037

Klinische Anwendungen

Hans-Robert Metelmann

Bei der Einführung neuer Verfahren in die klinische Anwendung hat Patientensicherheit die höchste Bedeutung und ist mit großer ärztlicher Verantwortlichkeit verbunden. Es gilt das Prinzip des Primum nil nocere. Für die Patientin oder den Patienten darf kein Schaden entstehen, und ein ausgewogenes Verhältnis von Nutzen der Behandlung für den Kranken und Risiko, das damit verbunden in Kauf genommen wird, ist dabei entscheidend. Zu den aus ärztlicher Sicht wichtigsten Merkposten der Sektion I gehört deshalb die Feststellung im Kapitel 2, dass die derzeitigen Erkenntnisse berechtigten Anlass geben zu der grundsätzlichen Aussage: Die medizinische Anwendung kalter Atmosphärendruckplasmen ist sicher!

Aus der Fülle des potenziellen Wirkungsspektrums vom physikalischem Plasma, wie es in der Sektion I vorgestellt worden ist, greift die Plasmamedizin bei ihren heutigen klinischen Anwendungen und im Zulassungsbereich ihrer Geräte im Wesentlichen 3 Eigenschaften von kaltem Atmosphärendruckplasma heraus:
1. Es ist antimikrobiell wirksam.
2. Es fördert die Geweberegeneration und die Durchblutung.
3. Es löst das Absterben von Tumorzellen aus.

Diese 3 Eigenschaften für sich und in ihren Kombinationen sind die Grundlage für eine Reihe von plasmamedizinischen Indikationsstellungen, die nach dem Stand der Wissenschaft besonders in der Dermatologie, in der Zahnheilkunde, in einer Reihe von chirurgischen Disziplinen und in der Hygiene zur Anwendungsreife gebracht worden sind.

Kapitel 4 beschäftigt sich zunächst in einem fachübergreifenden Ansatz mit den praktischen Konsequenzen der antimikrobiellen Wirksamkeit von kaltem Atmosphärendruckplasma. Kapitel 5 baut darauf auf und widmet sich der klinischen Anwendung von Plasma zur Behandlung von Ulzera. Kapitel 6 verbreitert den therapeutischen Ansatz und das Spektrum der klinischen Anwendungen in Richtung auf Wunden überhaupt. Kapitel 8 eröffnet die Darstellung der klinischen Anwendungen von physikalischem Plasma in der Chirurgie, und daran knüpft Kapitel 8 an über palliative Behandlung und kurative Konzepte für Patienten mit Kopf-Hals-Tumoren, und Kapitel 10 über CAP in der Herzchirurgie. Eigene Schwerpunkte in der klinischen Plasmamedizin setzt die Zahn-, Mund- und Kieferheilkunde, die Kapitel 10 vorstellt, bevor Kapitel 11 das Spektrum der Plasmamedizin in den einzelnen Disziplinen abrundet mit einem übergreifenden Beitrag zum aktuellen und perspektivischen Einsatz kalter Plasmen aus hygienischer Indikation.

Der gemeinsame Grundgedanke dieser Sektion ist, dass die klinischen Anwendungen von physikalischem Plasma noch am Beginn ihrer Möglichkeiten stehen, dabei aber bereits auf gesicherte Behandlungserfolge verweisen können, wobei stets davon auszugehen ist, dass die Anwendung der auf dem Markt befindlichen Plasmamedizingeräte allein schon in ihrem derzeitigen Zulassungsbereich noch viele weitere Indikationen eröffnen wird. Besondere Aufmerksamkeit gilt dabei den Krebserkrankungen. Die weitere Entwicklung setzt zwingend das Zusammenwirken von anwendungsorientierter Forschung und forschungsorientierter Anwendung voraus, das verbindende Lesen der Sektion I und der Sektion II in diesem Buch.

Antimikrobielle Wirksamkeit von Plasma

Georg Daeschlein

© Springer-Verlag Berlin Heidelberg 2016
H.-R. Metelmann, T. von Woedtke, K.-D. Weltmann (Hrsg.), *Plasmamedizin*,
DOI 10.1007/978-3-662-52645-3_4

4.1   Einleitung

Seit nunmehr einigen Jahren entwickelt sich ein neues Gebiet in der Medizin, die Plasmamedizin (Fridman et al. 2008; Laroussi 2009). Neben mannigfaltigen Anwendungen in der Technik und z. T. auch in der Biologie werden kalte, d. h. hautverträgliche, Plasmen dahingehend untersucht, auch medizinisch nutzbringend angewandt zu werden. Das ist insofern ein Novum, als dass dies erst möglich wird, seitdem die heißen Plasmen, die sofort Verbrennungen hervorrufen würden, hautverträglich „gebändigt" werden konnten. Es ist insofern kein Novum, als dass kalte Plasmen bereits unter anderem Namen massenweise z. B. in den USA und auch in Europa vor ca. 100 Jahren als „Hochfrequenztherapie" verkauft und angewandt wurden. Zurzeit haben in Deutschland 2 Firmen diesen „Urplasmen" sehr ähnliche Geräte nachempfunden, die sie aktuell auch verkaufen. Eine der maßgeblichen Wirkungen, die wie erwähnt bereits von den „Urplasma"-Geräteherstellern geclaimt und mittlerweile für wichtige Erreger in vitro bestätigt wurde (Daeschlein et al. 2015c), ist die antimikrobielle Wirkung gegen v. a. Bakterien, Pilze, Viren und auch Parasiten. Es kann aktuell davon ausgegangen werden, dass diese mittlerweile gut untersuchte (auch wenn nicht in ihrer Wirkungsweise geklärte) Wirkung gegen Bakterien sicherlich die meisten klinischen Anwendungen begründet, ohne dass damit potenzielle Wirkungen des Plasmas wie etwa die Antitumorwirkung in ihrer Bedeutung geschmälert werden sollen. Diese Effekte befinden sich schlicht noch – verglichen mit dem Einsatz zur Bekämpfung von bakteriellen Erregern – in der Anfangsphase.

4.2   Warum Plasma

Die Nutzung physikalischer Verfahren zum Zweck der Bekämpfung von Krankheitserregern hat eine lange Tradition, und die immer wieder gestarteten Ansätze zu einer medizinischen Nutzung gründen sich auf die theoretisch sehr gut nutzbare Anwendung als im Optimalfall universeller Keimtötung auf Distanz. Bisher hat sich keine dieser Optionen in der Praxis bewährt und alle Anwendungen, die eine ausreichend potente Wirkung mit sich bringen, z. B. eine

UV-Behandlung, sind aufgrund ihrer unerwünschten Wirkungen obsolet. Es bleiben verträgliche Applikationen, die jedoch in aller Regel nur geringe und indirekte antimikrobielle Effekte zeigen, und die „harten" physikalischen Behandlungen beschränken sich auf unbelebte Flächen. Im Unterschied zu allen bisher angewandten physikalischen Methoden bietet nun das kalte Plasma ein ganzes Spektrum auch noch modifizierbarer Wirkspezies, die sich offensichtlich potenzieren, dadurch hochpotente keimtötende Eigenschaften entwickeln und infolgedessen auch neue Möglichkeiten der Anwendung bieten. Das Plasma vereint

- reaktive oxidative und nitrogene Spezies (ROS und RNS),
- freie Radikalbildung,
- Bildung von Ionen,
- elektrische Felder,
- Elektronenfreisetzung und
- UV (Hury et al. 1998; Lassen et al. 2005),

wodurch sich beim Einsatz gegen Mikroorganismen keimtötende Effekte erzielen lassen, die im Wesentlichen auf der Oxidation von Zellwand- bzw. Membranbestandteilen sowie der DNS basieren (Lerouge at al. 2000). Das Besondere an diesem „Wirkcocktail" ist die Möglichkeit, mit im Vergleich zu den jeweiligen Einzelverfahren, z. B. reiner UV-Bestrahlung, deutlich geringeren Dosen auszukommen, was bei der klinischen Anwendung enorme Vorteile wegen der damit verbundenen verminderten Wahrscheinlichkeit des Auftretens unerwünschter Wirkungen mit sich bringt. Keine der Einzelkomponenten wäre z. B. auf Haut und Wunde ohne relevante Nebenwirkungen klinisch einsetzbar und wird entsprechend auch nicht medizinisch eingesetzt.

4.3   Weltweite zunehmende Resistenzprobleme

Die gegenwärtige Situation der weltweiten Resistenzentwicklung sieht alles andere als günstig aus. Trotz einiger wichtiger Fortschritte in der Bekämpfung von MRSA stellen z. B. diese Erreger nach wie vor eine hochrelevante Bedrohung dar, und bspw. in den USA haben außerordentlich verbreitungspotente Stämme von CA-MRSA den klassischen hospital-associated

MRSA (ha-MRSA) in einigen Ländern den Rang abgelaufen (Cosgrove et al. 2003). Mit dem partiellen Rückgang bestimmter MRSA zeigt sich aktuell weltweit das Aufkommen hochresistenter gramnegativer Stäbchen, meist Enterobacteriaceen, und stellt insbesondere für Patienten auf Intensivstationen ein lebensbedrohliches Problem dar (Pasternack 2008). Auf der Antibiotikaseite zeigen sich ebenso wenig optimistische Entwicklungen: Zum einen besteht seit Längerem ein signifikantes Defizit an Antibiotikaneuzulassungen, und gleichzeitig zeichnet sich bei der Arzneimittelbranche in der Antibiotikaforschung ein ebenso signifikanter Investitionsschwund, der zusätzlich die Situation anheizt, in der buchstäblich die Mittel fehlen, um Patienten mit nosokomialen Infektionen sicher zu behandeln. Ein Ausweg könnte durch die Plasmatherapie geschaffen werden, weil hier ein potentes Mittel zur Verfügung steht, dessen Wirkung auf völlig anderen Mechanismen als die herkömmlichen antimikrobiellen Substanzen beruht. Daher kann vermutet werden, dass sich durch Nutzung der Plasmatherapie wichtige Probleme der klassischen Antibiotikatherapie wie Unmöglichkeit der Behandlung bei kompletter Antibiotikaresistenz (alle einsetzbaren Mittel) und z. B. zur Dekolonisierung konventionell antiseptisch nicht beherrschbarer Problemkeimbesiedlungen besser lösen lassen, bzw. Alternativen bei antibiotisch überhaupt schwierig therapierbarer Erkrankungen wie z. B. der lepromatösen Lepra und bestimmten mykobakteriellen Haut- und Weichteilinfektionen bieten. Dass die benannten Erwartungen an die Plasmabehandlung von Mikroorganismen bisher nicht vollständig zufrieden stellen und z. B. Unterschiede der Empfindlichkeit bei bestimmten Resistenzmerkmalen nachweisbar werden, wird in den ▸ Abschn. 4.9 bis ▸ Abschn. 4.11 diskutiert.

4.4 Nicht nur Bakterien sind ein Problem

Neben den benannten Mikroorganismen, den Bakterien, spielen im weltweiten Infektionsgeschehen noch viele weitere Mikroorganismen eine wichtige Rolle, u. a. durch schwierige Therapierbarkeit (topische Erreichbarkeit) und Multiresistenz. Dazu gehören insbesondere atypische Mykobakterien und

v. a. Pilze, in erster Linie Spross- und Schimmelpilze, Chlamydien und Mykoplasmen, und außerdem nosokomial übertragbare Viren, z. B. Hepatitisviren, nicht selten auch wichtige Parasiten wie Toxoplasma gondii, Leishmania und Entamöben. Ein besonderes Beispiel sind Cryptosporidien, die wichtige gastrointestinale Krankheitsbilder auslösen können und die eine ausgeprägte Resistenz gegenüber antiparasitären Wirkstoffen (Desinfektionsmitteln) zeigen. Gezeigt wurde eine Wirkung von Plasma u. a. gegenüber den Parasiten Leishmanien (Fridman et al. 2006) und *Demodex folliculorum* (Daeschlein et al. 2010b). Während bei den antibakteriellen Behandlungen vorwiegend die nosokomialen Problemerreger eine Rolle spielen, geht es bei der Behandlung von Parasitosen und Pilzerkrankungen weniger um Multiresistenz als vielmehr darum, überhaupt wirksame Therapien zu finden, z. T. dabei auch um die so weit wie mögliche Vermeidung systemischer Therapien.

4.5 Antimikrobielle Anwendungen

Wie jede alternative Therapieoption muss auch für die Plasmabehandlung gelten, dass die Indikationen begründet sein müssen und grundsätzlich das Mittel anzuwenden ist, dass die sicherste Wirkung bei geringsten Nebenwirkungen und bei günstigsten Kosten ermöglicht. Daher muss vor jeder geplanten Anwendung überlegt werden, welche Alternativen es zur Plasmabehandlung gibt und welche unerwünschten Effekte zu erwarten sind. Für die antimikrobielle Behandlung im Rahmen der Antiseptik eines Hautbereichs etwa ergibt es wenig Sinn, ein Gerät einzusetzen, wenn der gleiche Effekt durch Auftragen einer antiseptischen Lösung erzielbar ist. Sie kann dann sinnvoll sein, wenn z. B. die antiseptische Eradikation einer Problemkeimbesiedlung auf konventionellem Weg nicht gelingt, z. B. bei refraktärer MRSA-Besiedlung. Soll die Wundheilung gefördert werden, kann die Plasmaanwendung hilfreich sein, sofern die die Wundentstehung bedingenden Faktoren beseitigt sind, klassischerweise die gestörte Hämodynamik bei chronisch venöser Insuffizienz beim venösen Ulcus cruris. Begleitend kann die Plasmabehandlung die Heilung fördern, wenn sie in der Lage ist, heilungshemmende mikrobielle Wundbesiedlungen zu beseitigen bzw. in relevantem Maße zu reduzieren. Immer beachtet werden muss, dass außerhalb von Heilversuchen nur im Rahmen der zugelassenen Indikationen behandelt wird. Aktuell werden die meisten klinischen Anwendungen im Bereich der Wundheilung bei chronischen Wunden appliziert.

4.6   Gefahren durch Resistenzbildung?

Da die Plasmawirkung nicht auf den Mechanismen der Antibiotika beruht, sind prinzipiell keine Selektionen antibiotikaresistenter Stämme wie bei der Entwicklung der Multiresistenz gegenüber den eingesetzten Antibiotika zu erwarten, d. h., man geht von den Verhältnissen wie zwischen Antiseptika, Desinfektionsmitteln und Antibiotika aus. Bei diesen ist bekannt, dass multiresistente Erreger zwar zu einer erhöhten Abwehr gegenüber Bioziden führen können, bspw. durch Überexpression von Kanalproteinen mit Schleusungsfunktion, wodurch es zu erhöhten minimalen Bakteriozide-Konzentrationen im In-vitro-Assay kommen kann. Diese in aller Regel geringfügigen Erhöhungen spielen bei der üblichen Dosierung der z. B. Antiseptika keine Rolle, solange die Anwendungskonzentrationen berücksichtigt werden. Insofern muss auch bei der Plasmaanwendung beachtet werden, dass sowohl die empfohlenen Anwendungskonzentrationen parallel eingesetzter Wirkstoffe als auch die wirksamen Plasmadosen sicher eingehalten werden. Bisher zeigten sich keine Hinweise auf eine Selektion bestimmter Resistenzmerkmale durch eine Plasmaanwendung. Allerdings wurden bisher nur statistisch orientierende Experimente hierzu durchgeführt. Analog zur Beziehung Antiseptika-Antibiotika sind hier umfangreiche Untersuchungen in beide Richtungen (Antibiotika und Antiseptika/Desinfektionsmittel) erforderlich.

4.7   Empfindlichkeitsprüfung im Labor

Zur Bewertung der Empfindlichkeit eines Bakterienstammes gegenüber einem Antibiotikum werden seit Jahrzehnten normierte Testverfahren nach den Richtlinien der mikrobiologischen Fachgesellschaften in den diagnostischen Laboratorien durchgeführt.

Dabei gilt die Bestimmung der minimalen Hemmkonzentration (zumeist über Ermittlung sog. Break points) als Methode der Wahl, die zwar erheblich aufwendiger ist als die bis dahin meist praktizierte Methode, die Bestimmung der Empfindlichkeit über die Messung der auf definierten Festmedien unter ebenso definierten Untersuchungsbedingungen nach der sog. Agardiffusionsmethode erzielten „Hemmhöfe", jedoch im Gegensatz zu dieser eine klinisch korrelierbare Dosierung der eingesetzten Wirkstoffe mit zu erwartendem klinischen Effekt erlaubt. Aus diesem Grund werden Testungen mit der Diffusionsmethode nur noch im Rahmen orientierender Prüfungen auf bestimmte Resistenzmechanismen (und nicht zur Ermittlung der klinisch mit Erfolg zu applizierenden Wirkstoffdosis), wie z. B. der Testung von ESBL und zur Notfalltestung, bei nicht verfügbarer Technik zur MHK-Bestimmung eingesetzt. Voraussetzung für die aussagefähige Testung sind genaue Einhaltung der Testbedingungen, in erster Linie der eingesetzten Wirkstoffkonzentrationen, der Suspensionsstärke (Keimsuspension) und der Expositionsdauer sowie -temperatur. Sollen neue Substanzen auf antimikrobielle Wirksamkeit überprüft werden, werden geometrische Verdünnungsreihen der Stoffe angesetzt und in Mikrotiterplatten mit identischen Keimsuspensionen inkubiert. Die Konzentration der Reihe, bei der „zuletzt" eine vollständige Wachstumshemmung auftritt (klares Näpfchen) wird in Doppelbestimmung als minimale Hemmkonzentration abgelesen. Mit dieser Größe lassen sich u. a. anhand von Formeln zum Verteilungsvolumen im Körper Angaben zur realistisch, z. B. im peripheren Venenblut, erzielbaren Wirkstoffkonzentration ableiten. Liegen Sollkonzentrationen vor, die sich nicht realisieren lassen (s. Kompendien der Infusionsbehandlung), oder die bereits toxisch sind, entfällt die Substanz für die intravenöse Applikation als der wichtigsten pharmakologischen Gabe bei systemischen Infektionen.

Alle diese Vorgaben können bei der Plasmaanwendung nicht einfach übernommen werden, weil die Voraussetzungen hierfür fehlen. Die DIN-konforme Bestimmung der MHK gilt für Feststoffe und damit nicht für Plasma. Auch eine Adaptation mit Behandlung der Suspensionen ist keine Lösung, weil durch die Besonderheit der Erzeugung antimikrobieller Flüssigkeiten durch Plasmabestrahlung komplexe Verhältnisse mit mehreren Wirkstoffebenen geschaffen werden, die eine einfachere Auswertung stark verkomplizieren. Die Autoren haben umfangreiche Anstrengungen einer standardisierbaren Adaptation der MHK-Bestimmung unternommen, allein die Auswertung erlaubt lediglich eine Angabe zur Dauer der Plasmabehandlung mit einer bestimmten Quelle, die für die Abtötung einer definierten Keimmenge in einem bestimmten Volumen (einer definierten Flüssigkeit) erforderlich ist. Dadurch kann maximal die notwendige Dauer der Behandlung rein oberflächlicher Keimbelastungen auf Flächen abgeschätzt werden, was von der chemotherapeutischen MHK-Bestimmung weit entfernt ist. Die Methode soll dazu weiterentwickelt werden, um ggf. Flüssigkeiten zu behandeln und hier die Leistungsfähigkeit und damit Wirksamkeit abzuleiten (z. B. Behandlung von Wundsekret, Blut, Urin oder Liquor).

Die meisten Autoren, die die Plasmaempfindlichkeit in vitro untersuchen, setzen hierzu eine individuell adaptierte Agardiffusionstechnik (Agardiffusionstest nach Bauer und Kirby; Bauer et al. 1966) ein. Die Probleme dieses Testverfahrens und der Grund für seinen Ersatz durch die Entwicklung bouillondilutionsbasierter Testverfahren liegen neben der fehlenden Standardisierung und Inter-Assay-Vergleichbarkeit v. a. in der fehlenden Korrelierbarkeit mit klinischen Parametern. Übersehen wird bei der Testung mittels Agardiffusion typischerweise, dass nicht wie etwa in einer Wunde, ausgewachsene Bakterienkonglomerate, sondern hauptsächlich flächig verdünnte und wachsende (frische) Bakterienzellen behandelt werden. Außerdem werden in die Befundung eingehende Interaktionen des Mediums mit dem Wirkstoff, hier Plasma, oft nicht berücksichtigt. In zunehmend konzentrierten Verdünnungen der Suspensionen auf halbfesten Medien konnten wir zeigen, dass die Plasmawirkung rasch abnimmt, was z. B. u. a. mit der zunehmenden gegenseitigen partikulären Abschirmung (Behandlungsschatten) zu tun hat. Daher muss die klinische Bewertung auch großer Hemmzonen grundsätzlich mit großer Zurückhaltung erfolgen, solange keine entsprechend umfangreichen Untersuchungen zur klinischen Korrelation der in vitro erzielbaren Effekte zur Verfügung stehen. Aus diesem Grund kann als valide Aussage eingeschränkt gelten, dass ein erzielter Hemmhof

lediglich angibt, dass unter den gegebenen Testbedingungen das Plasma auf der eingesetzten Testfläche auf wachsende Keime einen abtötenden Effekt ausübt. Dieser Effekt muss, bevor klinisch valide Angaben zur klinischen Plasmawirksamkeit abgeleitet werden, mit klinischen Rahmenbedingungen in entsprechend statistisch gesichertem Umfang korreliert werden.

Eine besondere Problematik besteht darin, dass anders als bei Feststoffen (Antibiotika) kaum exakte Angaben zur Wirkstoffkonzentration gemacht werden können, sondern lediglich Dosierungen benannt werden können, die sich bisher mit keinem anderen Gerät testgerecht vergleichen lassen.

Bisher wurden mittels verschiedenster nicht standardisierter Agardiffusionsmethoden alle wichtigen bakteriellen Erreger ambulant erworbener wie nosokomialer akuter und chronischer Infektionen getestet. Dabei kann zusammengefasst werden, dass sich unter Berücksichtigung der babylonischen Testbedingungen bisher unter den benannten Bedingungen keine Hinweise für grundsätzlich plasmaresistente Spezies oder Stämme ergeben haben (Daeschlein et al. 2010a, 2015a). Ein solcher Hinweis würde sich zuerst durch Einzelkoloniebildung innerhalb der Hemmhöfe zeigen. Unsere Arbeitsgruppe hat bisher anhand über tausender getesteter Wildstämme aller klinisch relevanten (und weniger relevanten) Spezies mit den klassischen Plasmaquellen bei Verwendung des DBD, verschiedener Varianten gasgestützter Jetplasmen (INP-Greifswald) und verschiedener seit Jahren in der Chirurgie eingesetzter kommerzieller Plasmen (KLS-Martin) sowie verschiedener „Urplasmen" (historische Plasmaquellen, ehemals als Hochfrequenzapparate verkauft und aktuell mit moderner Technik nachempfunden) bisher keine plasmaresistenten Isolate oder Spezies nachweisen können. Plasmaresistent wird hierbei nur insofern standardisiert angegeben, als dass bei allen eingesetzten Verfahren kein (!) Hemmhof bei Expositionen zwischen 1 und 60 s auftritt (d = 0 mm).

Auch wenn bisher keine resistenten Spezies oder Stämme referenziert sind, werden Unterschiede zwischen grampositiven und gramnegativen Erregern, außerdem zwischen normoresistenten und speziell-resistenten Stämmen verschiedener Spezies beschrieben – dies sowohl bei MRSA als auch bei Enterokokken. Unsere Arbeitsgruppe konnte zeigen, dass z. B. VRE weniger plasmaempfindlich reagieren als Vancomycin-sensible Enterokokken, dasselbe wurde für HLGR-Enterokokken gefunden. Außerdem lassen sich Beziehungen zwischen der Plasmahemmhofgröße und der Anzahl der Antibiotikagruppen, gegenüber denen die Isolate eine mittels DIN-gerechter MHK-Bestimmung ermittelte Resistenz aufwiesen, aufstellen, die analog zu bestimmten Desinfektionsmitteln mit erhöhter MHK gegen relevante Antibiotikagruppen ausfallen (Daeschlein et al. 2015b).

Gegen bakterielle Sporen zeigt das Plasma eine verringerte Wirksamkeit (Hong et al. 2009), was durch ihre wasserarme Hüllstruktur erklärt wird. Außerdem werden Unterschiede der Plasmawirksamkeit zwischen grampositiven und gramnegativen Erregern beschrieben, wobei sich gramnegative Keime empfindlicher zeigten, was sich auch in unseren Ergebnissen widerspiegeln lässt (Lee et al. 2006; Daeschlein et al. 2012), andere Autoren können das nicht bestätigen (Kayes et al. 2007). Allerdings konnten wir diese Übereinstimmung nur für die untersuchten Jets (Argonbasis) zeigen. Bei der Behandlung mit dem DBD zeigte sich eine gegenläufige Beziehung (Daeschlein et al. 2012).

4.8   Antimikrobielle Behandlungspraxis

Die von der Greifswalder Arbeitsgruppe verschiedenen eingesetzten Plasmaquellen
- APPJ, gepulster und ungepulster Modus (kINPen 09, INP Greifswald),
- DBD (PlasmaDerm®, CINOGY, Duderstadt, plasma MEDICAL SYSTEMS, Bad Ems),
- Argonplasma-Jet (Maxium®-Elektrochirurgieeinheit mit Beamer und Beam-Elektrode, Gebrüder Martin, KLS Martin Gruppe, Tuttlingen) und
- verschiedene historische Plasmaquellen (u. a. der Firma Tefra, Berlin)

erzeugten ausnahmslos potente und prinzipiell vergleichbare bakterizide Wirkung auf alle bisher untersuchten bakteriellen Pathogene (u. a. MRE) bei Testeinwirkzeit von 3–60 s in vitro (Daeschlein et al. 2012, 2014, 2010b). Trotz der Gleichartigkeit der Wirkprofile insgesamt konnten z. T. sowohl beim

Vergleich der Geräte als auch bei der Empfindlichkeit bestimmter Stämme und Spezies signifikante Unterschiede festgestellt werden (Daeschlein et al. 2015b, 2012).

Im Mittelpunkt unserer Untersuchungen standen und stehen klinisch relevante Erreger von typischen Haut- und Weichteilinfektionen sowie von Haut- und Nagelpilzerkrankungen. Als Beispiele mit sehr guter Empfindlichkeit in den Testungen seien hier genannt:
- die Pilze *Trichophyton interdigitale zoophil und anthropophil, Trichophyton rubrum, Microsporum canis, Candida albicans, Candida glabrata, Candida krusei* und
- die bakteriellen Erreger Methicillin-sensibler *Staphylococcus aureus (MSSA), Enterococcus faecium und faecalis, Pseudomonas aeruginosa*, beta-hämolysierende Streptokokken verschiedener Lancefield-Gruppen.

In einer repräsentativen vergleichendem Untersuchung zur Bewertung der möglichen Auswirkung bestimmter Antibiotikaresistenzen auf die Empfindlichkeit dieser Stämme (und ggf. Spezies) gegenüber Plasmawirkung wurden 194 Wundisolate mit multiresistenten Pathogenen hinsichtlich CAP-Empfindlichkeit in vitro getestet (Plasmaquellen: APPJ und DBD). Getestet wurden 13 verschiedene Spezies: *Escherichia coli, Pseudomonas aeruginosa*, Extended spectrum beta-lactamase Bildner (ESBL), *Staphylococcus epidermidis, Staphylococcus aureus* (Methicillin-sensibel, MSSA, Methicillin-resistent, MRSA, Methicillin-resistenter *Staphylococcus epidermidis, MRSE, Acinetobacter spp.*, Klebsiella group (*Klebsiella pneumoniae ssp. pneumoniae, Klebsiella oxytoca*), *Enterococcus faecalis, Enterococcus faecium*, Vancomycin resistant enterococci VRE und High level gentamycin resistant enterococci HLGR (Daeschlein et al. 2014). Im Ergebnis zeigte sich, dass die gepulste Variante des APPJ weniger wirksam war als die ungepulste. Sie erreichte lediglich 62 % der Wirksamkeit der ungepulsten Variante (p < 0,001). Im Detail war dies bei 10 der 13 Spezies (d. h. mit Ausnahme von *E. faecium*, MRSE und ESBL) der Fall. Auffällig war weiterhin, dass mit beiden Varianten gramnegative Erreger signifikant empfindlicher ausfielen als grampositive (p < 0,001). Im Gegensatz dazu reagierten auch hier gramnegative Bakterien

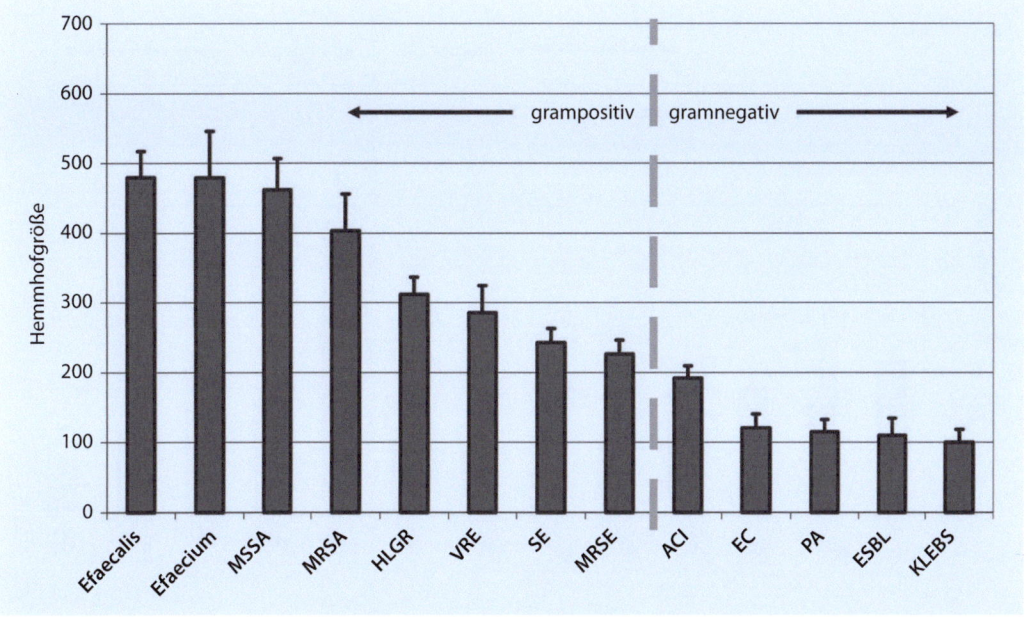

Abb. 4.1   Hemmzonen-Ranking auf Festmedium nach 3 s DBD-Behandlung in vitro bei grampositiven und gramnegativen Erregern (wichtige ambulante und nosokomiale Infektions- und Kolonisationserreger). (Aus Daeschlein et al. 2014 mit frdl. Genehmigung)

weniger empfindlich als grampositive auf Behandlung mit dem DBD (p < 0,001) (■ Abb. 4.1, ■ Abb. 4.2, ■ Abb. 4.3).

4.9 Wirksamkeit gegen MRSA in vitro

Nachdem durch mehrere Autoren Hinweise auf unterschiedliche Plasmaempfindlichkeit von MRSA und MSSA in vitro berichtet wurden, ohne dass bisher bestätigende Untersuchungen hierzu an geeigneten Kollektiven vorgelegt wurden, untersuchte unsere Arbeitsgruppe ein entsprechend statistisch relevantes Kollektiv klinischer Stämme zu dieser Thematik. Insgesamt wurden 218 klinische Isolate untersucht, 50 MRSA (48 haMRSA, 1 laMRSA und 1 caMRSA) und 168 MSSA (Napp et al. 2016). Bei grundsätzlicher Empfindlichkeit beider Erregergruppen MSSA und MRSA gegen alle untersuchten 3 Plasmaquellen konnten jedoch wichtige Unterschiede nachgewiesen werden: Die Quelle mit der größeren Elektrode zeigte erwartungsgemäß größere Hemmhöfe. Die DBD-Quelle zeigte jedoch eine geringere Empfindlichkeit

von MRSA im Vergleich zu MSSA im Vergleich zu den Jets. Die Ursache hierfür ist unklar. Eine Rolle hierbei könnte die bei bestimmten multiresistenten *S.aureus*-Stämmen beschriebene stärkere Zellwand spielen (Kawai et al. 2009).

4.10 Wirksamkeit gegen Enterokokken in vitro

Nachdem sich bei grundsätzlicher Empfindlichkeit systematische Unterschiede in der Ausprägung der Plasmaempfindlichkeit von MSSA und MRSA bestätigen ließen und zusätzlich offensichtlich auch systematische Wirkunterschiede zwischen den verschiedenen Plasmaquellen imponierten, untersuchten wir die klinisch zweitwichtigste grampositive Erregergruppe nach Staphylokokken, die Enterokokken, auf die benannten Unterschiede. Außerdem sollte untersucht werden, ob die Ausprägung der individuellen Stammresistenz, ausgedrückt als Anzahl n antibiotischer Wirkstoffgruppen, gegen die die Testisolate in der normierten Bouillondilutionstechnik hohe MHK (Antibiotikaresistenz) aufzeigten.

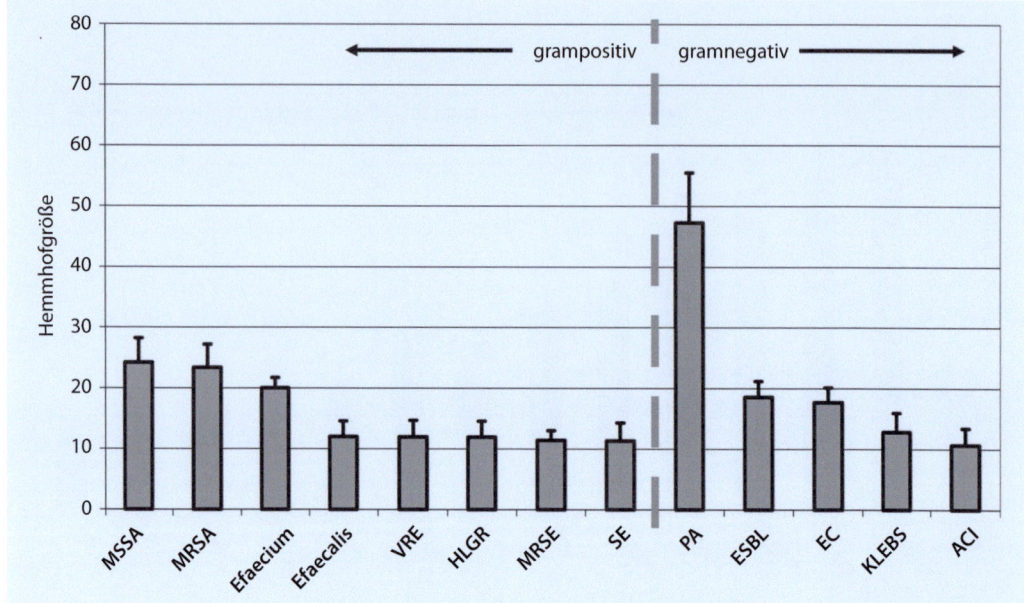

◘ **Abb. 4.2**   Hemmzonen-Ranking auf Festmedium nach 3 s Plasmajetbehandlung (ungepulst) in vitro bei grampositiven und gramnegativen Erregern (wichtige ambulante und nosokomiale Infektions- und Kolonisationserreger). (Aus Daeschlein et al. 2014 mit frdl. Genehmigung)

In unseren Untersuchungen hierzu konnten bei Testung von insgesamt 39 Isolaten (einschließlich VRE, HLGR) analog zu MSSA und MRSA mit grundsätzlich 100 % sensiblen Isolaten systematische Unterschiede der Empfindlichkeit gegen die Plasmaquellen gefunden werden (Daeschlein et al. 2015b). Wie beim MSSA-MRSA-Vergleich fiel die antimikrobielle Reduktion beim DBD bei den resistenteren Isolaten geringer aus. Im Detail zeigte sich die Gruppe der Vancomycin-resistenten Enterokokken (VRE) bei Verwendung des DBD signifikant resistenter als alle anderen Enterokokken. Auch HLGR-Isolate zeigten beim DBD signifikant kleinere Hemmhöfe als nicht-HLGR-Isolate. Bei den beiden Jets allerdings waren die Aminoglykosid-hochresistenten Enterkokken (HLGR) signifikant resistenter als die übrigen Enterokokken. Bei den Jets zeigte sich, dass die antimikrobielle Wirkung der gepulsten Variante bei gleicher Exposition signifikant geringer ausfällt als bei der ungepulsten. Außerdem zeigte sich, dass beim DBD die Plasmaleistung bei Testung aller Enterokokkenisolate umso geringer ausfiel, je mehr die Teststämme Resistenzen gegen Antibiotikawirkstoffgruppen aufwiesen.

4.11   Wirksamkeit in vivo

Auf Schweinehaut konnte die Arbeitsgruppe um Maisch et al. (2012) eine signifikante Dekolonisierung von MRSA, Isbary et al. (2010) und Brehmer et al. (2015) in chronischen Wunden von Patienten signifikante Reduktionen von Wundkolonisationen nachweisen. Unsere Arbeitsgruppe untersuchte in vivo die antimikrobielle Plasmawirksamkeit bei der Behandlung chronischer Wunden mit der seit vielen Jahren in der Chirurgie genutzten Maxium®-Elektrochirurgieeinheit (KLS Martin Gruppe). Achtzehn chronische und z. T. infizierte Wunden von insgesamt 11 Patienten wurden plasmabehandelt (Daeschlein et al. 2015a) und mikrobiologisch nach Abstrichen mittels modifizierter Levinetechnik ausgewertet (Daeschlein u. Kramer 2006). Insgesamt wurden 24 mikrobielle nosokomiale Pathogene nachgewiesen, davon zeigten 17 (71 %) Multiresistenz. Als supportives Element in einer multimodalen Wundbehandlung mit gezielter Antisepsis, stadiengerechten Verbandswechseln und frühem Débridement zeigte die argonbasierte CAP-Behandlung eine sehr gute Wirkung gegenüber MRE und nicht-MRE.

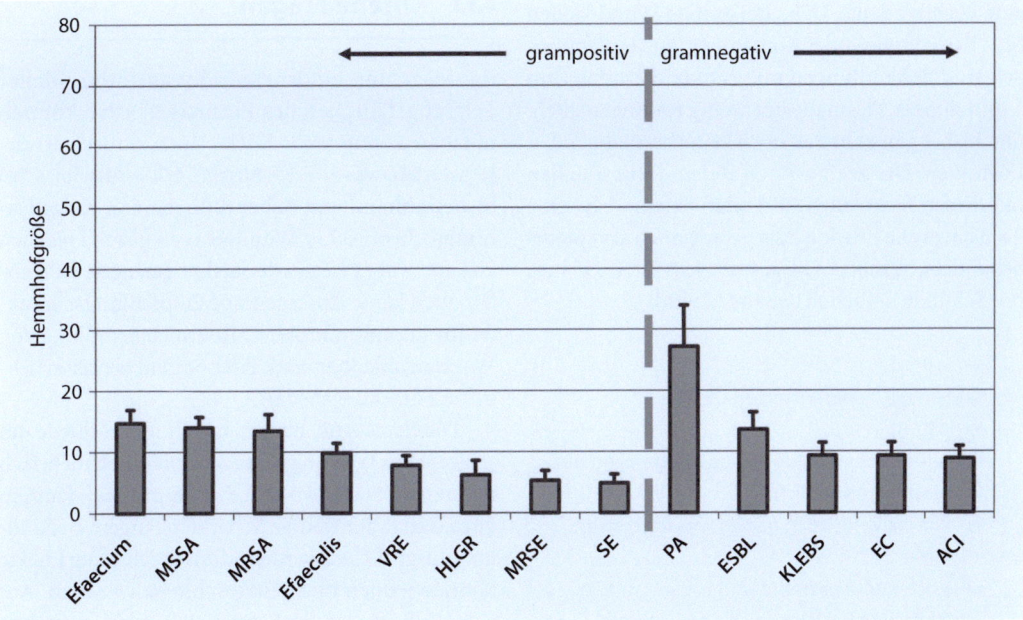

Abb. 4.3 Hemmzonen-Ranking auf Festmedium nach 3 s Plasmajetbehandlung (gepulst) in vitro bei grampositiven und gramnegativen Erregern (wichtige ambulante und nosokomiale Infektions- und Kolonisationserreger). (Aus Daeschlein et al. 2014 mit frdl. Genehmigung)

Wirkunterschiede bei den verschiedenen Spezies sowie zwischen MRE und nicht-MRE waren nicht auffällig, allerdings fiel Keimreduktion bei gramnegativen Erregern (*Pseudomonas aeruginosa und Serratia marcescens*) deutlicher aus (Daeschlein et al. 2015a). Wie bei den von Isbary et al. und Brehmer et al. berichteten Behandlungen zeigte sich auch bei uns eine sehr gute Tolerierung durch die Patienten.

4.12 Praktische Konsequenzen

Mit der Plasmabehandlung können alle medizinisch wichtigen Kontaminations-, Besiedlungs- und Infektionserreger in vitro zuverlässig innerhalb einer wenige Sekunden andauernden Exposition abgetötet werden. Dies trifft für alle aktuell auf dem Markt befindlichen (zugelassenen) Gerätesysteme zu. Innerhalb der verschiedenen Gerätetypen treten Unterschiede auf, die z. T. abweichende Abtötungskinetiken und unterschiedlich große wachstumsfreie Flächen bei gleichen Behandlungszeiten aufzeigen. Bei den meisten Geräten werden die typischen

Krankheitskeime als frische Subkulturen in vitro auf unbelebten Testoberflächen bereits nach wenigen Sekunden Exposition abgetötet. Auch künstlich hergestellte Biofilme lassen sich partiell durch Plasmabehandlung oberflächlich abtöten oder signifikant reduzieren. Keimsuspensionen zeigen bei genügend langer Behandlung (je nach Gerätetyp) ein Absterbeverhalten der Erreger, was ebenfalls durch In-Kontakt-Bringen von unbehandelten Erregern (in Suspension oder auf Festmedien) mit plasmabehandelten Lösungen möglich wird (indirekte antimikrobielle Wirkung durch plasmaaktivierte Flüssigkeiten (Daeschlein u. Kramer 2006; Traylor et al. 2011). Die guten antimikrobiellen In-vitro-Effekte konnten z. T. bereits auch in klinischen Anwendungen bestätigt werden (▶ Abschn. 4.9, ▶ Abschn. 4.10.), wobei, wie aus der Desinfektions- und Antiseptikpraxis bekannt, typische Abschwächungen durch biologische Faktoren wie veränderte Oberflächenstruktur und Proteinbelastungen (z. B. Blut, Schleim, Sekrete) auftreten. Für die antibakterielle Anwendungspraxis spielt die Elektrodengröße und damit die wirksame Applikationsfläche des Plasmastrahls eine wichtige Rolle. D. h., bei großen Wundflächen bzw. Besiedlungs- oder Kontaminationsausdehnungen sind Behandlungen mit Punktelektroden (um 1 mm dünner Plasmabeam) wenig routinetauglich, und bisher gibt es hierzu noch keine befriedigenden Lösungen. Die geeignetsten Behandlungsflächen mit diesen Elektroden sind relativ klein, d. h., eine 3 × 3 cm große Erosion lässt gerade noch akzeptabel behandeln, immer vorausgesetzt, dass mit ca. 10 mm pro Sekunde Vorschub behandelt wird.

> **Fakten zur antimikrobiellen Plasmabehandlung**
> - Alle üblichen mikrobiellen Erreger sind gut plasmaempfindlich.
> - Plasma wirkt auch gegen Parasiten und Pilze.
> - Auch multiresistente und Erreger mit speziellen Resistenzen sind geeignete Targets.
> - Ab 3 s Exposition kann mit einer Keimabtötung durch Plasma gerechnet werden, wenn keine störenden Faktoren anwesend sind (Sekret, Blut, Schmutz).
> - In vitro zeigt Plasma eine gute Biofilmwirkung, in vivo ist diese Wirkung noch unbefriedigend.
> - In orientierenden Versuchen zeigte Plasma keine Hinweise für eine Selektion bestimmter Resistenzmerkmale (gegenüber Chemotherapeutika).
> - Bei der Behandlung von Staphylokokken und Enterokokken zeigen sich in vitro Wirkungseinbußen in Abhängigkeit vom Grad der Resistenz gegenüber klinisch üblichen Chemotherapeutika. Dies tritt bei den verschiedenen Plasmaquellen in unterschiedlicher Ausprägung auf und spielt für die prinzipielle Plasmaempfindlichkeit in vitro keine Rolle bzw. kann durch geringfügige Expositionsanpassung ausgeglichen werden (Stämme mit geringerer Wirkung bei gleicher Behandlungszeit werden länger behandelt).

4.13   Offene Fragen

Bei insgesamt eindrucksvoller antimikrobieller Leistungsfähigkeit des Plasmas in vitro können nutzbare keimtötende Effekte auch klinisch erwartet werden, was z. T. (▶ Abschn. 4.9, ▶ Abschn. 4.10) bisher anhand von Behandlungen von Kolonisationen chronischer Wunden auch gezeigt werden konnte, wobei wegen der bisher geringen Fallzahlen noch keine Aussagen mit Empfehlungscharakter für die antimikrobielle Routinebehandlung von Wunden ableitbar sind. Hier besteht weiter erheblicher Forschungsbedarf.

Die etwas ernüchternden Wirkunterschiede mit schlechterer Wirkung bei auch antibiotisch mehrfach resistenten Stämmen und Erregergruppen kann in vitro durch um wenige Sekunden längere Behandlung ausgeglichen werden, klinisch relevante Effekte können jedoch nicht ausgeschlossen werden. Auf jeden Fall müssen die Ergebnisse wachsam machen und die Zusammenhänge erforscht werden. Ebenso kann der Einfluss des Gramverhaltens auf die Plasmaempfindlichkeit zurzeit nicht erklärt werden. Ermolaeva et al. (2011) haben ebenfalls eine höhere Empfindlichkeit von gramnegativen Spezies auf Plasmajets festgestellt, ohne ein Erklärungsmodell liefern zu können. Die Ursache könnte in der unterschiedlichen Biochemie der Zellwand liegen.

Ebenfalls ist bisher unklar, was zu den Unterschieden in der Wirksamkeit der verschiedenen Plasmaquellen führt. Folgende Schlüsse für den klinischen Einsatz lassen sich bisher aufgrund unserer Untersuchungen ableiten:

1. DBD-Geräte wirken besser gegen grampositive Erreger.
2. DBD-Geräte wirken schlechter gegen MRSA als gegen MSSA.
3. Die gepulste Variante des APPJ ist nicht so leistungsfähig wie die ungepulste.
4. CAP-Jets wirken besser gegen gramnegative Erreger.

Da ähnliche Unterschiede wie beschrieben (zwischen Empfindlichkeiten der Stämme sowie zwischen den Quellen) für alle anderen, auch zukünftig zuzulassenden Geräte ebenfalls zu erwarten sind, sollten alle Plasmaquellen neben den üblichen

Zulassungsbedingungen für ein Medizinprodukt auch umfassende antimikrobielle Wirksamkeitsnachweise unter Prüfung verschiedener Resistenzgrade gegenüber wichtigen klinischen nosokomialen Pathogenen, u. a. MRSA, HLGR, VRE und MRGN, durchlaufen.

Literatur

Bauer AW, Kirby WM, Sherris JC, Turck M (1966) Antibiotic susceptibility testing by a standardized single disk method. Am J Clin Pathol 36: 493–496

Brehmer F, Haenssle HA, Daeschlein G et al. (2015) Alleviation of chronic venous leg ulcers with a hand-held dielectric barrier discharge plasma generator (PlasmaDerm® VU-2010): results of a monocentric, two-armed, open, prospective, randomized and controlled trial (NCT01415622). J Eur Acad Dermatol Venereol 29(1): 148–155. doi: 10.1111/jdv.12490

Cosgrove SE, Sakoulas G, Perencevich EN, Schwaber MJ, Karchmer AW, Carmeli Y (2003) Comparison of mortality associated with methicillin-resistant and methicillin-susceptible Staphylococcus aureus bacteremia: a meta-analysis. Clin Infect Dis 36: 53–59

Daeschlein G, Kramer A (2006) Microbiological sampling in chronic wounds. GMS Krankenhaushyg Interdiszip 1(1): Doc10

Daeschlein G, von Woedtke T, Kindel E, Brandenburg R, Weltmann KD, Jünger M (2010a) Antibacterial activity of an atmospheric pressure plasma jet against relevant wound pathogens in vitro on a simulated wound environment. Plasma Process Polym 7(3–4): 224–230

Daeschlein G, Scholz S, Arnold A, von Woedtke T, Kindel E, Niggemeier M, Weltmann KD, Jünger M (2010b) In vitro activity of atmospheric pressure plasma jet (APPJ) against clinical isolates of Demodex folliculorum. IEEE Trans Plasma Sci 38(10): 2969–2973

Daeschlein G, Scholz S, Arnold A, von Podewils S, Haase H, Emmert S, von Woedtke T, Weltmann KD, Jünger M (2012) In vitro susceptibility of important skin and wound pathogens against low temperature atmospheric pressure plasma jet (APPJ) and dielectric barrier discharge plasma (DBD). Plasma Process Polym 9(4): 380–389

Daeschlein G, Napp M, von Podewils M, Lutze S, Emmert S, Lange A, Klare I, Haase H, Gümbel D, von Woedtke T, Jünger M (2014) In Vitro susceptibility of multidrug resistant skin and wound pathogens against low temperature atmospheric pressure plasma jet (APPJ) and dielectric barrier discharge plasma (DBD). Plasma Process Polym 11(2): 175–183. doi: 10.1002/ppap.201300070

Daeschlein G, Napp M, Lutze S, Arnold A, von Podewils S, Guembel D, Jünger M (2015a). Skin and wound decontamination of multidrug-resistant bacteria by cold atmospheric plasma coagulation. J Dtsch Dermatol Ges 13(2): 143–150

Daeschlein G, Napp M, von Podewils S, Klare I, Haase H, Kasch R, Ekkernkamp A, Jünger M (2015b) Does antibiotic susceptibility impair plasma susceptibility of multi drug resistant enterococci in vitro? submitted

Daeschlein G, Napp M, von Podewils S, Scholz S, Arnold A, Emmert S, Haase H, Napp J, Spitzmüller R, Gümbel D, Jünger M (2015c) Antimicrobial efficacy of a historical high-frequency plasma apparatus in comparison with 2 modern, cold atmospheric pressure plasma devices. Surg Innov 22(4): 394–400

Ermolaeva SA, Varfolomeev AF, Chernukha MY, Yurov DS, Vasiliev MM, Kaminskaya AA et al. (2011) Bactericidal effects of nonthermal argon plasma in vitro, in biofilms and in the animal model of infected wounds. J Med Microbiol 60: 75–83

Fridman G, Shereshevsky A, Peddinghaus M, Gutsol A, Vasilets V, Brooks A, Balasubramanian M, Friedman G, Fridman A (2006) Bio-Medical Applications of Non-Thermal Atmospheric Pressure Plasma. In: 37th AIAA Plasmadynamics and Lasers Conference, Fluid Dynamics and Co-located Conferences, San Francisco, California. http://dx.doi.org/10.2514/6.2006-2902. Zugegriffen am: 28.04.2016

Fridman G, Friedman G, Gutsol A, Shekhter AB, Vasilets VN, Fridman A (2008) Applied Plasma Medicine. Plasma Processes and Polymers 5: 503–533

Hong, YF, Kang JG, Lee HY, Uhm HS, Moon E, Park YH (2009) Sterilization effect of atmospheric plasma on Escherichia coli and Bacillus subtilis endospores. Lett Appl Microbiol 48: 33–37

Hury S, Vidal DR, Desor F, Pelletier J, Lagarde T (1998) A parametric study of the destruction efficiency of Bacillus spores in low pressure oxygen-based plasmas. Lett Appl Microbiol 26: 417–421

Isbary G, Morfill G, Schmidt HU, Georgi M, Ramrath K, Heinlin J, Karrer S, Landthaler M et al. (2010) A first prospective randomized controlled trial to decrease bacterial load using cold atmospheric argon plasma on chronic wounds in patients. Brit J Dermatol 163(1): 78–82

Kawai M, Yamada S, Ishidoshiro A et al. (2009) Cell-wall thickness: possible mechanism of acriflavine resistance in meticillin-resistant Staphylococcus aureus. J Med Microbiol 58(3): 331–336

Kayes MM, Critzer FJ, Kelly-Wintenberg K, Roth JR, Montie T, Golden DA (2007) Inactivation of foodborne pathogens using a one atmosphere uniform glow discharge plasma. Foodborne Pathog Dis 4: 50–59

Laroussi M (2009) Low Temperature Plasmas for Medicine? IEEE Transactions on Plasma Science 37(6): 714–725

Lassen KS, Nordby B, Grün R (2005) The dependence of the sporicidal effects on the power and pressure of RF-generated plasma processes. J Biomed Mater Res B Appl Biomater 74: 553–559

Lee K, Paek K, Ju W, Lee Y (2006) Sterilization of bacteria, yeast, and bacterial endospores by atmospheric-pressure cold plasma using helium and oxygen. J Microbiol 44: 269–275

Lerouge S, Wertheimer MR, Marchand R, Tabrizian, M, Yahia, L (2000). Effect of gas composition on spore mortality and etching during low-pressure plasma sterilization. J Biomed Mater Res 51: 128–135

Napp M, Daeschlein G, von Podewils S, Hinz P, Emmert S,
    Haase H, Spitzmueller R, Gümbel D, Katsch R, Jünger M
    (2016) In vitro susceptibility of methicillin-resistant and
    methicillin-sensitive strains of Staphylococcus aureus to
    two different cold atmospheric plasma sources. Infection
    [Epub ahead of print]
Maisch T, Shimizu T, Li YF, Heinlin J, Karrer S, Morfill G, Zimmer-
    mann JL (2012) Decolonisation of MRSA, S. aureus and
    E. coli by cold-atmospheric plasma using a porcine skin
    model in vitro. PLoS One 7(4): e34610
Pasternack MS (2008) Decontamination strategies for MRSA-
    colonized patients. Curr Infect Dis Rep 10(5): 385–386
Traylor MJ, Pavlovich MJ, Karim S, Hait P, Sakiyama Y, Clark DS,
    Graves DB (2011) Long-term antibacterial efficacy of air
    plasma-activated water Long-term antibacterial efficacy
    of air plasma-activated water. J Phys D 44: 1–4

Plasmabehandlung von Ulzera

Georg Isbary, Tetsuji Shimizu

© Springer-Verlag Berlin Heidelberg 2016
H.-R. Metelmann, T. von Woedtke, K.-D. Weltmann (Hrsg.), *Plasmamedizin*,
DOI 10.1007/978-3-662-52645-3_5

5.1   Ulzera

❯ Das Ulkus (Ulcus, Geschwür) bezeichnet einen tiefgreifenden Gewebsdefekt der Haut, der bis in die Subkutis hineinreicht und durch die fehlende Basalzellschicht stets unter Ausbildung einer Narbe abheilt. Im Gegensatz zur Wunde entsteht das Ulkus immer atraumatisch. Ursächlich kommen Durchblutungsstörungen, Infektionen, immunologische Phänomene und Tumoren oder deren Kombinationen infrage.

Für den korrekten Ablauf der im ▶ Kap. 6 von Tiede u. Emmert beschriebenen Heilungsphasen muss der Stoffwechsel der Zellen durch ausreichende Sauerstoff- und Blutversorgung sowie durch ein ausgewogenes, feuchtes Wundmilieu gesichert sein. Sowohl lokale als auch systemische Faktoren führen zur gestörten Wundheilung die in einem Ulkus münden kann.

Lokale Faktoren, die die Wundheilung negativ beeinflussen können:
- Ödeme, Hämatome, Serome
- Vorschädigung des Gewebes (z. B. bei Sklerose, nach Bestrahlung)
- Fremdkörper
- Kritische Kolonisation oder manifeste Infektion durch Bakterien
- Druck, Reibung, Manipulation
- Trockenheit, Hitze und Kälte

Systemische Faktoren, die eine Wundheilungsstörung begünstigen:
- Hohes Lebensalter
- Malnutrition, Flüssigkeitsmangel
- Stoffwechselstörungen (z. B. Diabetes mellitus)
- Immunsuppression (z. B. HIV, Immundefekte)
- Störungen des Herz-Kreislauf-Systems (z. B. arterieller oder venöser Natur)
- Hämatologische Erkrankungen
- Maligne Grunderkrankungen

- Medikamente (z. B. Zytostatika, Immunsuppressiva)
- Genetische Defekte
- Kontaktallergien

Unterschieden werden die Ulzera nach der Bestandsdauer, der zugrunde liegenden Ursachen sowie der begleitenden Krankheiten.

Von klinischer Bedeutung sind insbesondere die chronischen Ulzera. Uneinigkeit besteht jedoch über die Zeitdauer, ab der ein Ulkus als chronisch gilt. In den meisten Fällen spricht man von chronisch, wenn trotz adäquater Behandlung das Ulkus nach 6–8 Wochen nicht abheilt und weiter fortbesteht.

Hauptvertreter chronischer Wunden/Ulzera in Deutschland sind das Ulcus cruris (ursächlich das Ulcus cruris venosum der Hauptvertreter), das diabetische Fußsyndrom und der Dekubitus.

Chronische Ulzera haben eine hohe Prävalenz: Schätzungsweise 1 % der deutschen Bevölkerung leiden an chronischen Ulzera des Unterschenkels (Etufugh u. Phillips 2007). Venöse Ulzera benötigen im Schnitt etwa 24 Wochen zur Abheilung. Jedoch heilen ca. 15 % nie komplett ab und in 15–71 % der Fälle kommt es zu Rezidiven nach vorheriger Abheilung (Heit 2002; Kurz et al. 1999). Aus diesen Gründen sind chronisch venöse Ulzera mit beträchtlichen Kosten für das Gesundheitssystem verbunden (in etwa 1–2 % der jährlichen Gesamtkosten im Gesundheitssystem) (Etufugh u. Phillips 2007; Deutsche Gesellschaft für Phlebologie 2008).

❯ Allen Arten von chronischen Ulzera ist gemein, dass Sie durch den Substanzdefekt und dem vorherrschenden Wundmilieu nahezu immer mit Bakterien kontaminiert/kolonisiert sind oder bereits eine Infektion vorliegt.

Das Vorhandensein mancher pathogener Bakterienarten an sich wie auch die Ausbildung einer kritischen Kolonisation oder einer Infektion können die Wundheilung zusätzlich negativ beeinflussen. Durch die Ausbildung von Mischfloren, von Biofilmen sowie von Resistenzen gegenüber antimikrobiellen Substanzen/Antibiotika gestaltet sich die Behandlung heutzutage immer schwieriger. Insbesondere systemische Infektionen mit resistenten Keimen führen zu einer 30- bis 100 %igen Steigerung der Erkrankungs- und Todesrate sowie zum Anstieg der direkten Behandlungskosten (Cosgrove u. Carmeli 2003).

> Bei der Therapie von Ulzera müssen die für die Wundheilung negativ beeinflussenden systemischen und lokalen Faktoren berücksichtigt und im besten Fall durch die Behandlungen behoben werden.

Dies ist jedoch nur in manchen Fällen möglich, da bei zahlreichen systemischen Ursachen wie z. B. genetischen Defekten bis dato in den meisten Fällen keine therapeutischen Ansätze existieren oder in der Regel eine Kombination aus diversen systemischen und lokalen Faktoren bei einem Patienten gleichzeitig bestehen.

> Ziel aller Therapien ist jedoch die Wiederherstellung eines geregelten Stoffwechsels der Zellen, durch ausreichende Sauerstoff- und Blutversorgung sowie durch ein ausgewogenes, feuchtes Wundmilieu den geregelten Ablauf der einzelnen Wundphasen die Abheilung zu ermöglichen.

Aufgrund der Vielzahl der verschiedenen Formen der Ulzera und der Mannigfaltigkeit der zur Verfügung stehenden Behandlungsmöglichkeiten kann in diesem Kapitel nicht detailliert auf die einzelnen Möglichkeiten der modernen Wundbehandlung eingegangen werden. Diese umfassen je nach Ursache und klinischem Bild im Groben:

- Interventionelle/chirurgische Maßnahmen
- Kompressionstherapie
- Wundverbände adaptiert an die jeweilig vorliegende klinische Situation bzw. das klinische Bild
- Biochirurgie
- Hautersatzverfahren
- Hautpflege
- Antimikrobielle Substanzen/Antibiotika, einschließlich physikalischer Verfahren
- Schmerztherapie
- Weitere Systemtherapien je nach Begleiterkrankungen

- Ernährung
- Lagerungsverfahren

Für detaillierte Auskünfte über die zuletzt aufgeführten Behandlungsmöglichkeiten wird auf spezifische Lehrbücher der Wundbehandlung verwiesen.

Generell bleibt festzuhalten, dass die moderne Wundbehandlung wegen der Komplexität der jeweiligen zugrunde liegenden pathophysiologischen Umstände und der Tatsache, dass sich diese während des klinischen Verlaufs stetig ändern, eine große Herausforderung für den behandelnden Arzt darstellen. Für den Patienten bedeutet das chronische Ulkus eine große, langfristige und häufig schmerzhafte Einschränkung im Alltag.

Trotz der großen Zahl an verschiedenen zur Verfügung stehenden Behandlungsmöglichkeiten ist der therapeutische Bedarf im Bereich Wundheilung/Ulzera recht hoch.

Im Folgenden wird dargelegt, warum atmosphärischen Niedertemperaturplasmen ein großes Potenzial haben, in manchen Bereichen der Therapie der Ulzera den therapeutischen Bedarf künftig decken zu können.

> Die atmosphärischen Niedertemperaturplasmen ergänzen hier 2 Hauptbereiche der klassischen Wundtherapie im Add-on-Verfahren sinnvoll: a) Antimikrobielle Therapie und b) Verbesserung des Wundmilieus/Einfluss auf die Wundphasen.

Bei der Interpretation der aufgeführten In-vitro- und In-vivo-Ergebnisse sowie der klinischen Studien bleibt zu beachten, dass diese aufgrund der unterschiedlichen Eigenschaften der einzeln verwendeten Plasmageräte und Konfigurationen kaum vergleichbar sind (neben der generellen Problematik des Cross-trial-Vergleichs).

5.1.1 Antimikrobielle Therapie

> Atmosphärische Niedertemperaturplasmen besitzen hervorragende antimikrobielle Eigenschaften.

Diese sind bei weitem noch nicht vollständig untersucht und verstanden, speziell der Effekt am

Patienten. Dennoch ist dieser Bereich der Forschung bis dato der am besten untersuchte.

Durch den Fortschritt der letzten Jahre konnten diverse Geräte entwickelt werden, die eine schmerzfreie In-vivo-Anwendung unter atmosphärischen Bedingungen ermöglichen (Isbary et al. 2013a; Morfill et al. 2009). Die Geräte an sich können sehr variabel und je nach Anwendungsgebiet konstruiert werden. Es existieren einerseits Geräte für kleinste, punktuelle Bereiche, andererseits auch Geräte, die für großflächige Ulzera konzipiert sind (Isbary et al. 2013b). Die Applikation erfolgt dabei bei indirekten Plasmageräten kontaktfrei und z. T. selbstreinigend/desinfizierend. Direkte Geräte liefern konstantere Plasmen mit höheren Konzentrationen der einzelnen aktiven Plasmakomponenten.

Das antibakterielle Spektrum ist sehr groß, je nach Spezifikation wohl auch allumfassend, also unabhängig der Keimart und v. a. des Resistenzmusters. Es ist kaum vorstellbar, dass Bakterien eine Resistenz auf die multiplen Angriffspunkte des Plasmas entwickeln (Zimmermann et al. 2012). Sollte dies dennoch geschehen, können die Spezifikationen des Plasmas derart verändert werden, dass sich auch die Zusammensetzung und damit die Eigenschaften des Plasmas ändern und die Resistenz umgehen. Diese Eigenschaft ist besonders bemerkenswert, da die Resistenzen auch in der Wundbehandlung ein ernst zu nehmendes Problem sind (WHO 2014).

Dabei wirken die Plasmen sowohl auf einzelne planktonisch vorliegende Bakterien als auch auf Biofilme (Matthes et al. 2013a, b; Li et al. 2015; Maisch et al. 2012a; Xiong et al. 2011). Zusätzlich besitzen die atmosphärischen Niedertemperaturplasmen fungizide und viruzide Eigenschaften (Heinlin et al. 2013a; Maisch et al. 2012a; Zimmermann et al. 2011).

Plasmen sind somit sehr gute oberflächliche Antibiotika/Antiseptika. Es lag daher nahe, diese Eigenschaften bei oberflächlichen Erkrankungen, die durch Bakterien negativ beeinflusst werden, zu nutzen. Dies ist insbesondere bei chronischen Ulzera der Fall.

Zahlreiche In-vitro- und In-vivo-Studien haben die antimikrobiellen Eigenschaften bereits bestätigt (Klämpfl et al. 2012; Daeschlein et al. 2012; Maisch et al. 2012a, b, c; Ermolaeva et al. 2011; Matthes et al.

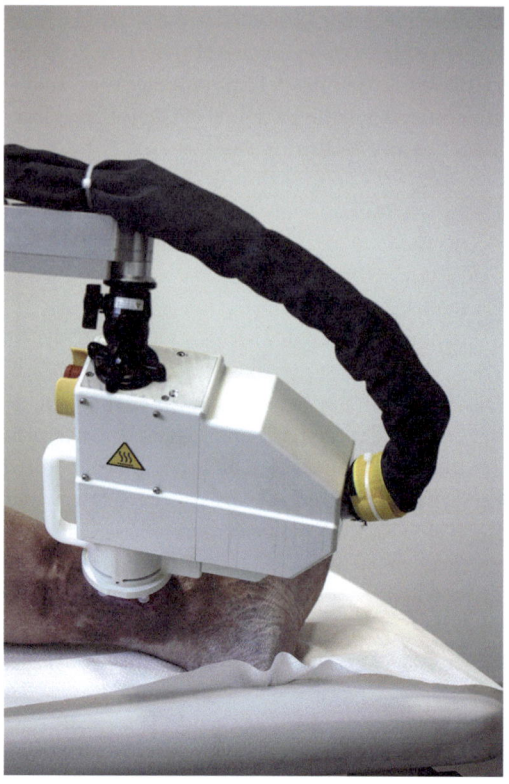

◼ **Abb. 5.1**   Behandlung eines Ulcus cruris mit dem MicroPlaSter beta. (Aus Isbary et al. 2012 mit frdl. Genehmigung)

2013). Das Spektrum reicht vom „einfachen" *Escherichia coli* bis hin zum *Deinococcus radiodurans*, laut Guinness Buch der Rekorde das zäheste Bakterium (Maisch et al. 2012a, b, c).

❯ Klinisch ist besonders relevant, dass sich die Ergebnisse aus den In-vitro-Studien auf In-vivo-Studien an Patienten mit chronischen Ulzera übertragen ließen.

In zwei randomisiert-kontrollierten klinischen Phase-II-Studien erhielten Patienten mit chronisch infizierten Ulzera unterschiedlicher Ätiologie neben einer modernen Wundbehandlung eine 1-mal tägliche ergänzende Plasmabehandlung (◼ Abb. 5.1) (Isbary et al. 2010, 2012). Der Patient diente jeweils als eigene Kontrolle. Die Plasmaanwendung erfolgte dabei unter Verwendung eines indirekten Plasmageräts (indirekte DBD-Geräte MicroPlaSter alpha und MicroPlaSter beta) über 2 bzw. 5 min. Unabhängig

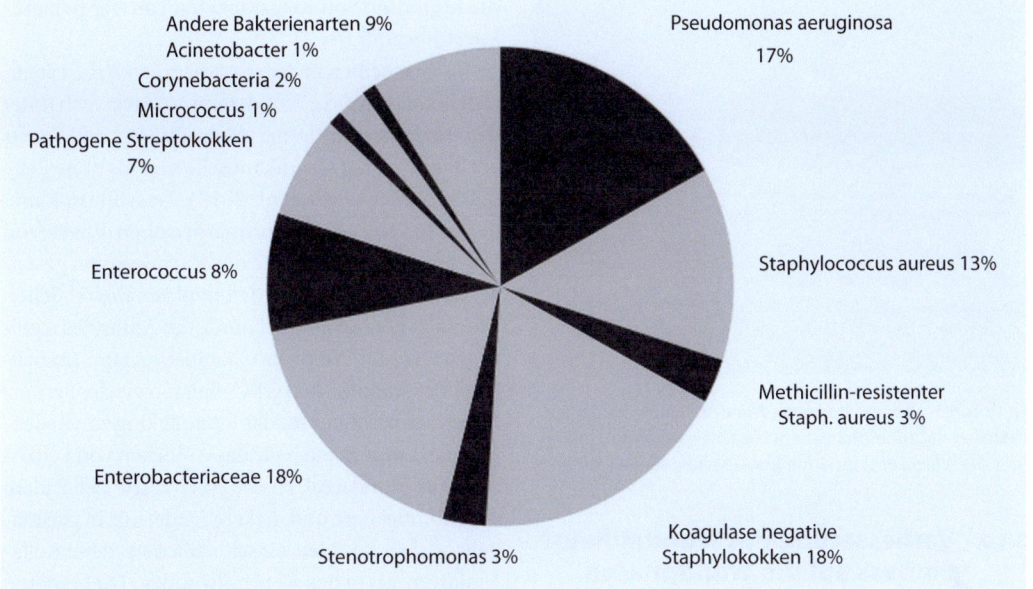

Abb. 5.2 Bakterienarten, die auf den chronisch infizierten Ulzera in der Studie detektiert wurden. (Mod. nach Isbary et al. 2010)

des verwendeten Geräts und der Behandlungsdauer konnten signifikant mehr Bakterien auf plasmabehandelten Ulzera reduziert werden. Diese Reduktion erstreckte sich über klassische grampositive und gramnegative aerobe Keime chronischer Ulzera, einschließlich des *methicillinresistenten Staphylococcus aureus* (■ Abb. 5.2). Zu Nebenwirkungen der schmerzfreien Plasmaanwendung kam es in beiden Studien nicht.

Eine klinische Pilotstudie zeigte, dass klassische Vertreter des Wundmilieus direkt nach der Plasmabehandlung (direktes DBD-Gerät Plasma-Derm® VU-2010) signifikant reduziert werden konnten (Brehmer et al. 2015). Allerdings konnten die detektierten Bakterienarten am Ende der Studie erneut nachgewiesen werden, und auch die Zahl hatte sich gegen Ende nicht unterschieden, was eine Rekolonisierung aus den Wundrändern nahelegt.

Eine weitere klinische Pilotstudie verglich die antibakterielle Wirkung von Octenidindihydrochlorid und die eines Plasmajets (kINPen® MED) an Patienten mit chronisch venösen Ulzera (Ulrich et al. 2015). Selbst der sehr schmale Wirkungsbereich des Jets, der trotz sorgfältigen und festgelegten Anwendungsprotokolls nicht den kompletten Wundbereich

abdecken konnte, wies ähnlich hohe direkte Reduktionsraten der Bakterien auf wie das angewendete Antiseptikum im Kontrollbereich. Über den gesamten Behandlungszeitraum von 2 Wochen betrachtet war der Jet durch die Einschränkungen dem Antiseptikum jedoch unterlegen.

Um den Effekt auf multiresistente Pathogene auf chronischen Wunden zu testen wurde ein weiteres atmosphärisches Niedertemperaturplasmagerät (Maxium® Beamer) an 11 Patienten erprobt (■ Abb. 5.3) (Daeschlein et al. 2015). Dabei konnten bei den meisten Patienten durch die zusätzliche Plasmabehandlung die multiresistenten Bakterien komplett oder größtenteils entfernt werden.

Es bleibt festzuhalten, dass weitere klinische Studien notwendig sind, um den beständigen Effekt der antimikrobiellen Wirkung der Plasmen klinisch nachweisen zu können. Insbesondere besteht Unklarheit über die notwendige Häufigkeit (einmal täglich vs. mehrfach täglich) der einzelnen Plasmabehandlungen des jeweilig verwendeten Geräts. Weiter ist ungewiss, ob die komplette Eradikation der einzelnen pathogenen Keime tatsächlich notwendig ist oder ob eine Redukxtion an sich ausreichend ist, damit die eigene Körperabwehr samt natürlicher bakterieller Flora wieder Herr der Lage wird.

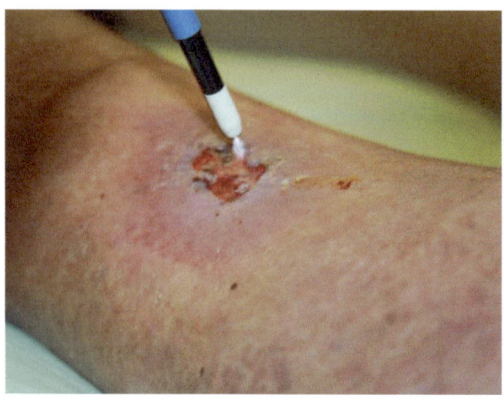

5.1.2   Verbesserung des Wundmilieus/ Einfluss auf die Wundphasen

❯ Der potenzielle Nutzen der atmosphärischen Niedertemperaturplasmen bleibt nicht nur auf die antimikrobiellen Eigenschaften beschränkt. Sie haben auch direkten Einfluss auf das Wundmilieu bzw. auf die einzelnen Wundheilungsphasen.

Arndt et al. (2013) zeigten, dass die atmosphärischen Niedertemperaturplasmen (MicroPlaSter beta) auf mehrere für die Wundheilung relevanten Faktoren positiven Einfluss nehmen können. In vitro konnten proinflammatorische Zytokine und Wachstumsfaktoren durch Plasma stimuliert bzw. aktiviert werden, so z. B. IL-6, IL-8, MCP-1, TGF-β1 und TGF-β2. Ferner wurden Migrationsraten von Fibroblasten plasmainduziert gesteigert. Proliferationsraten der Fibroblasten zeigten sich in der Studie unbeeinflusst. Ebenso blieben proapoptotische und antiapoptotische Marker unverändert. Produktionsraten für Kollagen Typ I und des alpha-SMAs waren durch das Plasma jedoch gesteigert.

Ähnliches konnte in vitro und in vivo an Keratinozyten nachgewiesen werden (Arndt et al. 2015). Die Expression IL-8, TGF-β1 und TGF-β2 wurden durch Plasma (MicroPlaSter beta) induziert. Hingegen zeigte sich sowohl die Proliferation als auch

die Migration von Keratinozyten von der Behandlung unbeeinflusst.

In vivo heilten in der erstgenannten Arbeit artifiziell herbeigeführte Wunden im Mausversuch unter dem Einfluss vom Plasma (MicroPlaSter beta) bereits am 3. und 5. Tag signifikant schneller als ohne Plasmatherapie (Arndt et al. 2013). Dass Plasma insbesondere in der inflammatorischen Phase von Vorteil sein kann, lieferte der Nachweis von gesteigerten Makrophagenzahlen in plasmabehandelten Wunden. Ebenso gestützt durch das Auffinden signifikant erhöhter Werte des Chemoattractants für neutrophile Granulozyten GRO alpha sowie des Serpine E, welches nicht nur für das Remodelling von Bedeutung ist, sondern auch für das Anlocken von Leukozyten ins Wundareal. Histologisch zeigte sich zudem eine homogenere und dickere Epidermis in plasmabehandelten Wunden, einschließlich strafferer Kollagenfasern, als in den Kontrollwunden. Diese wiesen lediglich lockeres Bindegewebe auf.

Die Ergebnisse dieser Studiengruppe sollen nur beispielhaft und einen Teil der vielfältigen positiven Einflussmöglichkeiten des Plasmas wiedergeben. Es wurde in dieser Studiengruppe jedoch das gleiche Gerät (MicroPlaSter beta) verwendet wie in der Mehrzahl der nachfolgend aufgeführten klinischen Studien am Patienten. Dadurch lassen sich die Ergebnisse der klinischen Studien besser verstehen. Selbstverständlich haben auch andere Studiengruppen den Plasmaeffekt auf die Wundheilung in vitro untersucht. Auf diese Ergebnisse wird im ► Kap. 6 näher eingegangen.

5.2   Klinische Wundheilungsstudien mit atmosphärischen Niedertemperaturplasmen

❯ Erste klinische Studien untersuchten bereits den Einfluss der atmosphärischen Niedertemperaturplasmen auf die Wundheilung unabhängig der antimikrobiellen Wirkung.

Der Nutzen der kalten atmosphärischen Plasmen in Bezug auf die Wundheilung akuter nichtinfizierter Wunden konnte anhand von Entnahmestellen von

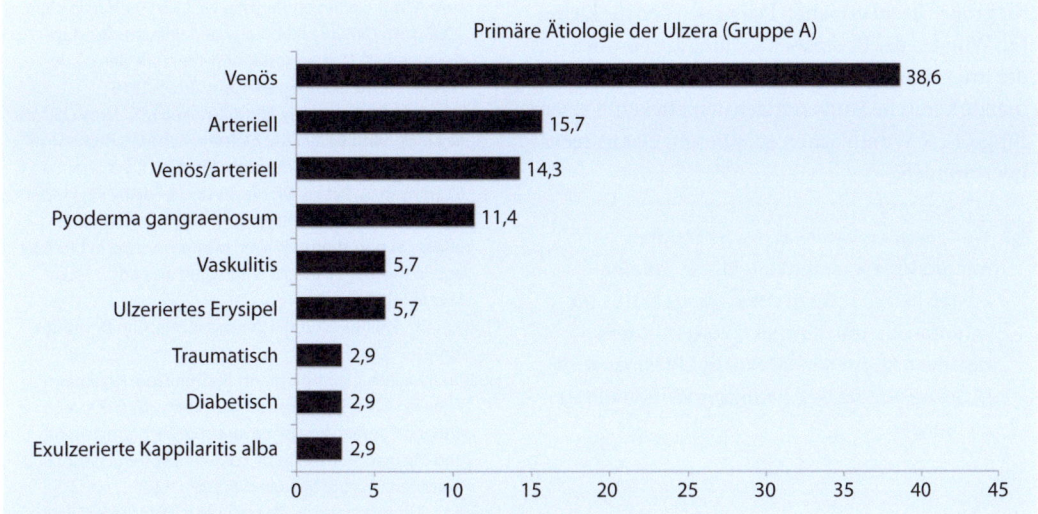

Abb. 5.4   Ulzera mit unterschiedlicher Genese. (Mod. nach Isbary et al. 2013b)

Spalthäuten an Patienten vor Transplantationen im Rahmen einer randomisierten plazebokontrollierten klinischen Studie gezeigt werden (Heinlin et al. 2013a, b). Plasmabehandelte Entnahmestellen (erneut unter Verwendung des MicroPlaSter beta) zeigten bereits sehr früh signifikante Verbesserungen hinsichtlich der Wundheilung. Die positiven Effekte der Reepithelialisierung, der Verringerung der Fibrinbeläge und der Blutkrusten wurde von zwei unabhängigen Wundexperten nach dem Doppelblindverfahren anhand täglicher Aufnahmen beurteilt. Bei diesen Wunden handelt es sich per definitionem nicht um Ulzera, sondern um Wunden.

Dennoch liefert diese Studie einen Nachweis, dass kalte atmosphärische Plasmen auch bei nichtinfizierten Wunden, also unabhängig der antimikrobiellen Eigenschaften, Wirkungen haben.

Eine retrospektiv randomisiert-kontrollierte Studie zeigte den positiven Effekt der indirekten Plasmabehandlung in einem Patientenkollektiv mit chronisch infizierten Ulzera unterschiedlicher Genese, die zwischen 3 und 7 min mit Plasma (MicroPlaSter alpha) behandelt wurden (Isbary et al. 2013b). Die Patienten wurden in 3 Gruppen eingeteilt. In der heterogensten Gruppe (unterschiedliche Ulzera, ▣ Abb. 5.4, unterschiedliche Behandlungszeiten) zeigten sich keine signifikanten Unterschiede bezogen auf die Reduktion der Wundbreite bzw. der

Wundlänge. In den homogeneren zwei Gruppen (chronisch venöse Ulzera mit unterschiedlicher Behandlungsdauer sowie chronisch venöse Ulzera mit 5 min Applikationsdauer) fanden sich jedoch signifikante Reduktionen der Wundbreite.

Trotz der Einschränkungen, die diese retrospektive Studie aufweist, deuten diese Ergebnisse das erste Mal auf eine beschleunigte Wundheilung bei plasmabehandelten Patienten mit chronischen Ulzera hin.

Prospektiv wurde eine direkte Plasmabehandlung (PlasmaDerm® VU-2010) in einer zweiarmigen randomisierten klinischen Pilotstudie mit 14 Patienten mit chronisch venösen Ulzera untersucht (Brehmer et al. 2015). Die Wirksamkeit stellte den sekundären Endpunkt dar. Plasmabehandelte Ulzera zeigten zwar keine statistisch signifikante, aber dennoch größere Wundreduktion als Kontrollwunden auf.

Eine weitere klinische Pilotstudie untersuchte den Effekt eines weiteren indirekten Plasmageräts (kINPen® MED) an Patienten mit mehreren chronisch venösen Ulzera (Ulrich et al. 2015). Neben den antibakteriellen Effekten wurde der potenzielle Effekt auf die Wundheilung beurteilt. Dieser war unter Anwendung des Plasmajets nicht negativ beeinflusst, allerdings war dieses Gerät aufgrund der sehr gezielten aber punktuellen Anwendung nur bedingt für große Ulzera geeignet. Daher wurden die kleineren Wunden der Plasmabehandlung zugeordnet, was die Interpretation der Ergebnisse erschwert. Kommende klinische Studien sollen den Effekt mit einem für größere Wundflächen adaptierten Geräts reevaluiert werden.

> ❯ **Weitere prospektive klinische Studien mit großen Patientenkollektiven für eine ausreichende statistische Aussagekraft sind erforderlich, um die ersten vorgefundenen positiven klinischen Effekte des Plasmas auch in Bezug auf die beschleunigte Wundheilung zu belegen.**

Literatur

Arndt S, Unger P, Wacker E, Shimizu T, Heinlin J, Li YF, Thomas HM, Morfill GE, Zimmermann JL, Bosserhoff AK, Karrer S (2013) Cold atmospheric plasma (CAP) changes gene expression of key molecules of the wound healing machinery and improves wound healing in vitro and in vivo. PLoS One 8: e79325

Arndt S, Landthaler M, Zimmermann JL, Unger P, Wacker E, Shimizu T, Li YF, Morfill GE, Bosserhoff AK, Karrer S (2015) Effects of cold atmospheric plasma (CAP) on ß-defensins, inflammatory cytokines, and apoptosis-related molecules in keratinocytes in vitro and in vivo. PLoS One 10: e0120041

Brehmer F, Haenssle HA, Daeschlein G, Ahmed R, Pfeiffer S, Görlitz A, Simon D, Schön MP, Wandke D, Emmert S (2015) Alleviation of chronic venous leg ulcers with a hand-held dielectric barrier discharge plasma generator (PlasmaDerm(®) VU-2010): results of a monocentric, two-armed, open, prospective, randomized and controlled trial (NCT01415622). J Eur Acad Dermatol Venereol 29: 148–155

Cosgrove SE, Carmeli Y (2003) The impact of antimicrobial resistance on health and economic outcomes. Clin Infect Dis 36: 1433–1437

Daeschlein G, Scholz S, Ahmed R, von Woedtke T, Haase H, Niggemeier M, Kindel E, Brandenburg R, Weltmann KD, Juenger M (2012) Skin decontamination by low-temperature atmospheric pressure plasma jet and dielectric barrier discharge plasma. J Hosp Infect 81: 177–183

Daeschlein G, Napp M, Lutze S, Arnold A, von Podewils S, Guembel D, Jünger M (2015) Skin and wound decontamination of multidrug-resistant bacteria by cold atmospheric plasma coagulation. J Dtsch Dermatol Ges 13: 143–150. doi: 10.1111/ddg.12559

Deutsche Gesellschaft für Phlebologie (2008) Leitlinien zur Diagnostik und Therapie des Ulcus cruris veno-

sum AWMF-Leitlinien-Register Nr. 037/009, Version 8, 2008. http://www.phlebology.de/leitlinien-der-dgp-mainmenu/171-diagnostik-und-therapie-des-ulcus-cruris-venosum. Zugegriffen am: 09.05.2016

Ermolaeva SA, Varfolomeev AF, Chernukha MY, Yurov DS, Vasiliev MM, Kaminskaya AA, Moisenovich MM, Romanova JM, Murashev AN, Selezneva II, Shimizu T, Sysolyatina EV, Shaginyan IA, Petrov OF, Mayevsky EI, Fortov VE, Morfill GE, Naroditsky BS, Gintsburg AL (2011) Bactericidal effects of non-thermal argon plasma in vitro, in biofilms and in the animal model of infected wounds. J Med Microbiol 60: 75–83

Etufugh CN, Phillips TJ (2007) Venous ulcers. Clin Dermatol 2007 25: 121–130

Heinlin J, Maisch T, Zimmermann JL, Shimizu T, Holzmann T, Simon M, Heider J, Landthaler M, Morfill G, Karrer S (2013a) Contact-free inactivation of Trichophyton rubrum and Microsporum canis by cold atmospheric plasma treatment. Future Microbiol 8: 1097–1106

Heinlin J, Zimmermann JL, Zeman F, Bunk W, Isbary G, Landthaler M, Maisch T, Monetti R, Morfill G, Shimizu T, Steinbauer J, Stolz W, Karrer S (2013b) Randomized placebo-controlled human pilot study of cold atmospheric argon plasma on skin graft donor sites. Wound Repair Regen 21: 8000–8007

Heit JA (2002) Venous thromboembolism epidemiology: implications for prevention and management. Semin Thromb Hemost. 2002 28(2): 3–13

Isbary G, Morfill G, Schmidt HU, Georgi M, Ramrath K, Heinlin J, Karrer S, Landthaler M, Shimizu T, Steffes B, Bunk W, Monetti R, Zimmermann JL, Pompl R, Stolz W (2010) A first prospective randomized controlled trial to decrease bacterial load using cold atmospheric argon plasma on chronic wounds in patients. Br J Dermatol 163: 78–82

Isbary G, Heinlin J, Shimizu T, Zimmermann JL, Morfill G, Schmidt HU, Monetti R, Steffes B, Bunk W, Li Y, Klaempfl T, Karrer S, Landthaler M, Stolz W (2012) Successful and safe use of 2 min cold atmospheric argon plasma in chronic wounds: results of a randomized controlled trial. Br J Dermatol 167: 404–410

Isbary G, Shimizu T, Li YF, Stolz W, Thomas HM, Morfill GE, Zimmermann JL (2013a) Cold atmospheric plasma devices for medical issues. Expert Rev Med Devices 10: 367–377

Isbary G, Stolz W, Shimizu T, Monetti R, Bunk W, Schmidt HU, Morfill GE, Klämpfl TG, Steffes B, Thomas HM, Heinlin J, Karrer S, Landthaler M, Zimmermann JL (2013b) Cold atmospheric argon plasma treatment may accelerate wound healing in chronic wounds: Results of an open retrospective randomized controlled study in vivo. Clin Plasma Med 1: 25–30

Klämpfl TG, Isbary G, Shimizu T, Li YF, Zimmermann JL, Stolz W, Schlegel J, Morfill GE, Schmidt HU (2012) Cold atmospheric air plasma sterilization against spores and other microorganisms of clinical interest. Appl Environ Microbiol 78: 5077–5082

Kurz X, Kahn SR, Abenhaim L, Clement D, Norgren L, Baccaglini U, Berard A, Cooke JP, Cornu-Thenard A, Depairon M,

Dormandy JA, Durand-Zaleski I, Fowkes GR, Lamping DL, Partsch H, Scurr JH, Zuccarelli F (1999) Chronic venous disorders of the leg: epidemiology, outcomes, diagnosis and management. Summary of an evidence-based report of the VEINES task force. Venous Insufficiency Epidemiologic and Economic Studies. Int Angiol 18: 83–102

Li Y, Sun K, Ye G, Liang Y, Pan H, Wang G, Zhao Y, Pan J, Zhang J, Fang J (2015) Evaluation of Cold Plasma Treatment and Safety in Disinfecting 3-week Root Canal Enterococcus faecalis Biofilm In Vitro. J Endot 41: 1325–1330

Maisch T, Shimizu T, Isbary G, Heinlin J, Karrer S, Klämpfl TG, Li YF, Morfill G, Zimmermann JL (2012a) Contact-free inactivation of Candida albicans biofilms by cold atmospheric air plasma. Appl Environ Microbiol 78: 4242–4247

Maisch T, Shimizu T, Li YF, Heinlin J, Karrer S, Morfill G, Zimmermann JL (2012b) Decolonisation of MRSA, S. aureus and E. coli by cold-atmospheric plasma using a porcine skin model in vitro. PLoS One 7: e34610

Maisch T, Shimizu T, Mitra A, Heinlin J, Karrer S, Li YF, Morfill G, Zimmermann JL (2012c) Contact-free cold atmospheric plasma treatment of Deinococcus radiodurans. J Ind Microbiol Biotechnol 39:1367–1375

Matthes R, Bender C, Schlüter R, Koban I, Bussiahn R, Reuter S, Lademann J, Weltmann KD, Kramer A (2013a) Antimicrobial efficacy of two surface barrier discharges with air plasma against in vitro biofilms. PLoS One 24: e70462

Matthes R, Koban I, Bender C; Masur K, Kindel E, Weltmann KD, Kocher T, Kramer A, Huebner NO (2013b) Antimicrobial Efficacy of an Atmospheric Pressure Plasma Jet against biofilms of Pseudomonas aeruginosa and Staphylococcus epidermidis. Plasma Process Polym 10: 161–166

Morfill G, Kong MG, Zimmermann JL (2009) Focus on Plasma Medicine. New J Phys 11: 115011

Ulrich C, Kluschke F, Patzelt A, Vandersee S, Czaika VA, Richter H, Bob A, Hutten Jv, Painsi C, Hüge R, Kramer A, Assadian O, Lademann J, Lange-Asschenfeldt B (2015) Clinical use of cold atmospheric pressure argon plasma in chronic leg ulcers: A pilot study. J Wound Care 24: 198–200

WHO (2014) Antimicrobial resistance: global report on surveillance 2014. http://www.who.int/drugresistance/documents/surveillancereport/en. Zugegriffen am: 09.05.2016

Xiong Z, Du T, Lu X, Cao Y, Pan Y (2011) How deep can plasma penetrate into a biofilm? Appl Phys Letters 98: 20119

Zimmermann JL, Dumler K, Shimizu T, Morfill GE, Wolf A, Boxhammer V, Schlegel J, Gansbacher B, Anton M (2011) Effects of cold atmospheric plasmas on adenoviruses in solution. J Phys D Appl Phys 44: 505201

Zimmermann JL, Shimizu T, Schmidt HU, Li Y-F, Morfill G, Isbary G (2012) Test for bacterial resistance build-up against plasma treatment. New J Phys 14: 1–14

Plasmabehandlung von Wunden

Regina Tiede, Steffen Emmert

© Springer-Verlag Berlin Heidelberg 2016
H.-R. Metelmann, T. von Woedtke, K.-D. Weltmann (Hrsg.), *Plasmamedizin*,
DOI 10.1007/978-3-662-52645-3_6

6.1   Ätiologie chronischer Wunden

> ❯ Als Wunde allgemein kann jede
> Gewebszerstörung, die häufig auch mit
> Gewebsverlust einhergeht, angesehen
> werden. Demzufolge handelt es sich um eine
> sehr heterogene Gruppe, was sich auch in
> der Vielzahl möglicher Wundklassifikationen
> widerspiegelt.

Dies hat auch zur Folge, dass häufig – je nach fachlichem Blickwinkel – keine einheitlichen und klaren Definitionen vorliegen. Zum Beispiel bezeichnet die Leitlinie „Wunden und Wundbehandlung" chronische Wunden als Wunden, die länger als 2–3 Wochen bestehen (Deutsche Gesellschaft für Kinderchirurgie 2014). Die Leitlinie „Lokaltherapie chronischer Wunden" definiert dagegen chronische Wunden „als Integritätsverlust der Haut und einer oder mehrerer darunter liegenden Strukturen mit einer fehlenden Abheilung innerhalb von acht Wochen" (Deutsche Gesellschaft für Wundheilung und Wundbehandlung e.V. 2012).

Aus diesem Grund existiert eine Vielzahl von Klassifikationskategorien (◘ Tab. 6.1) von Wunden. Wunden können nach ihrer Form oder Struktur als offene oder geschlossene Wunden kategorisiert werden oder entsprechend der Wundtiefe.

In Bezug zur Haut wäre die Erosion eine nur die Epidermis betreffende Wunde, die ohne Residuen wieder abheilt. Eine Exkoriation stellt einen Gewebsdefekt bis zur epidermal-dermalen Grenze dar, bei dem die Papillentäler der Papillarleisten noch erhalten sind. Aus diesen Keratinozyten-Reservoiren kann eine Reepithelialisierung erfolgen, sodass Exkoriationen i. d. R. narbenfrei abheilen. Sichtbar bleibt aber zumeist eine Pigmentverschiebung mit Hyper- und Hypopigmentierungen in vormals exkoriierten Arealen.

> ❯ Eine Ulzeration stellt einen mindestens bis in
> die Dermis reichenden Gewebsdefekt dar, der
> stets narbig abheilt.

Der Tiefe einer Ulzeration sind keine Grenzen gesetzt. Sie kann zur Freilegung von Muskeln, Sehnen bis hin zu Knochen führen (Moll 2010).

◘ **Tab. 6.1** Klassifikation von Wunden

Klassifika-tionsmerkmal	Art der Wunde
Form/Struktur	Offene/geschlossene Wunde
	Akute/chronische Wunde
Art	Schürfwunde: tangentiale Gewalt (Exkoriation der Dermis)
	Platzwunde: stumpfe Gewalt
	Quetschwunde: stumpfe Gewalt
	Risswunde: ausgefranster Wundrand
	Schnittwunde: scharf
	Stichwunde: spitz
	Bisswunde: häufig superinfiziert
	Schusswunde
Ursache	Infektiöse Wunde
	Mechanisch
	Thermisch
	Chemisch (Verätzungen)
	Strahlenbedingt

Eine andere Klassifikation besteht in der Kategorisierung von akuten und chronischen Wunden, je nach Bestehensdauer der Gewebedesintegrität.

Häufig erfolgt auch eine kombinierte Klassifikation. Akute Wunden – je nach Struktur – können u. a. in Schürfwunden, Platzwunden, Quetschwunden, Riss- und Bisswunden, Stichwunden, Schusswunden unterteilt werden. Bei chronischen, über mehrere Wochen bis zu Jahren bestehenden, Wunden wird häufig auch mit der auslösenden Ursache kombiniert: mechanisch, thermisch, chemisch (Verätzungen), strahlenbedingt oder infektiös (Deutsche Gesellschaft für Kinderchirurgie 2014; Deutsche Gesellschaft für Wundheilung und Wundbehandlung e.V. 2012).

> ❯ Die häufigsten Ursachen von Hautwunden
> bestehen in venösen und/oder arteriellen
> Durchblutungsstörungen, Diabetes mellitus
> oder konstantem Druck.

Im Folgenden soll – gemäß der Intention des gesamten Lehrbuchs in Bezug zur Plasmamedizin – auf

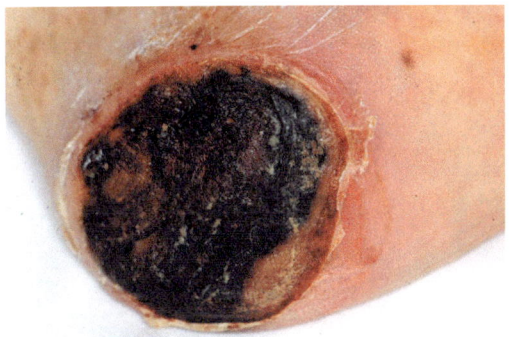

Abb. 6.1   Dekubitalulkus der Ferse durch konstanten Druck

kutane Wunden, denen ursächlich eine Nährstoff-
minderversorgung der Haut zugrunde liegt, fokus-
siert werden.

Eine derartige Minderperfusion, also eine ein-
geschränkte Durchblutung der die Epidermis per
Diffusion versorgenden Papillarkapillaren, wird
z. B. durch konstanten Druck auf die Haut ausgelöst. Dies stellt die Ursache der Dekubitalulzera
dar (◘ Abb. 6.1).

Aufgrund von Bettlägerigkeit findet keine
Bewegung mehr statt und die Aufliegestellen wie
das Gesäß oder auch die Fersen werden aufgrund
des körpereigenen konstanten Druckes nicht mehr
kutan durchblutet. Eine weitere Ursache für eine ein-
geschränkte Hautdurchblutung besteht im Fall der
peripheren arteriellen Verschlusskrankheit (pAVK).
Hier kommt es aufgrund der Verengung von z. B.
dem Bein Blut zuführenden Arterien zu einer Minderperfusion v. a. der Haut an der Endstrombahn,
also den Zehen und Zehenspitzen. Dies wird auch
als das Phänomen „der letzten Wiese" bezeichnet,
die aufgrund des versiegenden Blutstroms „austrock-
net". Die Folge sind arteriell bedingte Hautulzera-
tionen (◘ Abb. 6.3). Eine ähnliche Ursache besteht
auch beim Diabetes mellitus, der Zuckerkrankheit.
Hier kommt es mit der Zeit zu einer Verengung der
kleinen Hautgefäße (neuropathische Angiopathie),
ebenfalls wieder mit der Folge einer Minderperfusion der Kapillarpapillaren und einsetzender Haut-
ulzeration (◘ Abb. 6.2). Auch ein Krampfaderleiden
führt über eine Jahrzehnte bestehende Minderperfusion der Haut am Ende zu venös bedingten Ulzerationen am Unterschenkel (◘ Abb. 6.4). Durch die venöse
Stauung fließt Blut nicht mehr in ausreichendem

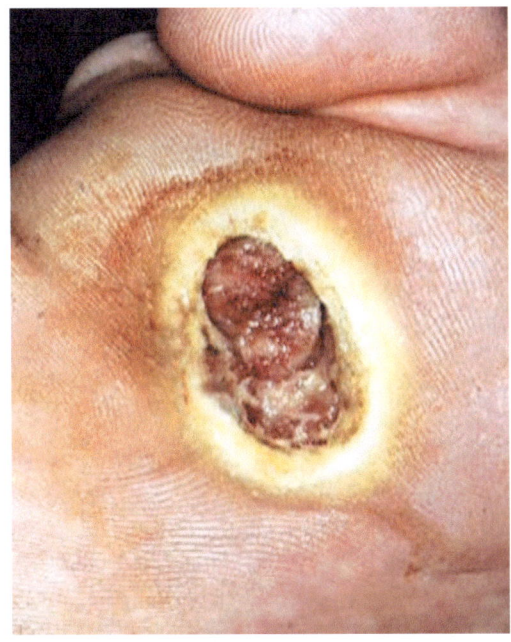

Abb. 6.2   Diabetisches Ulkus der Fußsohle durch
neuropathische Angiopathie und Druckfehlbelastung
aufgrund der diabetischen Polyneuropathie

Maß zum Körper zurück. Die Folge ist ein „Rück-
stau" des Blutes bis in die Papillarkapillaren, ein ver-
langsamter Blutfluss mit vermindertem arteriellem
Zustrom und damit eine verminderte Nährstoffzu-
fuhr der Epidermis (Deutsche Gesellschaft für Phlebologie 2008).

> Als ein Ulcus cruris bezeichnet man einen
> Substanzdefekt in pathologisch verändertem
> Gewebe des Unterschenkels.

Davon sind bis zu 80 % venösen Ursprungs (Valencia et al. 2001). Die Angaben über die Prävalenz des
Ulcus cruris schwanken zwischen 0,3 und 1 %, d.
h., zwischen 240 000 und 800 000 Patienten sind
in Deutschland betroffen (Nord 2006), wobei die
Prävalenz mit zunehmendem Alter steigt und die
meisten Ulzerationen zwischen dem 60. Und 80.
Lebensjahr auftreten (de Araujo et al. 2003). Die
Lebenszeitprävalenz beträgt bis zu 2 % (Valencia
et al. 2001). Die Rezidivquote ist erheblich. Durch-
schnittlich erleidet in der Gruppe der Rezidivpa-
tienten jeder dritte Patient 1 Rezidiv, ein weiteres

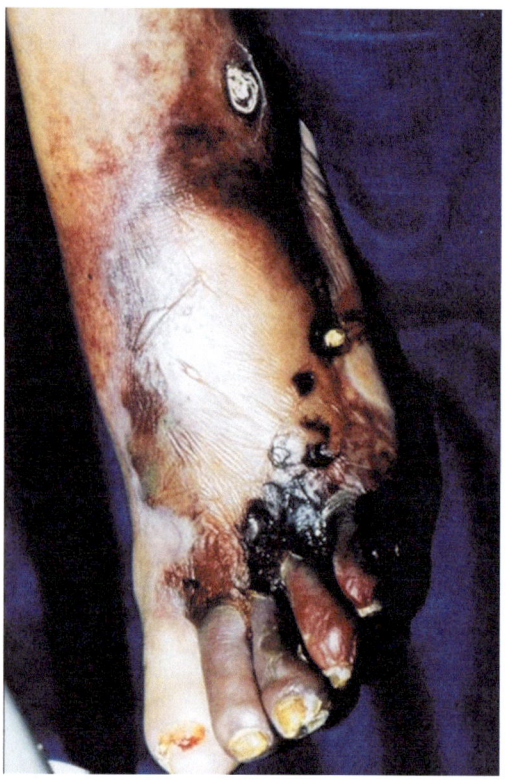

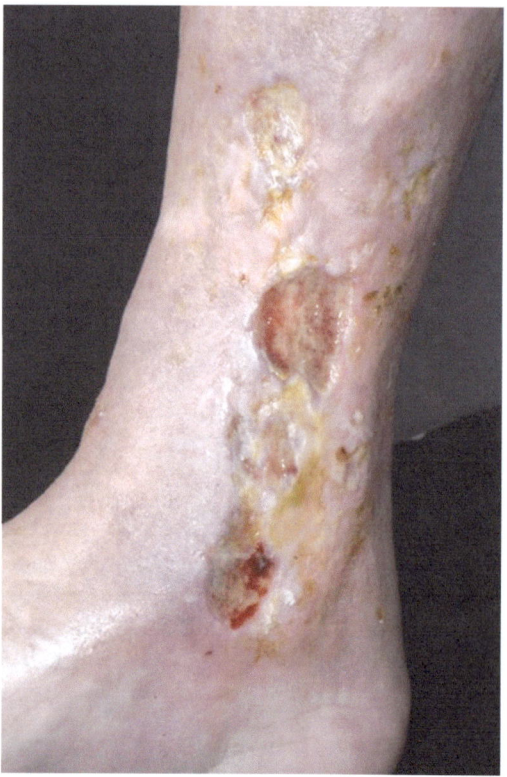

◘ **Abb. 6.3**   Arterielles Ulkus bei pAVK, typischerweise die „letzte Wiese" der Zehenspitzen als Gangrän betreffend

◘ **Abb. 6.4**   Venöses Ulkus an typischer Lokalisation des Innenknöchels, der Region des größten Blutrückstaus zu Beginn der Vena saphena magna

Drittel 2 oder 3 Rezidive und das letzte Drittel mehr als 4 (Deutsche Gesellschaft für Phlebologie 2008). Die Prävalenz der peripheren arteriellen Durchblutungsstörung liegt (je nach Definition) bei 3–10 % der Gesamtbevölkerung, wobei der Anteil der Patienten mit einer pAVK bei den über 70-Jährigen auf 15–20 % ansteigt (Deutsche Gesellschaft für Angiologie und Gesellschaft für Gefäßmedizin e.V. 2009). Bezüglich des diabetischen Fußulkus liegt die Prävalenz je nach Studie und Land bei ca. 2–10 % der diabetischen Gesamtbevölkerung. Die jährliche Inzidenz soll bei 2–6 % der Diabetesbetroffenen liegen (Programm für Nationale VersorgungsLeitlinien 2010). Der Qualitätsbericht des Disease-Management-Programms Diabetes mellitus Typ-2 der kassenärztlichen Vereinigung Nordrhein von 2009 weist bei 424 000 eingeschlossenen Patienten bei 3,4 % der Patienten ein diabetisches Fußsyndrom und bei 0,8 % der Patienten

eine stattgehabte Amputation aus (Nordrheinische Gemeinsame Einrichtung Disease Management Programme 2010).

❯ Venöse Ulzerationen stellen eine bedeutende sozioökonomische Belastung im Gesundheitssystem dar.

Aufgrund dieser Häufigkeit und den damit verbundenen Behandlungskosten stellen venöse Ulzerationen eine bedeutende sozioökonomische Belastung im Gesundheitssystem dar. So entfallen in Europa etwa 1–2 % des Gesundheitssystembudgets auf Venenerkrankungen. Dies entspricht etwa 600–900 Mio. EUR in den westeuropäischen Ländern (Deutsche Gesellschaft für Phlebologie 2008). Die durchschnittlichen Kosten für ein Ulcus cruris betragen 9 560 EUR pro Patient und pro Jahr (Purwins et al. 2010). Insgesamt beträgt das Kostenvolumen für die Behandlung von Dekubitalulzera, diabetisches Fußsyndrom und Ulcus cruris über 5 Mrd. EUR jährlich (Nord 2006). Indirekte Kosten, z. B. durch Verlust der Arbeitsfähigkeit oder Frühberentung, die Beeinträchtigung der Lebensqualität der Patienten und die hohe Rezidivneigung verschärfen zusätzlich diese Problematik. Etwa 1,2 % aller Arbeitsausfalltage in Deutschland werden durch venöse Abflussstörungen verursacht. Von den gesamten stationären Behandlungskosten wird rund 1 % für die Behandlung von venösen Beinulzerationen verwendet (Bosquanet u. Franks 1996). Darüber hinaus ist in den kommenden Jahren aufgrund der demographischen Entwicklung mit einem immer größer werdenden Anteil an älteren Menschen und damit mit einem Anstieg der Kosten im öffentlichen Gesundheitssystem zu rechnen. Daher ist das Interesse an neuen Ansätzen zur Optimierung der Wundbehandlung bzw. eventuellen Förderungen des Wundheilungsprozesses enorm.

6.2 Stadien der Wundheilung

Die menschliche Haut fungiert als Barriere zur Außenwelt, wobei sie uns Schutz gegen externe Einflüsse wie UV-Strahlung, chemische Substanzen und Mikroorganismen bietet. Bei Verletzungen der Haut werden sofort Hautzellen sowie die körpereigene Immunabwehr aktiv, wodurch der Prozess der Wundheilung eingeleitet wird. Kleine und oberflächliche Verletzungen sind meist schnell verheilt. Tiefere Wunden benötigen zwar längere Zeit zum Heilen, können allerdings ebenfalls vom Körper gut verkraftet werden, falls dieser nicht noch weiteren Erkrankungen trotzen muss.

Die normale Wundheilung beruht auf einer Vielzahl von verschiedenen Vorgängen wie der Koagulation, Inflammation, Matrixsynthese und -ablagerung sowie Angiogenese, Fibrosebildung und Remodellierung (Robson 1997).

> **Der physiologische Ablauf der Wundheilung lässt sich in 3 Phasen einteilen: die Reinigungsphase (Hämostase und Inflammation), die Reepithelialisierungsphase und die Remodellierung.**

Im Folgenden werden die biologischen Abläufe und wichtige Komponenten der drei Wundheilungsphasen etwas genauer beschrieben.

6.2.1 Hämostase und Inflammation

Werden Blutgefäße durch Verletzungen geschädigt, fließen Thrombozyten in die Wundregion ein. Diese verklumpen durch den Kontakt mit Bestandteilen vom Bindegewebe, wie z. B. Kollagen. Dadurch wird die Blutung zunächst einmal gestillt. Die aktivierten Thrombozyten schütten in Folge viele verschiedene Signalstoffe aus wie etwa Gerinnungsfaktoren, die u. a. zur Gerinnung von Fibrin führen. Weiterhin werden Wachstumsfaktoren, sog. Zytokine, von den Zellen entlassen, die den Inflammationsprozess in der Wunde einleiten. Dabei spielt u. a. das Signalmolekül PDGF („Platelet-derived growth factor") eine wichtige Rolle. Wird dieses von den Thrombozyten ausgeschüttet, kommt es zur Attraktion von neutrophilen Granulozyten, Makrophagen, Fibroblasten und glatten Muskelzellen, die dann verstärkt in das Wundmilieu migrieren. Weitere Wachstumsfaktoren, wie TGF-β, führen ebenso zur Chemotaxis von Makrophagen, Fibroblasten und Muskelzellen, aktivieren jedoch gleichzeitig Makrophagen, die dann ihrerseits Signalmolekülen sekretieren, wie den Fibroblasten Wachstumsfaktor (FGF), ebenfalls PDGF, den Tumor-Nekrose-Faktor (TNF)-α oder Interleukine. TGF-β aktiviert zusätzlich die Expression von Kollagen und unterdrückt die Kollagenaseaktivität (Diegelmann u. Evans 2004). Im weiteren Verlauf der Entzündungsphase werden verstärkt neutrophile Granulozyten aktiv, die die Wunde reinigen, indem sie Bakterien, zerstörte Matrixbausteine sowie abgestorbene Zellen mittels Matrixmetalloproteinasen (MMP) und Elastase beseitigen (Hart 2002; Sylvia 2003; Broughton et al. 2006). Mastzellen entlassen in dieser Phase Amine und Enzyme, die umliegende Gefäße verdauen, sodass ein schnellerer Transport von weiteren Zellen in die Wunde erfolgen kann. Dadurch kommt es zur Wasserablagerung in der Wunde, und die typischen Entzündungssymptome wie Schwellung, Rötung und Wärme treten auf (Artuc et al. 1999; Diegelmann u. Evans 2004). Gleichzeitig differenzieren Monozyten zu speziellen Wundmakrophagen aus und übernehmen die weitere gründliche Reinigung der Wunde, wobei sie ebenso PDGF und TGF-β ausschütten, um die Chemotaxis von Fibroblasten und Muskelzellen zu verstärken (Diegelmann et al. 1981).

6.2.2   Reepithelialisierungsphase

In der Reepithelialisierungsphase spielen Keratinozyten eine vornehmliche Rolle bei der Wiederherstellung der normalen Hautschichten sowie der Hautbarriere zur Verminderung des transepidermalen Wasserverlustes. Dafür müssen die Zellen über das geschädigte Areal wandern und dort proliferieren können. In der intakten Haut sind teilungsfähige Keratinozyten durch Hemidesmosomen an die Basalmembran geheftet. Der Zell-Zell-Kontakt in suprabasalen Schichten wird durch Desmosomen aufrechterhalten. Diese Verbindungen müssen bei der Reepithelialisierung gelöst werden, sodass die Zellen in das Wundmilieu einwandern können, um dort die epidermalen Schichten neu aufzubauen (Heng 2011; Pastar et al. 2014). Im Verlauf der Reepithelialisierung werden nicht nur Keratinozyten, sondern auch andere Zelltypen aktiv wie Fibroblasten, Immunzellen oder Makrophagen. Durch die Sekretion von zahlreichen und eines für jeden Zelltyp typischen Sets von Signalmolekülen wie Wachstumsfaktoren, Integrine, Keratine, Chemokine oder Matrixmetalloproteinasen wird eine gerichtete Neumodellierung im Bereich der Hautläsion vorangetrieben. Detaillierte Informationen zu den biologischen Mechanismen, durch die die Wundheilung mittels Keratinozyten vermittelt wird, finden sich im Review von Pastar et al. 2014. Hier werden Modellierungsprozesse der Keratinozyten ausführlich beschrieben, die eine erfolgreiche Epithelialisierung gewährleisten. Da in allen chronischen Wunden der Prozess der Epithelialisierung gestört ist, werden weiterhin in Pastar et al. 2014 die strukturellen sowie chemischen Veränderungen von Keratinozyten in chronischen Wunden erläutert. Natürlich spielen auch andere Zelltypen wie Fibroblasten eine essenzielle Rolle in der Epithelialisierung. Die hohe Konzentration von TGF-β führt z. B. zu einer erhöhten Expression von Matrixproteinen wie Kollagen, Proteoglykan und Fibronektin in dermalen Fibroblasten. Weiterhin werden Proteaseinhibitoren stimuliert, wobei gleichzeitig die Sekretion von Proteasen verringert wird (Roberts et al. 1992; Hall et al. 2003).

6.2.3   Remodellierung

In der letzten Phase der Wundheilung werden die Hautschichten fertig gestellt sowie das Bindegewebe und die Blutgefäße wieder aufgebaut. Makrophagen produzieren nun das Interleukin IL-10, was die chemotaktische Invasion von neutrophilen Granulozyten hemmt und die Ausschüttung von IL-1β, Monocyte Chemoattractant Protein (MCP)-1, Macrophage Inflammatory Protein (MIP)-1α, IL-6 und TNF-α reduziert (Peranteau et al. 2008). Weitere Wachstumsfaktoren werden von den Fibroblasten, Makrophagen, Keratinozyten, Endothelzellen und Thrombozyten ausgeschüttet (epidermaler Wachstumsfaktor EGF, TGF-α, vaskulärer endothelialer Wachstumsfaktor VEGF, bFGF, TGF-β). Dadurch wird zum einen das Bindegewebe neu modelliert, die Angiogenese in diesem Bereich verstärkt und die Hautschichten erneuert. Umgebungsfaktoren wie ein erniedrigter pH-Wert und Sauerstoffpartialdruck sowie ein erhöhter Laktatwert spielen in dieser Phase eine wichtige Rolle insbesondere bei der Rekrutierung von neuen Blutgefäßen (Knighton et al. 1983; LaVan u. Hunt 1990; Diegelmann u. Evans 2004).

❯ **Die Wundheilung kann grundsätzlich in jeder Phase gestört sein und zu einer Chronifizierung der Wunde führen.**

6.3   Moderne Wundbehandlung

Die Therapie von chronisch venösen Ulzerationen beinhaltet neben der kausalen Therapie die symptomatische Therapie der Wunde. Die lokale Wundbehandlung erfolgt abhängig vom Stadium der Wundheilung. Des Weiteren richtet sie sich nach dem Ausmaß der Wundexsudation, dem Ausmaß der bakteriellen Besiedelung sowie nach der Lokalisation, Größe und Tiefe der Wunde.

Die gängigste und vielversprechendste Standardtherapie von Ulzerationen beinhaltet wiederholende

Debridements der Wunde, wobei nekrotisches und abgetötetes Gewebe entfernt wird. Dies kann auf unterschiedliche Weise geschehen. Als goldener Standard wird die chirurgische Entfernung mit einem scharfen Skalpell erachtet (Steed et al. 2006). Weitere Debridement-Techniken nutzen z. B. Ultraschallwellen zur Reinigung oder das Puls-Lavage-System, wobei eine mechanische Wundspülung mit Kochsalzlösung erfolgt, die direkt in die Wunde und auf Gewebeteile gesprüht wird. Auch enzymhaltige Salben werden unterstützend bei Debridements eingesetzt (Steed et al. 2006). Nach erfolgreichem Abtragen von totem und nekrotischem Gewebe wird die Wunde mit physiologischer Salzlösung ausgewaschen, und es werden moderne Wundverbände aufgelegt, um die Wunde feucht zu halten. Bei Ulzera, die bedingt sind durch eine Hypertension der Venen, wird zumeist auch eine durchgängige Kompressionsbehandlung mit Kompressionsstrümpfen eingesetzt (Dissemond 2006). Die größte Herausforderung bei chronisch infizierten Wunden ist, die multipathogene Überbelastung einzudämmen und unter Kontrolle zu halten. Dabei können aktive Verbände genutzt werden. Diese enthalten Antibiotika (z. B. Fucidine® Gaze) oder antiseptische Substanzen (z. B. Betaisodona® Gaze), um der Wundinfektion entgegenzuwirken. Bei übermäßigem Gebrauch können allerdings Resistenzen oder Allergien entwickelt werden. Weitere aktive Verbände enthalten etwa Silberionen (Silvercel®, Urgosorb® Silver, Aquacel® Ag u. a.), die antimikrobiell wirken, oder Wachstumsfaktoren (z. B. Regranex®), die die Proliferation von Hautzellen stimulieren sollen. Ferner kann der Einsatz von zusätzlichen Maßnahmen, z. B. Operationen, notwendig sein.

> **Einen vielversprechenden innovativen Ansatz auf dem Gebiet chronischer Wunden stellt die Plasmamedizin dar.**

Plasma ist per physikalischer Definition der vierte Aggregatzustand der Materie nach fest, flüssig und gasförmig. Plasma ist demnach ein Gas, das aus freien Ladungsträgern wie Ionen oder Elektronen besteht. Charakteristisch für Plasma ist das typische Leuchten, verursacht durch mittels Strahlungsemission angeregter Atome, Ionen oder Moleküle. Es

kann bei verschiedenen Temperaturen und Drücken generiert werden, sodass verschiedene Plasmaquellen zur Verfügung stehen (Tiede et al. 2014, 2015; Emmert 2015).

Durch den bakteriziden Effekt hat sich die Anwendung von heißem Plasma als effektive Methode zur Sterilisierung von z. B. medizinischen Geräten und Implantaten, aber auch zur Kauterisation und zum Durchtrennen von Gewebe etabliert (Baxter et al. 2006; Raiser u. Zenker 2006; Koban et al. 2011; Fridman et al. 2008). Dabei beruht der Sterilisations- bzw. Desinfektionseffekt auf dem Zusammenwirken einzelner Plasmakomponenten wie elektrisch geladene Teilchen, UV-Strahlung, Radikale sowie Strahlung im sichtbaren und Infrarotbereich (Shimizu et al. 2008). Ein weiteres medizinisches Einsatzgebiet des Plasmas ist seit Langem die Koagulation (Farin u. Grund 1994; Raiser u. Zenker 2006).

In den letzten Jahren konnten schließlich kalte Plasmaquellen mit Temperaturen von weniger als 40°C im Anwendungsbereich entwickelt werden, die einen direkten Einsatz auf biologischem Gewebe ermöglichen (Stoffels et al. 2002; Fridman et al. 2008; Moreau et al. 2008). In kurzer Zeit entstanden international viele Forschungsgruppen mit interdisziplinären Tätigkeiten, die von Plasmaphysik, -chemie und -technologie über Mikrobiologie, Biochemie und Biophysik bis hin zu Medizin und Hygiene reichen. Mehrere Untersuchungen bezüglich der Wechselwirkungen zwischen Plasma und biologischen Materialien sind in den letzten Jahren publiziert worden (Fridman et al. 2008; Moreau et al. 2008; Dobrynin et al. 2009).

Die aktuelle Forschung befasst sich v. a. mit der Anwendung von kaltem Plasma unter Atmosphärendruck. In zahlreichen In-vitro- und In-vivo-Studien konnte das bakterizide Potenzial von Plasma nachgewiesen werden. So zeigten bspw. Daeschlein et al. (2010) die Wirksamkeit von Plasma gegen die meisten Erreger von Wundinfektionen in vitro. Bakteriengemische, die der menschlichen Haut entnommen und kultiviert wurden, konnten im In-vitro-Versuch auf Blutagarböden innerhalb weniger Sekunden durch dielektrisch behinderte Entladungen inaktiviert werden (Fridman et al. 2006). Und auch in vivo konnte die bakterienabtötende Wirkung von Plasma demonstriert werden, indem die Haut von Mäusen durch die Anwendung von Plasma sterilisiert wurde, ohne die Tiere dabei zu schädigen (Fridman et al. 2008). Die Behandlung von enukleierten Schweineaugen, die artifiziell bakteriell kontaminiert wurden, führte ebenso zu einer signifikanten Reduktion der Bakterienlast. Weiterhin waren keine histologischen Schäden nachweisbar (Hammann et al. 2010). Die Wundantiseptik ist äußerst wichtig, da bei infizierten Wunden der Wundheilungsprozess nicht optimal ablaufen kann. Es ist allgemein anerkannt, dass die mikrobielle Besiedlung von Wunden den Wundheilungsprozess verzögert bzw. behindert (Edwards u. Harding 2004), was zu einer Chronifizierung der Wunde führen kann.

Kürzlich gelang der Nachweis, dass Plasma die Proliferation von Endothelzellen fördert, indem durch Ausschüttung von Wachstumshormonen die Angiogenese, ein entscheidender Faktor bei der Wundheilung, stimuliert wird (Kalghatgi et al. 2008). Des Weiteren gibt es Hinweise, dass die Anwendung von Plasma den pH-Wert beeinflusst (Fridman et al. 2007; Helmke et al. 2009). Der pH-Wert im Milieu chronischer Wunden beeinflusst wiederum zahlreiche Faktoren der Wundheilung, wobei eine therapeutisch induzierte Azidose innerhalb des Wundbettes die Wundheilung günstig beeinflusst (Schneider et al. 2007).

> **Kaltes Atmosphärendruckplasma wirkt antibakteriell, fördert die Geweberegeneration und die Durchblutung.**

Bisher sind keine Nebenwirkungen durch die Anwendung von Plasma beobachtet worden. Experimente mit Mäusen, Ex-vivo-Studien an Schweinehaut und menschlichen Hautbiopsien sowie In-vitro-Experimente mit lebenden humanen Zellen zeigten keinerlei Zellschädigung (Nekrose) durch die Behandlung mit Plasma (Sosnin et al. 2004; Fridman et al. 2008, Awakowicz et al. 2009; Maisch et al. 2012; Wende et al. 2010).

> **Nebenwirkungen durch die Behandlung mit kaltem Atmosphärendruckplasma wurden bisher nicht beobachtet.**

6.4   Zulassungsstudie für ein plasmamedizinisches Gerät zur Behandlung von chronischen Wunden

Mittlerweile sind mehrere Geräte, die kaltes Atmosphärendruckplasma generieren, zur Behandlung von chronischen Hautwunden als Medizinprodukt zugelassen und CE-gekennzeichnet. Dazu gehört u. a. der kINPen MED® (INP Greifswald/neoplas tools GmbH, Greifswald) (◘ Abb. 6.5) (von Woedtke et al. 2013; Weltmann et al. 2009) und das PlasmaDerm®-Gerät der Firma CINOGY GmbH in Duderstadt (◘ Abb. 6.6).

Wir haben eine Pilotstudie, die zur Zulassung des PlasmaDerm®-Gerätes der Firma CINOGY GmbH in Duderstadt führte, durchgeführt und damit weltweit erstmalig die Zulassung einer völlig neuartigen Behandlungsmethode in der Dermatologie – nämlich die Wundbehandlung mit kaltem Atmosphärendruckplasma – erreicht (Brehmer et al. 2015). Ziel unserer Studie war es, die Sicherheit und die Wirksamkeit der Plasmaanwendung bei chronisch venösen Ulzerationen in der Klinik zu demonstrieren. Des Weiteren sollte die Durchführbarkeit der Anwendung beurteilt werden. Aus Qualitätsgründen war uns wichtig, dass die Plasmaanwendung dabei als Add-on-Therapie zusätzlich zu der Standardtherapie einer modernen Wundbehandlung erfolgt.

Die Wirkung der einzelnen Effekte der Plasmaquelle bei der Behandlung von Hautkrankheiten ist grundsätzlich bekannt, jedoch existiert bisher kein Verfahren, welches diese derart kombiniert. Die Begründung für die Durchführung der klinischen Prüfung beruht auf den nutzbaren Effekten, welche das PlasmaDerm® erstmals in einem Gerät kombiniert:

- Bestrahlung im nützlichen UV-A- und UV-B-Wellenlängenbereich
- Reizstrom mit besonders kurzen Stromimpulsen (Iontophorese)
- Bildung reaktiver Gasspezies

Durch die keimabtötende Wirkung geringer Dosen von UV-Strahlen und Bildung reaktiver Gasspezies kann eine Reduzierung der Bakterienlast in

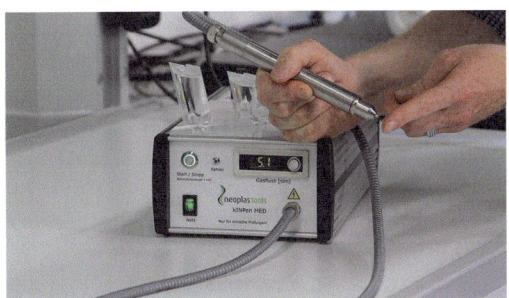

◻ **Abb. 6.5**   kINPen MED® (neoplas tools GmbH, Greifswald)

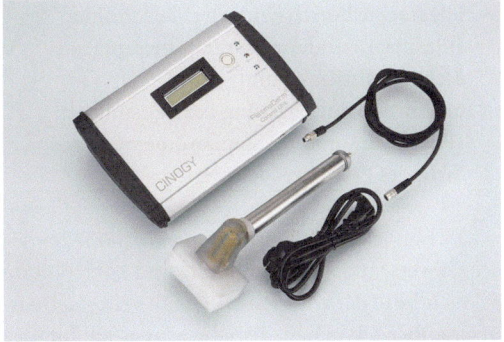

◻ **Abb. 6.6**   PlasmaDerm® (Fa. CINOGY GmbH, Duderstadt)

chronischen Wunden erreicht werden. Dieser bakterizide Effekt konnte bereits, jedoch mit anderen Plasmaquellen, gezeigt werden (Daeschlein et al. 2010; Isbary et al. 2010).

Durch die Bildung endogener Radikale wie Stickoxiden (NO) kann die Geweberegeneration stimuliert werden. Des Weiteren erscheint eine Anregung der Mikrozirkulation durch die Iontophorese und eine Senkung des pH-Wertes im Wundmilieu möglich. Diese synergistischen Effekte könnten für die Wundbehandlung eine wichtige Rolle (Anregung der Wundheilung) spielen.

Die Anwendung von Plasma bei chronischen Wunden könnte weitere Vorteile ergeben. Bisher ist die Standardtherapie von infizierten Ulzerationen die topisch oder systemisch durchgeführte Antibiotikatherapie. Ein großer Nachteil neben dem allergischen Potenzial der Antibiotika ist hierbei die Resistenzentwicklung der Bakterien. Zum einen ist durch die Plasmaanwendung die Abtötung multiresistenter Keime denkbar, zum anderen ist keine Resistenzentwicklung durch physikalische Verfahren im Gegensatz zu chemischen Verfahren bekannt. Weitere Vorteile der Plasmabehandlung sind die nichtinvasive und schmerzarme bzw. schmerzlose Applikation. Sein gasförmiger Zustand ermöglicht die Penetration sogar in schwer zugängliche Bereiche, z. B. im Randbereich unterminierter Ulzera.

Chronisch venöse Beinulzera wurden als Modell für diese klinische Prüfung ausgewählt, um die Sicherheit und die Wirksamkeit der Plasmaanwendung in chronischen Wunden zu demonstrieren, weil es sich hierbei um das im Vergleich zu anderen Wunden homogenste Patientenkollektiv

handelt. Die Ergebnisse könnten auch auf andere chronische Wunden wie bei Ulzerationen, bedingt durch eine periphere arterielle Verschlusskrankheit, oder beim diabetischen Fußsyndrom angewandt werden, da es starke Hinweise gibt, dass der Entstehung der verschiedenen Ulzerationen ähnliche Pathomechanismen zugrunde liegen (Chen u. Rogers 2007).

Das Ziel dieser Pilotstudie war die Beurteilung der Sicherheit und der Wirksamkeit der Plasmaanwendung bei chronisch venösen Ulzerationen in der Klinik. Des Weiteren sollte die Durchführbarkeit der Anwendung bewertet werden. Die Plasmaanwendung erfolgt dabei als Add-on-Therapie zur Standardtherapie, welche leitliniengerecht erfolgt. Als primären Zielparameter haben wir die Sicherheit der Plasmaanwendung, d. h. Rate der auftretenden (schwerwiegenden) unerwünschten Ereignisse, beim Studienulkus als Add-on-Therapie im Vergleich zur Standardtherapie definiert. Als sekundäre Zielparameter wurden:

— Keimbesiedlung des Studienulkus im Verlauf,
— Größe des Studienulkus im Verlauf (absolute Größe gemessen wöchentlich),
— Bewertung des Schmerzes der venösen Beinulzerationen zwischen den einzelnen Behandlungen (Plasmaanwendung/Standardtherapie),
— Schmerzwahrnehmung während der Behandlung (Plasmaanwendung/ Standardtherapie)
— Patientenzufriedenheit (Patienten-Benefit-Index),

— allgemeine Einschätzung der Behandlung (Plasmaanwendung/Standardtherapie) aus Sicht des Patienten und
— allgemeine Einschätzung der Behandlung (Plasmaanwendung/Standardtherapie) aus Sicht des Prüfarztes definiert.

Es handelte sich hierbei um eine monozentrische, zweiarmige, randomisierte und kontrollierte Pilotstudie in der wir 7 Patienten mit venösen Beinulzera über 8 Wochen, 3-mal wöchentlich für 45 s pro cm^2 Wundfläche mit PlasmaDerm$^®$ zusätzlich zu einer normalen Standardwundtherapie (standard best care) behandelten (Brehmer et al. 2015). Daraus ergibt sich eine Leistungsdichte von 120 mW/cm^2 auf die Wundoberfläche. Sieben weitere Probanden erhielten nur die Standardwundtherapie. Die zur Zeit beste Standardtherapie beinhaltet
— wiederholende Debridements der Wunde,
— Auswaschen der Wunde mit physiologischer Salzlösung,
— Auflegen von modernen Wundverbänden (Mepithel$^®$ oder Mepilex$^®$), um die Wunde feucht zu halten sowie
— eine durchgängige Kompressionsbehandlung mit Kompressionsstrümpfen (Ulcer X$^®$), um der Hypertension der Venen entgegenzuwirken (Dissemond 2006).

Mepithel$^®$ ist eine silikonbeschichtete Gaze, die besonders für nichtexsudative Wunden geeignet ist. Mepilex$^®$ ist ein silikonbeschichteter Schaumverband, der v. a. für exsudative Wunden geeignet ist. Beide Wundauflagen sind in klinischen Studien mit venösen Beinulzerationen untersucht worden (Franks et al. 2007; Vowden et al. 2007). Zur Analyse des bakteriellen Befalls in den Wunden wurden Abklatschplatten von 6 Probanden aus der Plasmagruppe vor und nach der Plasmabehandlung abgenommen. Danach wurde die bakterienfreie Fläche auf den Agarplatten ausgemessen.

> **Bezüglich der Wirksamkeit der Plasmaanwendung ergab sich eine signifikante Verringerung der Bakterienlast in der Wunde unmittelbar nach der Plasmaanwendung.**

Diese Reduktion wurde durch Messung der Hemmhoffläche von Bakterienrasen auf Ulkus-Abklatsch-Agarplatten vor und nach der Plasmabehandlung bestimmt (PD Dr. Daeschlein, Hautklinik Greifswald). Es zeigte sich eine signifikante Vergrößerung der Hemmhoffläche (p=0,0313) im Vorher-/Nachher-Vergleich zum Zeitpunkt der Baselineuntersuchung.

In Bezug auf die relative Verringerung der Ulkusgröße waren beide Gruppen gleich. Weiterer Wirksamkeitsparameter war der Verlauf der Ulkusgröße über die Zeit. Zu beachten ist, dass die Ulzera zur Baseline in der PlasmaDerm$^®$-Gruppe im Mittel 1,4fach größer waren als in der Standardgruppe. Eine größere absolute Größenabnahme bis Ende der Behandlungszeit in Woche 8 fand sich in der PlasmaDerm$^®$-Gruppe (PlasmaDerm$^®$: 5,6 cm^2; Standard: 3,4 cm^2). Drei Patienten hatten eine 50 %-Ulkus-Reduktion bis Ende der Behandlungszeit in Woche 8.

Der einzige Patient, bei dem es während des Behandlungszeitraums zu einer kompletten Abheilung des Studienulkus kam, befand sich in der PlasmaDerm$^®$-Gruppe (◨ Abb. 6.7).

Auch das Schmerzempfinden seit der letzten Visite kann als Wirksamkeitsparameter dienen. Die Bewertung des Schmerzes erfolgte durch den Patienten mithilfe einer Visuellen Analogskala (VAS in mm). Gefragt wurde nach „Schmerz seit der letzten Visite" und „Schmerz während der Therapie".

Positiv war, dass die Patienten der PlasmaDerm$^®$-Gruppe insgesamt über weniger Schmerzen während der Therapie berichteten.

Die „Durchführbarkeit aus ärztlicher Sicht" wurde u. a. über die „Durchführbarkeit der Therapieanwendung", „Erwartungen zum Wundheilungsprozess", „Wiederholung der Therapieanwendung" und „Empfehlung der Therapieanwendung" erfragt. In Bezug auf die Durchführbarkeit der Therapieanwendung fiel die PlasmaDerm$^®$-Behandlung nicht schlechter aus als die Standardbehandlung. Nach Abschluss des Behandlungszeitraums wurden die Erwartungen zum Wundheilungsprozess durch die Ärzte in beiden Gruppen gleich beurteilt. Die Ärzte würden die PlasmaDerm$^®$-Behandlung wiederholen bzw. weiterempfehlen. Insgesamt ließ sich eine

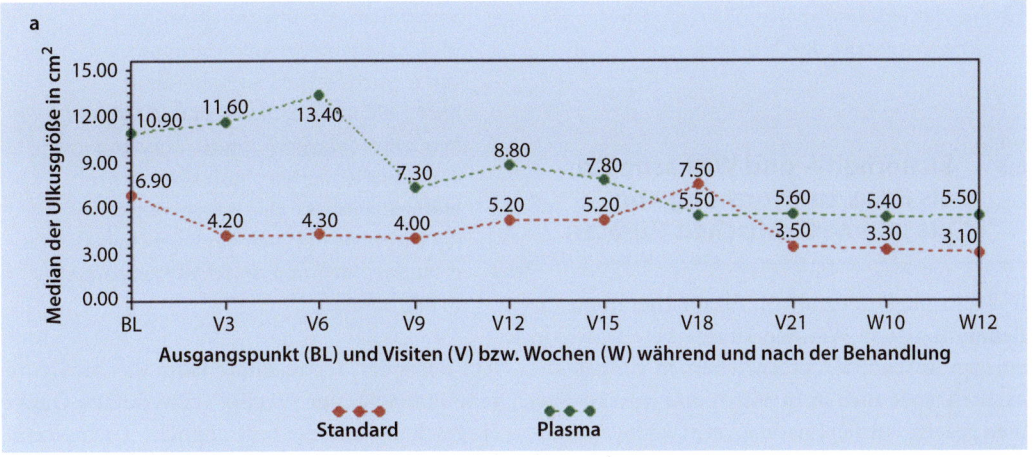

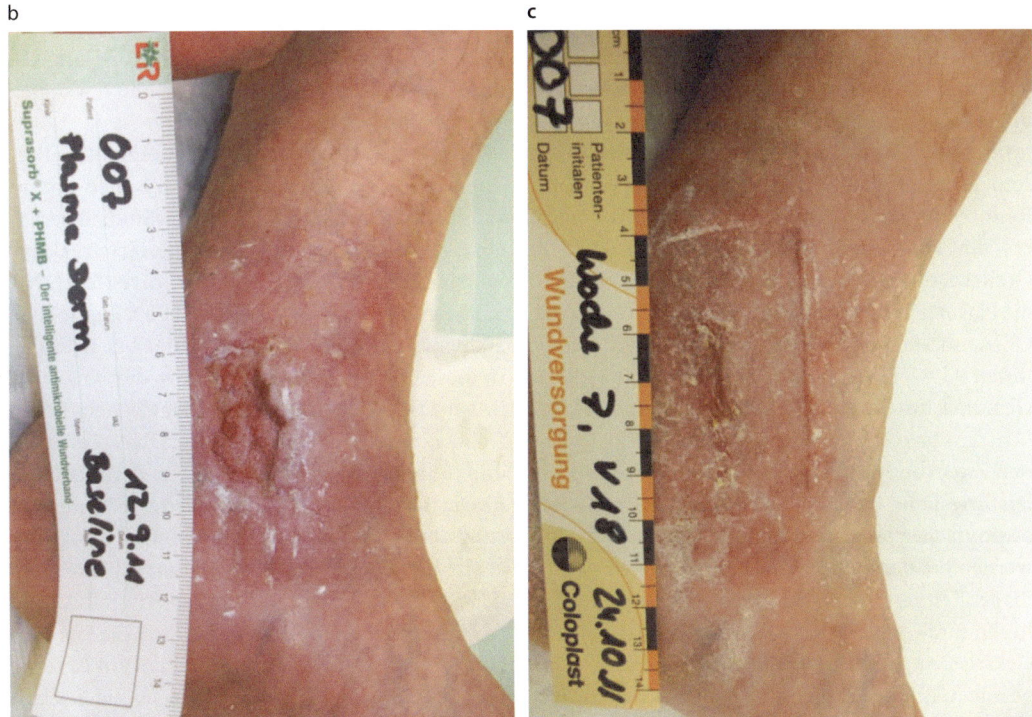

☑ **Abb. 6.7**   Veränderung der Ulkusgröße. **a** Mediane Ulkusgröße in der Plasma- und Standardbehandlungsgruppe in cm². *BL* Baseline, *V* Visitenanzahl bei 3 Visiten pro Woche, *W* Wochenzahl nach Behandlungsbeginn. **b** Patientenulkus zu Studienbeginn (BL) und **c** Abheilung des venösen Beinulkus nach 7 Wochen Plasmabehandlung zusätzlich zu einer modernen Standardbehandlung von Wunden. (Aus Brehmer et al. 2015 mit frdl. Genehmigung)

positive Therapieeinschätzung durch die Ärzte und Patienten erkennen.

Trotz der geringen Fallzahl lässt sich feststellen, dass die Plasmabehandlung mit dem PlasmaDerm®-Gerät sicher und gut durchführbar war. Darüber hinaus ergaben sich Hinweise auf eine Wirksamkeit und Durchführbarkeit der neuen Therapieoption mit PlasmaDerm® (Brehmer et al. 2015).

> Die PlasmaDerm®-Behandlung ist sicher, wirksam und gut durchführbar.

6.5 Sicherheits- und Wirkaspekte als Basis zur Normung von plasmamedizinischen Geräten

Das enorme Potenzial von Plasmatherapien zur Behandlung von Wunden konnte bereits, wie in vorigen Abschnitten beschrieben, in einigen klinischen, aber auch in In-vitro- und In-vivo-Studien gezeigt werden (Fridman et al. 2006; Daeschlein et al. 2010; Lloyd et al. 2010; Ermolaeva et al. 2010; Heinlin et al. 2010; Isbary et al. 2010, 2012; Brehmer et al. 2015). Die enorm schnelle Entwicklung von medizinischen Plasmageräten, die unter atmosphärischem Druck arbeiten, führt zu immer mehr Geräten, die kommerziell erhältlich sind. Nicht alle diese Quellen tragen dabei eine CE-Kennzeichnung zum Medizinprodukt. Wie bereits erwähnt konnten die Geräte kINPen® MED (INP Greifswald/neoplas tools GmbH, Greifswald) und die PlasmaDerm®-Quelle der Firma CINOGY eine CE-Kennzeichnung erlangen, wodurch nach Richtlinien 93/42/EWG und 90/385/EWG der sichere Gebrauch des Gerätes gewährleistet ist und zusätzlich, dass das Gerät im Hinblick auf die vorgegebenen Zweckbestimmungen medizinisch-technisch leistungsfähig ist. Da Plasma aus verschiedenen biologisch wirksamen Komponenten besteht, werden bei der Sicherheitsevaluierung von Plasmageräten verschiedene bereits bestehende Richtlinien und Grenzwerte z. B. für UV-Strahlungen, elektrischen Stromfluss oder Gasemission zu Rate gezogen. Einige Studien und Reviews haben sich bereits mit der Risikobeurteilung von unterschiedlichen Plasmaquellen beschäftigt (Lademann et al. 2009; Heinlin et al. 2010; von Woedtke et al. 2013; Tiede et al. 2014) und geben Anregungen zu plasmaspezifischen Parametern und biologischen Leistungskriterien, die geprüft werden sollten, um potenzielle Gebrauchsrisiken einer Plasmaquelle ausführlich zu evaluieren.

> Derweil ist nur ein Dokument verfügbar, welches plasmaspezifische Richtlinien zusammenfasst: DIN-Spezifikation 91315 „Allgemeine Anforderungen von medizinischen Plasmageräten (DIN-SPEC 91315). Dieses Dokument beinhaltet Testverfahren zur Messung von grundlegenden physikalischen und biomedizinischen Leistungsparametern, um eine erste und sehr einfache Charakterisierung einer medizinischen Plasmaquelle zu erarbeiten.

Auf Basis der Testresultate kann das medizinische Potenzial der jeweilig verwendeten Quelle eingeschätzt und der bestmögliche Therapieeinsatz des Gerätes erörtert werden. In ◻ Tab. 6.2 sind alle Testverfahren, die in der DIN-Spezifikation 91315 beschrieben wurden, gelistet, zusammen mit einer kurzen Beschreibung zu den jeweiligen Testverfahren.

Die erste DIN-Spezifikation beinhaltet allerdings keine Testungen des gentoxischen Potenzials von Plasma. Dabei ist in vielen Studien bereits gezeigt worden, dass plasmagenerierte reaktive Spezies, insbesondere ROS, zu direkten DNA Schädigungen führen (Yan et al. 2009; Leduc et al. 2009; Bahnev et al. 2014; Alkawareek et al. 2014). In diesen Studien wurde allerdings die freie DNA in wässrigen Lösungen mit Plasma behandelt. Dabei können ROS direkt auf die DNA einwirken und führen zu Strangbrüchen, Veränderungen von Basenpaarungen oder zur kompletten Fragmentierung der DNA. Ein aktuelles Review von Arjunan et al. (2015) beschreibt sehr ausführlich alle möglichen DANN-Schädigungen, die durch ROS und RNS generiert werden können, sowie die Wirkungen von Atmosphärendruckplasmen auf isolierte und zelluläre DNA. Die gentoxische Eigenschaft von Atmosphärendruckplasmen ist im Hinblick auf Langzeitschädigungen von Zellen sehr wichtig. Bei zu hohem Maße an Strangbrüchen der genomischen DNA gehen Zellen in den programmierten Zelltod (Apoptose). Festigen sich allerdings Mutationen in der DNA, können die Zellen entarten und das Krebsrisiko steigt. Daher ist für jede medizinische Plasmaquelle zu klären, ob in humanen behandelten Zellen Mutationen generiert werden. In unserer Arbeitsgruppe werden Experimente zu diesem Thema durchgeführt.

◼ **Tab. 6.2** Testverfahren der DIN-Spezifikation 91315

Kriterien		Beschreibung
Physikalisch-technische Kriterien	Temperatur	Beim medizinischen Einsatz von Plasma ist die Temperatur des Plasmas ein wichtiger Parameter. Zu heißes Plasma kann bei direkten Hautapplikationen zu Verbrennungen führen, weshalb Temperaturen von 40 °C nicht überschritten werden sollten. Mit faseroptischen Temperaturmesssonden kann die Plasmatemperatur über die gesamte Fläche des generierten Plasmas gemessen werden
	Thermische Leistung	Um eine konstante Leistung des Gerätes während einer Behandlung zu gewehrleisten, sollte die zeitabhängige Erhitzung eines Substrates (z. B. Kupferplatte) gemessen werden. Nach der Formel $$P = m \times c_w \times \frac{\Delta T}{\Delta t}$$ (P = thermische Leistung, m = Masse des Substrates, cw = Aufheizung des Substrates [J/(kg×K)], $\Delta T/\Delta t$ = zeitlich abhängige Erhitzung des Substrates) kann die thermische Leistung berechnet werden
	Künstliche optische Strahlung	Mittels optischer Emissionsspektrometrie sollte die Strahlungsemission im Bereich von 200–900 nm gemessen werden, wobei Strahlungen im UV-Bereich (200–400 nm) von besonderer Beachtung sind, da diese zu DNA-Schäden führen können
	Gasemission	Die Messungen von möglichen toxisch wirkenden Gasen die bei der Produktion von Plasma entstehen können (z. B. Ozon oder Wasserstoffperoxid) sollten nach DIN EN ISO 12100 erfolgen, um Schädigungen, insbesondere der Atemwege, zu vermeiden
	Elektrischer Stromfluss	Nach DIN EN 60601-1 und DIN EN 60601-2-57 sollten verschiedene Ableitströme von Plasmageräten untersucht werden, um Stromstöße beim Gebrauch zu verhindern
Biologische Leistungskriterien	Inaktivierungseffizienz gegenüber verschiedenen Mikroorganismen	Insbesondere bei Behandlungen von Wunden sollte das Plasma eine gute antimikrobielle Wirkung zeigen. Durch simple Hemmhoftests und Behandlung von Zellsuspensionen mit Plasma sollte daher die Inaktivierungseffizienz einer Quelle für 5 unterschiedliche mikrobielle Spezies untersucht werden (*Staphylococcus aureus, Staphylococcus epidermidis, Escherichia coli, Pseudomonas aeruginosa* und *Candida albicans*)
	Zytotoxizität	Bei Hautapplikationen von Plasma ist eine Schädigung der menschlichen Zellen zu vermeiden. Daher sollte die plasmadosisabhängige zytotoxische Wirkung mittels MTT oder MTS Assay für die humane Fibroblastenzelllinie GM00637 erarbeitet werden
	Produktion von ROS und RNS in Flüssigkeiten	Die biologische Wirkkraft einer Plasmaquelle ist stark abhängig von der Menge und Art an reaktiven Spezies, die im Plasma generiert werden. Folglich sollten nach DIN EN 26777 und DIN 38405-9 Nitrit- und Nitrat-Konzentrationen von einer plasmabehandelten Flüssigkeit repräsentativ für RNS-Bildung und nach DIN 38409-15 die Konzentration von entstehendem H_2O_2 gemessen werden. Weiterhin sollte die plasmadosisabhängige Azidifikation der Flüssigkeit ermittelt werden (pH-Wert Messung)

❯ Mithilfe eines plasmidbasierten „shuttle vector assays" kann die Genotoxizität von Plasmaquellen untersucht sowie In-vivo-Plasmamutationsspektren aufgenommen werden.

Das experimentelle Prozedere beinhaltet das Einschleusen von einem Plasmid (pSP189), welches ein Mutationsmarkergen (*supF*) trägt, in humane Hautfibroblasten (Hostzellen). Nach der Transfektion werden die Zellen plasmabehandelt und das Plasmid

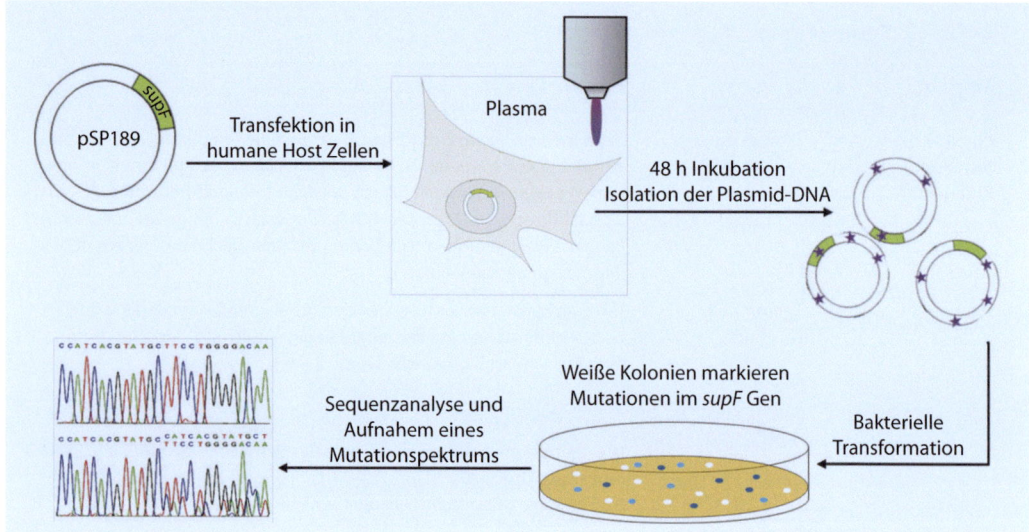

Abb. 6.8 Schematische Darstellung der experimentellen Prozedur des plasmidbasierten „shuttle vector assays" unter Verwendung des Plasmids pSP189 (mit integriertem Mutationsmarkergen *supF*) und humanen Hostzellen

nach einer adäquaten Inkubationszeit wieder aus den Zellen isoliert. Danach erfolgt eine Transformation der Plasmide in *E. coli*, die dann auf Agarplatten kultiviert werden (Abb. 6.8).

Erste Ergebnisse deuten darauf hin, dass nur geringe Mutationsraten durch Plasmabehandlungen generiert werden (ähnlich der spontanen Mutationsrate), jedoch eine plasmadosisabhängige (hier ist die Länge der Behandlungszeit als Dosis zu verstehen), gentoxische Wirkung erreicht wird.

Dies weist darauf hin, dass zu starke plasmabedingte DNA-Schäden in Fibroblasten eher zur Apoptose der Zellen führen als zu Mutationen. Weitere Untersuchungen in diesem Gebiet sind allerdings notwendig, um die Ergebnisse zu verifizieren.

Abschließend lässt sich sagen, dass eine strukturierte Weiterentwicklung von medizinischen Plasmageräten nur auf Basis von plasmaspezifischen Kriterien und Leitlinien passieren kann. Langzeitschädigungen wie auch direkte Sicherheitsrisiken beim Gebrauch von Plasmaquellen müssen dabei beachtet werden. Daher ist die Etablierung und Definition von geeigneten Testverfahren zur Evaluierung von medizinischen Plasmageräten unabdingbar.

Literatur

Alkawareek MY, Gorman SP, Graham WG, Gilmore BF (2014) Potential cellular targets and antibacterial efficacy of atmospheric pressure non-thermal plasma. Int J Antimicrob Agents 43: 154–160

Arjunan KP, Sharma VK, Ptasinska S (2015) Effects of atmospheric pressure plasma on isolated and cellular DNA – A review. Int J Mol Sci 16: 2971–3016. doi:10.3390/ijms16022971

Artuc M, Hermes B, Steckelings UM, Grutzkau A, Henz BM (1999) Mast cells and their mediators in cutaneous wound healing-active participants or innocent bystanders? Exp Dermatol 8: 1–16

Awakowicz P, Bibinov N, Born M, Busse B, Gesche R, Helmke A, Kaemling A, Kolb-Bachofen V, Kovacs R, Kuehn S, Liebmann J, Mertens N, Niemann U, Oplaender C, Porteanu HE, Scherer J, Suschek C, Vioel W, Wandke D (2009) Biological stimulation of the human skin applying healthpromoting light and plasma sources. Contrib Plasma Phys 49: 641–647

Bahnev B, Bowden MD, Stypczyńska A, Ptasińska S, Mason NJ, Braithwaite NJ (2014) A novel method for the detection of plasma jet boundaries by exploring DNA damage. Eur Phys J D 68: 1–5

Baxter HC, Campbell GA, Richardson PR, Jones AC, Whittle IR, Casey M, Whittaker AG and Baxter RL (2006) Surgical instrument decontamination: Efficacy of introducing an argon: Oxygen RF gas-plasma cleaning step as part of the cleaning ccycle for stainless steel instruments. IEEE Trans Plasma Sci 34: 1337–1344

Bosquanet N, Franks P (1996) Venous Disease: The New International Challenge. Phlebology 11(1): 6–9

Brehmer F, Hänßle H, Däschlein G, Ahmed R, Pfeiffer S, Görlitz A, Simon D, Schön MP, Wandke D, Emmert S (2015) Alleviation of chronic venous leg ulcers with a hand-held dielectric barrier discharge plasma generator (PlasmaDerm® VU-2010): Results of a monocentric, two-armed, open, prospective, randomized, and controlled trial (NCT01415622). J Eur Acad Dermatol Venereol 29: 148–155

Broughton G 2nd, Janis JE, Attinger CE (2006) The basic science of wound healing. Plast Reconstr Surg 117(7): 12–34

Chen WYJ, Rogers AA (2007) Recent insights into the causes of chronic leg ulceration in venous diseases and implications on other types of chronic wounds. Wound Rep Reg 15: 434–449

Daeschlein G, von Woedtke T, Kindel E, Brandenburg R, Weltmann KD, Jünger M (2010) Antibacterial activity of an atmospheric pressure plasma jet against relevant wound pathogens in vitro on a simulated wound environment. Plasma Process Polym 7: 224–230

de Araujo T, Valencia I, Federman DG, Kirsner RS (2003) Managing the patient with venous ulcers. Ann Intern Med 138: 326–334

Deutsche Gesellschaft für Angiologie und Gesellschaft für Gefäßmedizin e.V. (2009) Leitlinien zur Diagnostik und Therapie der peripheren arteriellen Verschlusskrankheit (PAVK). AWMF-Leitlinienregister Nr. 065/003

Deutsche Gesellschaft für Kinderchirurgie (2014) Leitlinie zu Wunden und Wundbehandlung, AWMF-Leitlinienregister Nr. 006/129

Deutsche Gesellschaft für Phlebologie (2008) Leitlinien zur Diagnostik und Therapie des Ulcus cruris venosum, AWMF-Leitlinien-Register Nr. 037/009, Version 8

Deutsche Gesellschaft für Wundheilung und Wundbehandlung e.V. (2012) Lokaltherapie chronischer Wunden bei Patienten mit den Risiken periphere arterielle Verschlusskrankheit, Diabetes mellitus, chronische venöse Insuffizienz, AWMF-Leitlinienregister Nr. 091/001, Version 1

DIN-SPEC 91315: 2014-06 (2014) Allgemeine Anforderungen an medizinische Plasmaquellen. Beuth Verlag; http://www.beuth.de/de/technische-regel/din-spec-91315/203493369?SearchID=681216359. Zugegriffen am: 03.05.2016

Diegelmann RF, Evans MC (2004) Wound healing: an overview of acute, fibrotic and delayed healing. Front Biosci 1: 283–289

Diegelmann RF, Cohen IK, Kaplan AM (1981) The role of macrophages in wound repair: a review. Plast Reconstr Surg 68: 107–113

Dissemond J (2006) Modern wound dressings for the therapy of chronic wounds. Hautarzt 57: 881–887

Dobrynin D, Fridman G, Friedman G, Fridman A (2009) Physical and biological mechanisms of direct plasma interaction with living tissue. New J Phys 11: 115020. doi:10.1088/1367-2630/11/11/115020

Edwards R, Harding KG (2004) Bacteria and wound healing. Curr Opin Infect Dis 17: 91–96

Emmert S (2015) Plasmamedizin – eine Innovation weit über die Dermatologie hinaus. J Dtsch Dermatol Ges 13(2): 95–96

Ermolaeva SA, Varfolomeev AF, Chernukha MY, Yurov DS, Vasiliev MM, Kaminskaya AA, Moisenovich MM, Romanova JM, Murashev AN, Selezneva II, Shimizu T, Sysolyatina EV, Shaginyan IA, Petrov OF, Mayevsky EI, Fortov VE, Morfill GE, Naroditsky BS, Gintsburg AL (2011) Bactericidal effects of non-thermal argon plasma in vitro, in biofilms and in the animal model of infected wounds. J Med Microbiol 60: 75–83. doi:10.1099/jmm.0.020263-0

Farin G, Grund KE (1994) Technology of argon plasma coagulation with particular regard to endoscopic applications. Endosc Surg Allied Technol 2: 71–77

Franks PJ, Moody M, Moffatt CJ, Hiskett G, Gatto P, Davies C, Furlong WT, Barrow E, Thomas H (2007) Randomized trial for two foam dressings in the management of chronic venous ulceration. Wound Rep Reg 15: 197–202

Fridman G, Peddinghaus M, Ayan H, Fridman A, Balasubramanian M, Gutsol A, Brooks A, Friedman G (2006) Blood coagulation and living tissue sterilization by floating-electrode dielectric barrier discharge in air. Plasma Chem Plasma Process 27: 425–443

Fridman G, Shereshevsky A, Jost M, Brooks A, Fridman A, Gutsol A, Vasilets V, Friedman G (2007) Floating electrode dielectric barrier discharge plasma in air promoting apoptotic behavior in melanoma skin cancer cell lines. Plasma Chem Plasma Process 27: 163–178

Fridman G, Friedman G, Gutsol A, Shekhter AB, Vasilets VN, Fridman A (2008) Applied Plasma Medicine. Plasma Process Polym 5: 503–533

Hall MC, Young DA, Waters JG, Rowan AD, Chantry A, Edwards DR, Clark IM (2003) The comparative role of activator protein 1 and Smad factors in the regulation of Timp-1 and MMP-1 gene expression by transforming growth factor-beta 1. J Biol Chem 278: 10304–10313

Hammann A, Huebner NO, Bender C, Ekkernkamp A, Hartmann B, Hinz P, Kindel E, Koban I, Koch S, Kohlmann T et al. (2010) Antiseptic efficacy and tolerance of tissue-tolerable plasma compared with two wound antiseotics on artificially bacterially contaminated eyes from commercially slaughtered pigs. Skin Pharmacol Physiol 23: 328–332

Hart J (2002) Inflammation. 1: Its role in the healing of acute wounds. J Wound Care 11(6): 205–209

Heinlin J, Morfill G, Landthaler M, Stolz W, Isbary G, Zimmermann J, Shimizu T, Karrer S (2010) Plasma medicine: possible applications in dermatology. J Dtsch Dermatol Ges 8: 968–976. doi:10.1111/j.1610-0387.2010.07495.x

Helmke A, Hoffmeister D, Mertens N, Emmert S, Schuette J, Viol W (2009) The acidification of lipid film surfaces by non-thermal DBD at atmospheric pressure in air. New J Phys 11: 115–125

Heng MC (2011) Wound healing in adult skin: aiming for perfect regeneration. Int J Dermatol 50: 1058–1066. doi:10.1111/j.1365-4632.2011.04940.x

Isbary G, Morfill G, Schmidt HU, Georgi M, Ramrath K, Heinlin J, Karrer S, Landthaler M, Shimizu T, Steffes B (2010) A first prospective randomized controlled trial to decrease bacterial load using cold atmospheric argon plasma on chronic wounds in patients. Br J Dermatol 163: 78–82

Isbary G, Heinlin J, Shimizu T, Zimmermann JL, Morfill G, Schmidt HU, Monetti R, Steffes B, Bunk W, Li Y, Klaempfl T, Karrer S, Landthaler M, Stolz W (2012) Successful and safe use of 2 min cold atmospheric argon plasma in chronic wounds: results of a randomized controlled trial. Br J Dermatol 167(2): 404–410

Kalghatgi S, Fridman G, Fridman A, Friedman G, Clyne AM (2008) Non-thermal dielectric barrier discharge plasma treatment of endothelial cells. IEEE EMBS: 3578–3581

Knighton DR, Hunt TK, Scheuenstuhl H, Halliday BJ, Werb Z, Banda MJ (1983) Oxygen tension regulates the expression of angiogenesis factor by macrophages. Science 221: 1283–1285

Koban I, Holtfreter B, Hübner NO, Matthes R, Sietmann R, Kindel E, Weltmann KD, Welk, A, Kramer A, Kocher T (2011) Antimicrobial efficiancy of non-thermal plasma in comparison to chlorhexidine against dental biofilms on titanium discs in vitro-proof of principle experiment. J Clin Peridontol 38(10): 956–965. doi:10.1111/j.1600-051X.2011.01740.x

LaVan FB, Hunt TK (1990) Oxygen and wound healing. Clin Plast Surg 17(3): 463–472

Lademann J, Richter H, Alborova A, Humme D, Patzelt A, Kramer A., Weltmann KD, Hartmann B, Ottomann C, Fluhr JW, Hinz P, Hubner G, Lademann O (2009) Risk assessment of the application of a plasma jet in dermatology. J Biomed Opt 14 (5):054025. doi:10.1117/1.3247156

Leduc M, Guay D, Leask RL, Coulombe S (2009) Cell permeabilization using a non-thermal plasma. New J Phys 11(11): 115021

Lloyd G, Friedman G, Jafri S, Schultz G, Fridman A, Harding K (2010) Gas plasma: medical uses and developments in wound care. Plasma Processes Polym 7(3–4): 194–211

Maisch T, Shimizu T, Li YF, Heinlin J, Karrer S, Morfill G, Zimmermann JL (2012) Decolonisation of MRSA, S. aureus and E. coli by cold-atmospheric plasma using a porcine skin model in vitro. PLoS ONE 7(4): 34610

Moll I (2010) Duale Reihe Dermatologie, 7. Aufl. Thieme, Stuttgart

Moreau M, Orange N, Feuilloley MGJ (2008) Non-thermal plasma technologies: new tools for biodecontamination. Biotechnol Adv 26(6): 610–617

Nord (2006) Kosteneffektivität in der Wundbehandlung. Zentralbl Chir 131: 185–188

Nordrheinische Gemeinsame Einrichtung Disease Management Programme (2010) Qualitätssicherungsbericht 2009. Disease-Management-Programme in Nordrhein, Düsseldorf

Pastar I, Stojadinovic O, Yin NC, Ramirez H, Nusbaum AG, Sawaya A, Patel SB, Khalid L, Isseroff RR, Tomic-Canic M (2014) Epithelialization in wound healing: A comprehensive review. Adv Wound Care (New Rochelle) 3(7): 445–464

Peranteau WH, Zhang L, Muvarak N, Badillo AT, Radu A, Zoltick PW, Liechty KW (2008) IL-10 overexpression decreases inflammatory mediators and promotes regenerative healing in an adult model of scar formation. J Invest Dermatol 128(7): 1852–1860

Programm für Nationale VersorgungsLeitlinien (2010) Nationale VersorgungsLeitlinie Typ-2-Diabetes: Präventions- und Behandlungsstrategien für Fußkomplikationen. AWMF-Leitlinienregister Nr. nvl/001c, Version 2.8

Purwins S, Herberger K, Debus ES, Rustenbach SJ, Pelzer P, Rabe E, Schäfer E, Stadler R, Augustin M (2010) Cost-of-illness of chronic leg ulcers in Germany. Int Wound J 7: 97–102

Raiser J, Zenker M (2006) Argon plasma coagulation for open surgical and endoscopic applications: state of the art. J Phys D Appl Phys 39 (16):3520. doi:10.1088/0022-3727/39/16/S10

Roberts AB, McCune BK, Sporn MB (1992) TGF-beta: regulation of extracellular matrix. Kidney Int 41: 557–559

Robson MC (1997) Wound infection: A failure of wound healing caused by an imbalance of bacteria. Surg Clin North Am 77(3): 637–650

Schneider LA, Korber A, Grabbe S, Dissemond J (2007) Influence of pH on wound-healing: a new perspective for wound-therapy? Arch Dermatol Res 298: 413–420

Shimizu T, Steffes B, Pompl R, Jamitzky F, Bunk W, Ramrath K, Georgi M, Stolz W, Schmidt HU, Urayama T, Fujii S, Morfill GE (2008) Characterization of microwave torch for decontamination. Plasma Process Polym 5: 577–582

Sosnin EA, Stoffels E, Erofeev MV, Kieft IE, Kunts SE (2004) The effects of UV irradiation and gas plasma treatment on living mammalian cells and bacteria: A comparative approach. IEEE Trans Plasa Sci 32(4): 1544–1550

Steed DL, Attinger C, Colaizzi T, Crossland M, Franz M, Harkless L, Johnson A, Mossa H, Robson M, Serena T, Sheehan P, Veves A, Wiersma-Bryant L (2006) Guidelines for the treatment of diabetic ulcers. Wound Repair Regen 14: 680–692

Stoffels E, Flikweert AJ, Stoffels WW, Kroesen GMW (2002) Plasma needle: a non-destructive atmospheric plasma source for fine surface treatment of (bio)materials. Plasma Sources Sci Technol 11: 383–388

Sylvia CJ (2003) The role of neutrophil apoptosis in influencing tissue repair. J Wound Care 12: 13–16

Tiede R, Mann MS, Viöl W, Däschlein G, Welz C, Wolff H, von Woedtke T, Lademann J, Emmert S (2014) Plasmamedizin in der Dermatologie. HAUT 6: 283–289

Tiede R, Helmke A, Wandke D, Viöl W, Emmert S (2015) Plasma-Derm®: kaltes Atmosphärendruckplasma als Spitzeninnovation. Spitzenforschung in der Dermatologie 1: 70–80

Valencia IC, Falabella A, Kirsner RS, Eaglstein WH (2001) Chronic venous insufficiency and venous leg ulceration. J Am Acad Dermatol 44: 401–421 von Woedtke T, Reuter S, Mazur K, Weltmann KD (2013) Plasma for medicine. Phys Rep 530: 291–320

Vowden P, Romanelli M, Price P (2007) Effect of amylogenin extracellular matrix protein and compression on hard-to-heal venous ulcers. J Wound Care 16: 189–195

Weltmann KD, Kindel E, Brandenburg R, Meyer C, Bussiahn R, Wilke C, von Woedtke T (2009) Atmosperic pressure plasma jet for medical therapy: Plasma parameters and risk estimation. Contrib Plasma Phys 49(9): 631–640

Wende K, Landsberg K, Lindequist U, Weltmann KD, von Woedtke T (2010) Distinctive activity of a nonthermal atmospheric-pressure plasma jet on eukaryotic and prokaryotic cells in a cocultivation approach of keratinocytes and microorganisms. IEEE Trans Plasma Sci 39(9): 2479–2485

Yan X, Zou F, Lu XP, He G, Shi MJ, Xiong Q, Gao X, Xiong Z, Li Y, Ma FY, Yu M, Wang CD, Wang Y, Yang G (2009) Effect of the atmospheric pressure nonequilibrium plasmas on the conformational changes of plasmid DNA. Appl Phys Lett 95 (8):083702. doi:10.1063/1.3212739

Kaltes Atmosphärendruckplasma im Einsatz in der Chirurgie

Lars Ivo Partecke, Kim R. Liedtke

© Springer-Verlag Berlin Heidelberg 2016
H.-R. Metelmann, T. von Woedtke, K.-D. Weltmann (Hrsg.), *Plasmamedizin*,
DOI 10.1007/978-3-662-52645-3_7

7.1   Einleitung

Die moderne Chirurgie des 21. Jahrhunderts hat sich insbesondere in der Tumorchirurgie stetig weiterentwickelt. Vor allem die Anwendung multimodaler Therapiekonzepte führte zu einer immer weiter gesteigerten Radikalität der chirurgischen Resektion der Tumoren. Trotzdem zeigen sich Grenzen in der chirurgischen Radikalität der Resektion. Dies gilt bspw. in der Chirurgie des Pankreaskarzinoms und in der chirurgischen Behandlung der Peritonealkarzinose. Verbleibende Tumorzellen sind der Grund für Tumorrezidive, die sich meist einer erneuten chirurgischen Intervention entziehen und die besonders schlechte Prognosen im weiteren Verlauf begründen.

Die Plasmamedizin bietet in Zukunft große Chancen, die Radikalität im Bereich dieser mikroresidualen Tumorzellnester weiter zu steigern. Dies ist hervorzuheben, da die Anwendung von kaltem Atmosphärenplasma aktuellen Ergebnissen zufolge sehr geringe lokale und kaum systemische Nebenwirkungen hervorzurufen scheint.

In allen chirurgischen Disziplinen werden zunehmend Fremdmaterialien (z. B. Osteosynthesematerial, Gelenkersatz und Herniennetze) implantiert. Hier bietet die moderne Plasmamedizin in Zukunft eine therapeutische Option zur Verhinderung und Behandlung von bakteriellen Infektionen und Biofilmen auf den Implantaten bei gleichzeitig verbesserter Wundheilung.

Aus chirurgischer Sicht muss zum einen die Anwendung thermischen Plasmas von der Verwendung kalter Plasmen unterschieden werden. Während heißes Plasma als Argon-Plasma-Koagulation (APC) insbesondere in der Endoskopie zum Schneiden und Koagulieren seit über vierzig Jahren klinisch sicher angewandt wird, befindet sich die Erforschung der Anwendung von kaltem und damit gewebeverträglichem Plasma noch größtenteils im Stadium der Grundlagenforschung. Zum anderen spielt auch die Art der Plasmaquelle eine wichtige Rolle. Während bei extrakorporaler sowie dermatologischer Anwendung DBD-Plasmen wegen der größeren Behandlungsfläche Vorteile bieten, ist intraoperativ v. a. eine große Präzision erforderlich. Daher scheint es sinnvoll, bei der chirurgischen Anwendung im Körper auf Jetplasmen zurückzugreifen.

Die folgende Übersicht gibt einen Ausblick über praktische Anwendungsmöglichkeiten von kaltem Atmosphärenplasma in der modernen Chirurgie.

> **Drei mögliche Anwendungsbereiche von kaltem Atmosphärenplasma in der modernen Chirurgie**
>
> 1. Die direkte primäre Gewebebehandlung durch den Chirurgen als Ergänzung für das Skalpell oder Elektromesser oder zur direkten Blutstillung auf Gewebe. Dabei werden nichtthermische Plasmaquellen auf der Gewebeoberfläche im „Non-contact-Verfahren" genutzt. Dies resultiert in deutlich weniger Nekrosebildung und gezielteren lokalen Applikationsmöglichkeiten.
> 2. Die ergänzende Behandlung von Gewebe mit nichtthermischem Plasma nach Abschluss der eigentlichen chirurgischen Tumorresektion zur Steigerung der lokalen Radikalität ohne negative Beeinflussung des gesunden Gewebes. Durch Erzeugung von Apoptosen und Vermeidung von Nekrosen wird die unerwünschte lokale Gewebeinflammation erheblich reduziert und so umliegendes gesundes Gewebe geschont.
> 3. Die Ex-vivo- oder In-vivo-Behandlung von chirurgischen Implantaten durch kaltes Plasma zur Behandlung von Biofilmen und bakteriellen Infektionen sowie zur Oberflächenmodifikation ist in der Chirurgie ein wichtiges Anwendungsgebiet der Plasmamedizin.

7.2   Chirurgische Einsatzmöglichkeiten nichtthermischer Plasmen

In der Literatur existieren etliche interessante Ansätze, die eine chirurgische Nutzung von Plasma vorstellbar machen. Aufgrund der verschiedenen Plasmaquellen und einer bislang noch uneinheitlichen Nomenklatur können viele Aussagen jedoch zunächst nur für einzelne Geräte getroffen werden. Hier ist die Forschung aufgefordert durch Studien und Analysen die Plasmen zu charakterisieren und untereinander vergleichbar zu machen. Im Folgenden soll ein Auszug der aktuellen Forschung zu Einsatzmöglichkeiten von nichtthermischem Plasma in der Chirurgie gegeben werden.

Behandlungsansätze für nichtthermisches Plasma in der Chirurgie
- Verbesserung der Wundheilung chronischer, infizierter Wunden
- Tumorchirurgie: Steigerung der Radikalität
- Blutstillung unter Vermeidung von Nekrosen
- Behandlung von Implantaten
- Besseres Einheilen
- Vermeidung und Behandlung von Infektionen

7.2.1 Einsatzmöglichkeiten in der Tumorchirurgie

Große Chancen bietet die Anwendung nichtthermischer Plasmen in der multimodalen Tumorchirurgie als vierte Therapieoption neben Chemotherapie und Bestrahlung. Nichtthermisches, gewebeverträgliches Plasma entfaltet seine Wirkung über die gebildeten reaktiven Sauerstoff- und Stickstoffspezies (ROS und RNS), UV-Strahlung und elektrische Felder. Dabei induziert es bevorzugt in maligne entartetem Gewebe Apoptose und wirkt sehr präzise am Ort seiner Applikation. Interessanterweise kann die Plasmawirkung sowohl durch direkte Anwendung als auch über eine indirekte Applikation über mit Plasma behandelte Flüssigkeiten erzielt werden (▶ Kap. 3).

Die Grundlagenforschung hat für die Entwicklung einer gezielten chirurgisch gesteuerten Tumorbehandlung beim Menschen mit nichtthermischem Plasma bereits eine gute Basis gelegt:

Der CE-zertifizierte Plasmajet kINPen Med zeigte in Abhängigkeit von der Anwendungsdauer eine Eindringtiefe von ca. 60 μm in Tumorgewebe (Partecke et al. 2012). Gleichzeitig wiesen die intraabdominellen, von Serosa überzogenen Organe (v. a. der Darm) in murinen In-vivo-Experimenten eine hohe Verträglichkeit gegenüber direkt appliziertem Plasma auf (Doppstadt et al. 2013).

4. Das gesunde Gewebe verträgt das nichtthermische Plasma erheblich besser als maligne entartetes Gewebe. Bei gezielter Dosierung des nichtthermischen Plasmas mit entsprechend begrenzter Applikationsdauer wird in Tumorzellen der Zelltod durch Apoptose induziert, und Nekrosebildung mit einer entsprechenden Inflammationsreaktion kann vermieden werden.

5. In einer kombinierten Anwendung von Chemotherapie und Plasma konnten synergistische Effekte gezeigt werden, die zum einen durch eine Dosisanpassung die systemischen Nebenwirkungen des Chemotherapeutikums deutlich reduzieren, zum anderen das gesunde Gewebe lokal zusätzlich schonen könnten (Masur et al. 2015).

In der die Chirurgie ergänzenden Behandlung von gastrointestinalen Karzinomen ergeben sich demnach 2 sehr vielversprechende Therapieansätze.

Lokale Behandlung von Resektionsgrenzen zur Steigerung der (chirurgischen) Radikalität, z. B. bei der Resektion von Pankreaskarzinomen im Retroperitonealraum und um die großen viszeralen Gefäße (z. B. *Arteria mesenterica superior* und *Arteria hepatica*) oder nach Leberresektionen (◘ Abb. 7.1)

6. Anwendung von indirektem Plasma in Flüssigkeiten zur Spülung des Abdomens nach erfolgter chirurgischer Resektion einer ausgedehnten Peritonealkarzinose, um ebenfalls die Radikalität mikroskopischer Tumorzellreste und versprengter Tumorzellen bei hoher systemischer und lokaler Verträglichkeit zu erhöhen

7.2.2 Einsatzmöglichkeiten zur Blutgerinnung

Chirurgische, invasive Maßnahmen gehen mit Gewebetraumata und Blutungen einher. APC wird seit vielen Jahren in der Chirurgie zur Blutstillung eingesetzt (Raiser u. Zenker 2006). Obwohl das

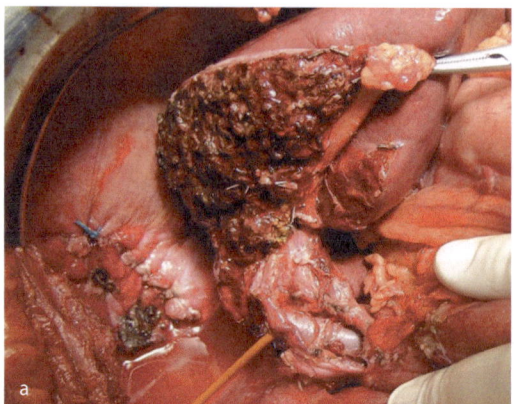
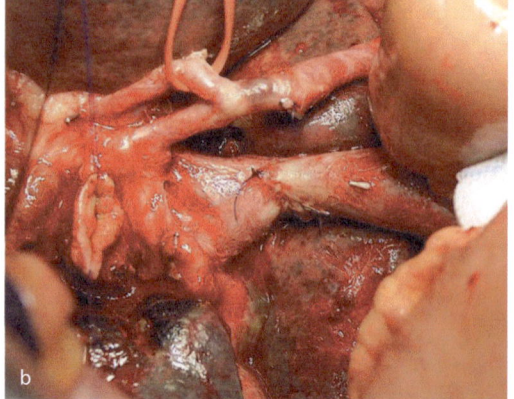

◘ **Abb. 7.1**   Resektionsflächen nach radikaler Chirurgie: weitere Steigerung der Radikalität durch intraoperative
Plasmaanwendung. **a** nach Leberresektion, **b** nach Pankreaskopfresektion

Verfahren schnell, einfach und arm an Nebenwirkungen ist, geht es mit lokalem, thermischem Gewebeschaden einher. Aufgrund seiner wundheilungsfördernden Qualität (▶ Kap. 6) stellt der Einsatz nichtthermischer Plasmen bei Gefäß- und Organverletzungen ein mögliches Anwendungsfeld dar.

Fridman et al. zeigten, dass eine Plasmaapplikation zu einer schmerzfreien Blutgerinnung ohne Gewebeschaden führt. Eine Behandlungsdauer von 15 s stoppte im murinen Tierexperiment die Blutung einer gesetzten Wunde der Vena saphena magna (Fridman et al. 2008). Eine 30 s andauernde Applikation resultierte in einer stabilen Blutstillung an der humanen Milz (Fridman et al. 2006). In beiden Fällen wurde ein FE-DBD-Plasma verwendet. Als ursächlich postulieren Fridman et al. die Unterstützung der körpereigenen Blutgerinnung möglicherweise durch eine physikalische Fibrinogenaktivierung. Der genaue Wirkmechanismus ist bislang aber noch unklar. Zusätzlich scheint die direkte Aktivierung von Thrombozyten die Koagulation zu unterstützen. Während APC augenblicklich sowie unabhängig von etwaigen Antikoagulantien oder Gendefekten in der Gerinnungskaskade sehr effektiv wirkt, ist nichtthermisches Plasma aufgrund der vergleichsweise langen Latenz bis zum Eintreten der Blutgerinnung sowie der bislang unklaren Wirkweise noch nicht als intraoperative Alternative vorstellbar. Die schmerzfreie und einfache Anwendung ohne Induktion von Nekrosen macht es trotzdem interessant und bietet weitere Forschungsansätze auf diesem Gebiet.

❯ **NTP führt durch Unterstützung
der körpereigenen Gerinnung zur
gewebeschonenden, narbenfreien
Blutgerinnung.**

7.2.3   Implantate in der Chirurgie

Die Implantation körperfremden Materials stellt stets ein Risiko dar. Zu den möglichen Komplikationen zählen insbesondere immunologische Abwehrreaktionen, beschleunigter Materialverschleiß sowie Keimbesiedelung. Vor allem die bakterielle Besiedelung synthetischen Materials stellt ein großes Problem dar, da die systemische Antibiotikatherapie i. d. R. nur unzureichend wirksam ist und eine hämatogene Streuung der Erreger mit Absiedlung in anderen Organen, Ausbildung einer Sepsis und schließlich letalem Ausgang die Folge sein kann. Dies führt gewöhnlich zum Implantatausbau, wobei Revisionseingriffe mit deutlich höherem Gewebetrauma einhergehen. Neben der individuellen Belastung stellen die ökonomischen Kosten eine erhebliche Belastung für die Sozialsysteme dar (Wodtke u. Löhr 2008; Walter u. Hoffmann 2009).

Aus diesen Gründen ist eine Verbesserung der Biokompatibilität ein erstrebenswertes Ziel der Implantologie. Biokompatibilität beschreibt dabei einen Zustand, in dem das Implantat vom Körper ohne Immunreaktion angenommen und weitestgehend in das Gewebe integriert wird. Hierdurch lässt sich der Heilungsverlauf positiv beeinflussen.

Um eine hohe Biokompatibilität zu gewährleisten, werden an das ideale Implantat neben entsprechender biomechanischer Stabilität und Funktion zwei Anforderungen gestellt: Erstens muss es zügig und ohne große Gewebereaktion in das umliegende physiologische Gewebe integriert werden, und zweitens sollte die Oberflächenbeschaffenheit des Materials eine Besiedelung durch Pathogene verhindern. Die Anwendung nichtthermischer Plasmen zeigt in zahlreichen Studien eine signifikante antimikrobielle Wirkung auch gegen Biofilme (Bazaka et al. 2011) und sorgt für eine komplexe Modifikation der Implantatoberfläche (Briem et al. 2005; Gomathi et al. 2008). Außerdem wird durch nichtthermische Plasmabehandlung eine vorherige Beschichtung der Implantate mit hitzelabilen Proteinen oder Medikamenten ermöglicht (Desmet et al. 2009). Hierdurch lässt sich die Biokompatibilität zusätzlich verbessern.

Materialmodifikation in der Gefäßchirurgie

In der Gefäßchirurgie werden bei Gefäßverschlüssen neben der Ballondilatation Stents und Bypässe verwendet. Als Bypass kann entweder eine körpereigene Vene oder eine aus synthetischem Material bestehende Gefäßprothese gewählt werden. Der Bypass wird proximal und distal der Stenose an das Gefäß angeschlossen. Eine gefürchtete Komplikation ist die Infektion des Bypasses, da es in der Folge zum septischen Nahtbruch mit kaum beherrschbarer Blutungssituation und häufig letalem Ausgang kommen kann.

Martins et al. (2009) zeigten, dass sich durch Plasmabehandlung von Polycaprolacton die Hydrophilität unter Wahrung der mechanischen Eigenschaften signifikant verbessern lässt. Hierauf aufbauend wiesen de Valence et al. (2013) eine erhöhte Affinität von Muskelzellen zum Implantat in vitro nach, was in vivo ein schnelleres Einwachsen des Bypass erwarten lässt. Weiterhin wurde im Rattenmodell gezeigt, dass eine vorherige Plasmabehandlung die nachfolgende Vaskularisation in vivo deutlich verbessert (de Valence et al. 2013).

Chong et al. (2015) demonstrierten in vitro eine zügigere und gleichmäßigere Endothelialisierung synthetischer Bypässe nach Plasmabehandlung. Entsprechende Ergebnisse konnten Loya et al. (2010)

für „bare metal stents" bestätigen. Der Vorteil einer zügigen, gleichmäßigen Endothelialisierung vaskulärer Implantate ist die Reduktion des Thromboserisikos mit entsprechend kürzerer Notwendigkeit medikamentöser Antikoagulation. In allen drei Studien wurden Plasma-Vakuum-Kammern verwendet und wenngleich die letzten beiden Studien lediglich in statischen In-vitro-Systemen durchgeführt wurden, sind die Ergebnisse doch äußerst vielversprechend und verdienen künftig besonderer Beachtung.

❯ **NTP-Behandlung beschleunigt ersten Studien zufolge das Einwachsen synthetischer Bypassmaterialien und senkt das Risiko für postoperative Komplikationen wie Infektionen und Thrombosen.**

Materialmodifikation in der Knochenchirurgie

Sowohl in der Traumatologie (Fraktur) als auch der Orthopädie (Gelenkersatzprothesen) spielt der Einsatz extrakorporalen, meist aus Titan gefertigten Materials eine Schlüsselrolle.

Seon et al. (2015) wiesen nach nichtthermischer Mikroplasmabehandlung in vitro eine höhere Hydrophilität auf Titanimplantaten nach, was u. a. in verbesserter Zellanhaftung und -proliferation resultierte. Hauser et al. (2009) bestätigen in ihren Experimenten die gesteigerte Hydrophilität bei der Modifikation in einem Niedertemperatur-Hochvakuum-Plasmareaktor und konnten darüber hinaus eine deutlich homogenere Kollagenbeschichtung auf behandelten Titanimplantaten nachweisen. Hydroxylapatitbeschichtete, plasmabehandelte Titanimplantate können Tan et al. (2012) zufolge in vitro bis zu 3 Wochen lang die Knochenmineralisation fördern. Ferraz et al. (2015) konnten in vivo hingegen keine Überlegenheit von mit nichtthermischem Plasma behandelten Titanimplantaten in Bezug auf die Knochenmineralisierung nachweisen. Hierbei blieb jedoch die Frühphase des Einwachsens unbeobachtet, sodass die Situation in dieser klinisch besonders kritischen Phase weiterer Forschung bedarf. Testrich et al. (2013) untersuchten die Haltbarkeit der Implantatmodifikation und konnten dabei feststellen, dass selbst nach 360 Tagen mit durch Plasma polymerisiertes Ethylendiamin beschichtete Titanimplantate eine um 55 % höhere Affinität zu Zellen aufweisen, was das Einwachsen der Implantate deutlich verbessern könnte.

Um eine Lockerung von Implantaten (z. B. Hüftgelenkendoprothesen) zu verhindern, wird vielfach Knochenzement zur Verankerung im Knochen genutzt. Bei der Untersuchung des Einflusses von plasmavermittelter Oberflächenmodifikation konnten Seker et al. (2015) keine Veränderung der Interaktion von Implantatoberflächen und Knochenzement durch eine vorhergehende Plasmabehandlung nachweisen, sodass in dieser Hinsicht keine negativen Effekte im klinischen Einsatz zu erwarten sind.

> ❯ **NTP-Behandlung von Titanimplantaten führt zu stabilen, langlebigen Modifikationen der Oberfläche, die durch Steigerung der Hydrophilität und Kollagenaffinität ein verbessertes Einwachsen erwarten lassen.**

7.2.4 Weitere Einsatzmöglichkeiten in der Traumatologie/Orthopädie

Anders als beim Gelenkersatz soll das Osteosynthesematerial nicht selten nach abgeschlossener Frakturheilung wieder entfernt werden. Eine zu enge Interaktion zwischen Knochengewebe und Metall ist dabei hinderlich und verursacht einen Schaden bei der Materialentfernung. Außerdem können Schrauben brechen, sodass der Kanal zur Bergung aufgebohrt werden muss. In diesen Schraubenkanälen könnte nichtthermisches Plasma durch seine proliferationssteigernde Wirkung positive, knochenstabilisierende Effekte erzeugen. So zeigten Steinbeck et al. (2013), dass die direkte Plasma-Zell-Interaktion in vitro eine erhöhte Teilungsrate sowie eine beschleunigte Differenzierung von Osteoblasten und Chondroblasten bewirkt.

Insbesondere die Proliferation und Differenzierung der Chondroblasten ist hierbei von besonderem Interesse. Durch exzessiven Sport, Fehlstellungen und Übergewicht nimmt die verschleißbedingte Arthrose im Alter deutlich zu. Begünstigt wird die Entwicklung einer Arthrose auch durch Frakturen mit Gelenkbeteiligung, da Defekte der Knorpelfläche mit den aktuellen Verfahren nur unbefriedigend behandelt werden und langfristig

einen Gelenkersatz erforderlich machen können. An dieser Stelle besteht enormer Forschungsbedarf. Dem Einsatz von nichtthermischem Plasma zur Gewebeheilung und -differenzierung könnte hierbei eine Schlüsselrolle zukommen, zumal eine arthroskopisch gestützte Plasmaanwendung in der modernen, minimal-invasiven Chirurgie umgesetzt werden könnte.

Ursächlich für Frakturen können neben Traumata auch destruierende Knochenerkrankungen wie Osteoporose oder Tumormetastasen sein. Obwohl die Tumorbehandlung an anderer Stelle besprochen wird (▶ Kap. 8), sei hier kurz auf die Möglichkeit verwiesen, im Rahmen der chirurgischen Stabilisation metastatisch frakturierter Wirbelkörper durch den intraoperativen Einsatz von nichtthermalem Plasma die Radikalität zu steigern und gleichzeitig die Knochenheilung zu fördern.

Einen traumatologischen Notfall stellt die offene Fraktur dar. Durch den Kontakt zu Pathogenen der Außenwelt, ist die Fraktur hochgradig infektionsanfällig. Der meist ausgedehnte Weichteilschaden erfordert meist ein großflächiges Wunddebridement und in besonders schweren Fällen ist die Amputation die einzige Option. Die Reduktion der zu debridierenden Gewebefläche durch die Vorzüge der Plasmabehandlung in der Wundheilung (▶ Kap. 6) stellt einen Vorteil dar. Außerdem ist die antibakterielle Wirkung nichtthermischen Plasmas zur Senkung der bakteriellen Last sinnvoll (Fridman et al. 2008). So ist es in Zukunft vorstellbar, dass eine frühzeitige, noch am Unfallort durchgeführte Plasmabehandlung zur Senkung der Erregerlast und Aktivierung des körpereigenen Gewebes eingesetzt wird. Diese Effekte qualifizieren nichtthermisches Plasma auch für die Akutbehandlung von Verbrennungen. So zeigten Lee et al. (2015) eine beschleunigte Heilung von Verbrennungswunden nach Plasmaanwendung durch die Förderung eines antiinflammatorischen Immunstatus in Brandwunden zweiten Grades.

> ❯ **Die antibakterielle, wundheilungsfördernde Wirkung und seine einfache, schmerzfreie Applikation machen NTP zu einem vielversprechenden Instrument in der Akut- und Feldchirurgie.**

7.3   Ausblick

Die Plasmamedizin stellt ein vergleichsweise junges, interdisziplinäres Feld der Medizin dar, in dem physikochemische Eigenschaften in biomedizinischem Kontext nutzbar gemacht werden sollen. Die Chirurgie als historisch innovative Fachdisziplin (Riskin et al. 2006) bietet zahlreiche Anwendungsmöglichkeiten für die Plasmamedizin und kann ihr in Zukunft zu breiterer Akzeptanz verhelfen. Damit dies gelingt, müssen Ingenieure, Naturwissenschaftler und Mediziner in regem Dialog stehen und anwendungsorientiert arbeiten. Die Aufgaben an die Plasmamedizinische Forschung zur Entwicklung praxistauglicher Anwendungsmöglichkeiten von nichtthermischem Plasma in der künftigen klinisch-operativen Routine sind in folgender Übersicht zusammengefasst.

> **Aufgaben an die plasmamedizinische Forschung**
> Entwicklung handlicher, sterilisierbarer Bedienelemente für die direkte Plasmaanwendung
> 7. Entwicklung ausreichend breiter Jetplasmastrahlen von 5–10 mm für die direkte Plasmaanwendung
> 8. Entwicklung und Charakterisierung von idealen Trägerflüssigkeiten zur indirekten Plasmaanwendung
> 9. Erweiterung der Konstruktion endoskopischer Plasmaapplikatoren
> 10. Erstellung von anwendungsorientierten Risikoprofilen in Tierversuchen und Langzeitanwendungsstudien

Literatur

Bazaka K, Jacob MV, Crowford RJ, Ivanova EP (2011) Plasma-assisted surface modfication of organic biopolymers to prevent bacterial attachment. Acta Biomater 7(5): 2015–2018

Briem D, Strametz S, Schröder K, Meenen M, Lehmann W, Linhart W, Ohl A, Rueger JM (2005) Response of primary fibroblasts and osteoblasts to plasma treated polyetheretherketone (PEEK) surfaces. J Mater Sci Mater Med 16(7): 671–677

Chong DST, Turner LA, Gadegaard N, Seifalian AM, Dalby MJ, Hamilton G (2015) Nanotopograhy and plasma treatment: redesigning the surface for vascular graft endothelialisation. Eur J Vasc Endocvasc Surg 49(3): 335–343

de Valence S, Tille JC, Chaabane C, Gurny R, Bochaton-Piallat ML, Walpoth BH, Möller M (2013) Plasma treatment for improving cell biocompatibility of a biodegradable polymer scaffold for vascular graft applications. Eur J Pharm Biopharm 85(1): 78–86

Desmet T, Morent R, De Geyter N, Leys C, Schacht E, Dubruel P (2009) Nonthermal Plasma Technology as a Versatile Strategy for Polymeric Biomaterials Surface Modification: A Review. Biomacromolecules 10(9): 2351–2378

Doppstadt C, Van der Linde J, Diedrich S, Evert K, Menges P, Matthes R, Partecke I, Weltmann KD, Heidecke CD (2013) Untersuchung zur intraperitonealen Anwendung von Tissue Tolerable Plasma (TTP) auf den Darm der Maus. Z Gastroenterol 51: K347

Ferraz EP, Sverzut AT, Freitas GP, Sá JC, Alves C jr, Beloti MM, Rosa AL (2015) Bone tissue response to plasma-nitrided titanium implant surfaces. J Appl Oral Sci 23(1): 9–13

Fridman G, Peddinghaus M, Ayan H, Fridman A, Balasubramanian M, Gutsol A, Brooks A, Friedman G (2006) Blood coagulation and living tissue sterilization by floating-electrode dielectric barrier discharge in air. Plasma Chem Plasma Process 26: 425–442

Fridman G, Fridmann G, Gutsol A, Shekhter AB, Vasilets VN, Fridman A (2008) Applied Plasma Medicine. Plasma Process Polymers 5(6): 503–533

Gomathi N, Sureshkumar A, Neogi S (2008) RF plasma-treated polymers for biomedical applications. Current Sci 94(11): 1478–1486

Hauser J, Krüger CD, Halfmann H, Awakowicz P, Köller M, Esenwein SA (2009) Surface modification of metal implant materials by low-pressure plasma treatment. Biomed Tech Biomed Engin 54(2): 98–106

Lee OJ, Ju HW, Khang G, Sun PP, Rivera J, Cho JH, Park SJ, Eden JG, Park CH (2015) An experimental burn wound-healing study of non-thermal atmospheric pressure microplasma jet arrays. J Tissue Eng Regen Med 10(4): 348–357. doi: 10.1002/term.2074

Loya MC, Brammer KS, Choi C, Chen LH, Jin S (2010) Plasma-induced nanopillars on bare metal coronary stent surface for enhanced endothelialization. Acta Biomater 6(12): 4589–4595

Martins A, Pinho ED, Faria S, Pashkuleva I, Marques AP, Reis RL, Neves NM (2009) Surface modification of electrospun polycaprolactone nanofiber meshes by plasma treatment to enhance biological performance. Small 5: 1195–1206

Masur K, von Behr M, Bekeschus S, Weltmann KD, Hackbarth C, Heidecke CD, von Bernstorff W, von Woedtke T, Partecke LI (2015) Synergistic inhibition of tumor cell proliferation by cold plasma and gemcitabine. Plasma Processes Polymers 12(12): 1377–1382

Partecke LI, Evert K, Haugk J, Doering F, Normann L, Diedrich S, Weiss FU, Evert M, Huebner NO, Guenther C, Heidecke CD, Kramer A, Bussjahn R, Weltmann KD, Pati O, Bender C, von

Bernstorff W (2012) Tissue Tolerable Plasma (TTP) induces apoptosis in pancreatic cancer cells in vitro and in vivo. BMC Cancer 12: 473

Raiser J, Zenker M (2006) Argon plasma coagulation for open surgical and endoscopic applications: state of the art. J Physics D Appl Phys 39: 3520–3523

Riskin DJ, Longaker MT, Gertner M, Krummel TM (2006) Innovation in Surgery: A Historical Perspective. Ann Surg 244(5): 686–693

Seker E, Kilicarslan MA, Deniz ST, Mumcu E, Ozkan P (2015) Effect of atmospheric plasma versus conventional surface treatments on the adhesion capability between self-adhesive resin cement and titanium surface. J Adv Prosthodont 7(3): 249–256

Seon GM, Seo HJ, Kwon SY, Lee MH, Kwon BJ, Kim MS, Koo MA, Park BJ, Park JC (2015) Titanium surface modification by using microwave-induced argon plasma in various conditions to enhance osteoblast biocompatibility. Biomater Res 19: 13

Steinbeck MJ, Chernets N, Zhang J, Kurpad DS, Friedman G, Fridman A, Freeman TA (2013) Skeletal cell differentiation is enhanced by atmospheric dielectric barrier discharge plasma treatment. PLoS One 8(12): e82143

Tan F, O'Neill F, Naciri M, Dowling D, Al-Rubeai M (2012) Cellular and transcriptomic analysis of human mesenchymal stem cell response to plasma-activated hydroxyapatite coating. Acta Biomater 8(4): 1627–1638

Testrich H, Rebl H, Finke B, Hempel F, Nebe B, Neichsner J (2013) Aging effects of plasma polymerized ethylenediamine (PPEDA) thin films on cell-adhesive implant coatings. Mater Sci Eng C Mater Biol Appl 33(7): 3875–3880

Walter G, Hoffmann R (2009) Implantat-assoziierte Infektionen in Orthopädie und Unfallchirurgie. Krankenhaus-Hygiene + Infektionsverhütung 31: 8–14

Wodtke J, Löhr JF (2008) Das infizierte Implantat. Orthopäde 37(3): 257–269

Palliative Plasmabehandlung von Kopf-Hals-Tumoren und kurative Konzepte

Christian Seebauer, Hiromasa Tanaka, Masaru Hori, Hans-Robert Metelmann

© Springer-Verlag Berlin Heidelberg 2016
H.-R. Metelmann, T. von Woedtke, K.-D. Weltmann (Hrsg.), *Plasmamedizin*,
DOI 10.1007/978-3-662-52645-3_8

8.1   Grundlagen

Fallberichte und klinische Studien haben gezeigt, dass CAP („cold atmospheric pressure plasma") wirkungsvoll ist zur Behandlung infizierter Wunden und Ulzerationen (Isbary et al. 2010, 2013; Brehmer et al. 2015), wie bereits ▶ Kap. 5 und ▶ Kap. 6 ausführlich dargestellt haben. Auf dieser Grundlage kommt CAP inzwischen bei der palliativen Behandlung von Kopf-Hals-Karzinomen mit infizierten offenliegenden Ulzerationen zum Einsatz. Keimbesiedlung und Infektion der Tumoroberflächen stellen für Patienten, die sich zumeist in einem weit fortgeschrittenen Stadium ihrer Erkrankung befinden, ein besonders großes Problem dar, weil

— sie die Schmerzhaftigkeit der Krebserkrankung noch verstärken können,
— eine beständige Sepsisgefahr droht,
— die Besiedelung mit anaeroben Keimen mit starken und extrem störenden Geruchsentwicklungen verbunden ist und
— multiresistente Keime auf dem Tumor die betroffenen Patienten im Krankenhaus strengen Isolierungsmaßnahmen unterwerfen, die alle direkten sozialen Kontakte zusätzlich erschweren und damit den Leidensdruck der Patientinnen und Patienten in der Endphase der Krebskrankheit noch verstärken (◻ Abb. 8.1).

Aus Untersuchungen in zahlreichen Tumorzelllinien, Tiermodellen und Gewebeproben ist bekannt, dass CAP nicht nur auf Bakterienzellen einen signifikanten Effekt ausübt, sondern auch auf Krebszellen (Ratovitski et al. 2014; Schlegel et al. 2013; Tanaka et al. 2014). Diese Ergebnisse gelten im Einzelnen für
— Harnblasenkrebs (Keidar et al. 2011),
— Hirntumoren (Tanaka et al. 2011, 2012; Vandamme et al. 2010; Koritzer et al. 2013; Kaushik et al. 2012, 2013),
— Mammakarzinome (Kim et al. 2010c; Wang et al. 2013),
— Gebärmutterhalskrebs (Leduc et al. 2009; Ahn et al. 2011; Sato et al. 2011; Huang et al. 2013),
— Darmkrebs (Lupu et al. 2009; Vandamme et al. 2012; Kim et al. 2010a, b; Ishaq et al. 2014),
— Magenkrebs (Torii et al. 2014),
— Kopf-Hals-Tumoren (Guerrero-Preston et al. 2014; Kang et al. 2014; Hasse et al. 2014),

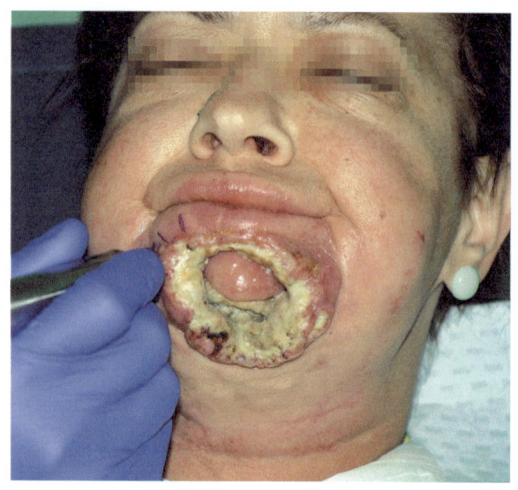

◻ **Abb. 8.1**   Plasmajetbehandlung einer Patientin, die an einem weit fortgeschrittenen Plattenepithelkarzinom der Mundhöhle leidet, das inzwischen ulzerativ zum Kinn durchgebrochen ist. Im zentralen Defekt des Ulkus ist die Zunge zu erkennen, und die Oberflächen des Geschwürs sind kompakt mit Bakterien und Pilzen belegt. Mehrfache und regelmäßige Plasmabehandlung (hier: 3-mal pro Woche, ambulant, 20 min) führt zur Dekontamination, die der Patientin offenkundig Linderung ihrer Beschwerden verschafft (hier: Schmerzen und schwere faulige Geruchsentwicklung) und damit ein wesentliches Ziel palliativer Tumortherapie erreicht

— Leukämie (Thiyagarajan et al. 2012; Barekzi u. Laroussi 2012),
— Leberkrebs (Gweon et al. 2011),
— Lungenkrebs (Huang et al. 2011; Kim et al. 2011; Adachi et al. 2014; Panngom et al. 2013),
— Mundkrebs (Han et al. 2013; Chang et al. 2014a),
— Ovarkarzinome (Iseki et al. 2012; Utsumi et al. 2013, 2014),
— Pankreaskrebs (Brullé et al. 2012; Partecke et al. 2012),
— Prostatakrebs (Hirst et al. 2014),
— Hauttumoren/malignes Melanom (Daeschlein et al. 2013; Yajima et al. 2014; Iida et al. 2014; Fridman et al. 2007; Sensenig et al. 2011; Lee et al. 2009; Zirnheld et al. 2010) und
— Schilddrüsenkrebs (Kaushik et al. 2014; Chang et al. 2014b).

Von klinischem Interesse ist dabei, auch in Auswertung von ▶ Kap. 2, dass CAP zum selektiven

Absterben von Krebszellen bei gleichzeitiger Wachstumsanregung des nichtpathologischen Nachbargewebes führt, dass dabei auch immunologische Prozesse eine Rolle spielen und dass die Krebszellen nicht nur durch Nekrose zerstört werden, sondern auch durch Apoptose abgeschaltet werden, eine Beschleunigung ihres natürlichen Zelltodes, die dem umgebenden angeregten Gewebe genauso natürlich Zeit lässt, hier keinen Defekt entstehen zu lassen, sondern die Lücke zu schließen. Vor diesem Hintergrund kann die palliative CAP-Behandlung von ulzerierten Kopf-Hals-Karzinomen, die in erster Linie der Bekämpfung von Bakterien gilt, in zweiter Linie und ohne notwendige Belastung der Patienten klinische Daten liefern, wie physikalisches Plasma auf die Krebszellen als Zielzellen eines kurativen CAP-Behandlungskonzeptes wirkt.

❯ CAP wirkt nicht nur gegen Bakterien – Grundlage für seine palliative Anwendung bei infizierten Tumoroberflächen –, sondern auch vorwiegend im Sinn einer Apoptose gegen Krebszellen, was Perspektiven für kurative Konzepte eröffnet.

8.2 Palliative Anwendung

Eine erste Zusammenstellung von klinischen Anwendungsbeobachtungen liegt vor (Metelmann et al. 2015), in der 12 Patienten in einem unheilbaren Stadium ihrer Krebserkrankung mit CAP palliativ behandelt worden sind, um die bakterielle Besiedelung der Geschwüre und damit auch die starke Geruchsbelästigung und den Bedarf an Schmerzmitteln zu reduzieren. Alle Patienten hatten als Ausgangstumor ein ausgedehntes Plattenepithelkarzinom, das in der Schleimhaut der Mundhöhle entstanden war, und sie hatten bereits alle Standardtherapieverfahren hinter sich. Die Behandlung zur Dekontamination erfolgte mit einem CAP-Plasmajet (kINPen MED®) und wurde in Zyklen durchgeführt, in denen innerhalb einer Woche 3-mal CAP appliziert wurde über eine Zeitdauer von 1 min/cm² mit anschließender einwöchiger Pause. Die Behandlung umfasste bei den Patienten zwischen 1 Zyklus und 9 Zyklen, und die klinische Nachbeobachtung erreichte bis zu 13 Monate.

Untersucht wurde der Einfluss von CAP auf die Bakterienbesiedlung der Tumoroberflächen, auf den Bedarf der Patienten an Schmerzmitteln und ob Nebenwirkungen unter CAP-Einwirkung auftraten. Die Kontamination zeigte sich als Geruch, Eiter, sichtbarer Belag von Pilzen und Bakterien und durch mikrobiologische Laboruntersuchungen. Der CAP-Einfluss auf die Kontamination wurde bestimmt in den Kategorien

— klinisch nicht evident (–),
— vom Patienten wahrgenommen (+),
— vom Behandler diagnostiziert mit Laborbefunden (++),
— deutlich erkennbar für Patient und Behandler (+++).

Der Einfluss auf den Bedarf an Schmerzmitteln wurde bestimmt durch

— verminderten Analgetikabedarf (+),
— keinen Einfluss (0) oder
— gesteigerten Bedarf an Schmerzmitteln (–).

Alle beobachteten oder vom Patienten mitgeteilten Nebenwirkungen wurden im Klartext dokumentiert. Nach dem ersten Behandlungszyklus wurden die Patienten befragt,

— ob sie die Applikation von CAP und ihre Effekte als positiv eingeschätzt haben (+),
— ob sie keine Veränderung bemerkt haben (0) oder
— ob sie von der Behandlung eher belastet worden sind (–) (Metelmann u. Metelmann 2016, personal appraisal).

8.2.1 Wirksamkeit

CAP kann die Keimbesiedelung von Krebsgeschwüren erheblich reduzieren (◘ Tab. 8.1, Spalte Dekontamination), wobei allerdings in keinem Fall eine vollständige Dekontamination erreicht werden konnte. Mehrere Patienten berichteten eine spürbare Entlastung, und insbesondere war der fötide Geruch, der sie bis dahin begleitet hatte, erheblich vermindert worden. Allerdings war stets noch ein eitriger Restbelag feststellbar. Die mikrobiologischen Untersuchungen zeigten speziell eine Reduktion der anaeroben Flora. Pathogene Keime konnten

■ **Tab. 8.1** Wirkungsspektrum der palliativen Tumortherapie mit CAP

Patient-Nr.	Dekontaminaton[a]	Schmerzmittelbedarf[b]	Nebenwirkungen	Palliation[c]
1	–	0	Erschöpfung, Schmerz, Hautrötung	+
2	++	+		+
3	+	+	Schlechter Geschmack im Mund, Gewichtszunahme[d]	+
4	+	–	Schmerz, Erschöpfung	–
5	+	0	Ödembildung	+
6	+++	+	Schlechter Geschmack im Mund[e]	+
7	+	0	Blutung	0
8	+	0		+
9	+++	+	Schlechter Geschmack im Mund, Ge-wichtszunahme	+
10	+++	+	Halsschwellung, Blutung	+
11	++	+	Halsschwellung, Blutung, starker Speichelfluss, Nekrose, Gewichts-zunahme	+
12	+	0	Erschöpfung	–

[a]– kein Einfluss auf die Keimbesiedelung erkennbar, + Patient nimmt Verminderung der Keimbesiedelung wahr, ++-Mikrobiologische Diagnostik weist Keimreduktion nach, +++ Eindruck des Patienten und mikrobiologischer Befund ergänzen sich
[b]+ Patient benötigt weniger Schmerzmittel, 0 Schmerzmittelbedarf unverändert, – gesteigerter Schmerzmittelbedarf
[c]+ Patient schätzt den Plasmaeffekt positiv ein, 0 Patient kann keine Erleichterung feststellen, – Patient nimmt v. a. eine Belastung wahr
[d]Gewichtszunahme bei Tumorpatienten ist hier ein positiver Effekt wirkungsvoller Palliation
[e]Ozongeruch

nach einer CAP-Behandlung nicht mehr angezüchtet werden. Parallel zu der Reduktion der Keimlast war auch eine Reduktion des Schmerzmittelbedarfs zu beobachten.

❯ CAP eignet sich für die palliative Behandlung von Patienten mit oberflächlichen, infizierten Krebsgeschwüren, die an entzündungsbedingten Schmerzen leiden und zusammen mit ihrer Umgebung an dem Verwesungsgeruch. Im Fall von multiresistenten Keimen kann CAP die dann hygienisch erforderliche Isolation schwerstkranker Patienten im Krankenhaus vermeiden helfen.

Die Mehrzahl der Patienten hat die CAP-Behandlung als sehr positiv eingeschätzt, besonders wenn sie verbunden war mit Schmerzreduktion (■ Tab. 8.1, Spalte Schmerzmittelbedarf), Verminderung des fötiden Geruches und damit einhergehend einer Verbesserung des Allgemeinzustands (■ Tab. 8.1, Spalte Palliation).

8.2.2 Nebenwirkungen

Die palliative Behandlung mit CAP war nicht frei von Nebeneffekten (■ Tab. 8.1, Spalte Nebenwirkungen), aber in keinem Fall waren diese schwerwiegend. Einige Patienten mit ausgedehnten Ulzerationen berichteten über eine extreme Erschöpfung, weil die Behandlung großer Flächen von Geschwüren sehr langwierig ist. Weiterhin wurde über gelegentlich auftretende Schmerzen unter der

Behandlung berichtet, vermutlich wenn die Plasmaapplikation für zu lange Zeit auf der gleichen Fläche verblieb. Schlechter Geschmack war eine häufig bemerkte Nebenwirkung, hier begleitet von der Wahrnehmung eines Ozongeruchs. Einmal trat ein kollaterales Ödem am Hals auf, das allerdings nach kurzer Zeit ohne weitere Behandlung wieder verschwand. Bei einigen Patienten wurde eine kurze diffuse Rötung der Haut unter der CAP-Behandlung beobachtet. Eine ganz oberflächliche Blutung trat in 1 Fall direkt unter der CAP-Behandlung auf, möglicherweise in Verbindung mit einer mechanischen Manipulation an der Oberfläche der Ulzeration, um einige Krypten für den Plasmajet besser zugänglich zu machen. Bemerkungswert war eine Anregung des Speichelflusses, und in 1 Fall kam es zu einer diskreten Verschorfung. 9 von 12 Patienten verstarben während der Untersuchungszeit, die pathologische und klinische Diagnostik stellte hier regelmäßig fest, dass Krebsprogression zum Tod geführt hatte.

❯ Bei der Behandlung von Krebspatienten mit CAP sind bislang noch keine gravierenden Nebenwirkungen beobachtet worden.

Die beschriebenen Nebenwirkungen haben in keinem Fall die Behandlungsbereitschaft der Patientinnen und Patienten vermindert. Nicht zuletzt war festzustellen, dass die CAP-Behandlung mit dem Plasmajet in der Handhabung leicht und sehr präzise ist. Der Plasmajet kann wie ein chirurgisches Skalpell geführt werden und erreicht in der Oberfläche der Ulzeration auch Keime am Grund zerklüfteter Areale.

8.2.3　Nutzen für den Patienten

Die Verminderung der Keimbelastung, wie sie den Patienten in der beschriebenen Weise (weniger Schmerzen, weniger Geruch) situativ zugute kommt, ist der wesentliche und derzeit am besten untersuchte Effekt der CAP-Anwendung im Rahmen der palliativen Medizin bei Kopf-Hals-Karzinomen (Seebauer et al. 2015; Schuster u. Metelmann 2015). Von besonderer Bedeutung ist dabei die sehr effektive Inaktivierung multiresistenter

Mikroorganismen, die auch schon in anderen Zusammenhängen beobachtet worden ist (Daeschlein et al. 2014). Multiresistente Keime unterwerfen einen betroffenen Patienten im Krankenhaus strengen Isolierungsmaßnahmen und erschweren alle direkten sozialen Kontakte, z. B. die Besuchsmöglichkeiten von Angehörigen, und sie verstärken damit den Leidensdruck der Patientinnen und Patienten in der Endphase ihrer Erkrankung. Eine erfolgreiche CAP-Behandlung kann deshalb in vielfältiger Weise palliativen Zugewinn bedeuten.

❯ Die palliative Behandlung erfolgt hier mit einem Plasmajet in wöchentlichen Zyklen, wobei CAP 3-mal pro Woche für 1 min/cm^2 auf der von Auflagerungen und Biofilm befreiten Tumoroberfläche appliziert wird, gefolgt von einer einwöchigen Behandlungspause. Eine lokale Betäubung erübrigt sich. Eine Begrenzung der Zykluszahl ist ärztlicherseits nicht erforderlich.

8.3　Kurative Konzepte

Die Einwirkung von physikalischem Plasma auf die Oberfläche von ausgedehnten Geschwüren fortgeschrittener Kopf-Hals-Karzinome kann natürlich aufgrund der begrenzten Eindringtiefe keine Heilung herbeiführen, aber in einem Drittel der Anwendungen werden morphologische Gewebeveränderungen im Einwirkungsgebiet klinisch erkennbar, die für eine differenzierte Reaktion der Tumorzellen auf CAP sprechen. Diese Krebsgeschwüre erweisen sich damit als ein geeignetes Tumormodell für klinische Phase-I-Studien zur Wirksamkeit von CAP gegen solide Tumoren.

Wichtigstes Forschungsziel nach heutigem Stand der Wissenschaft sind kurative Konzepte zur Frühbehandlung initialer Tumorläsionen, die sich bei anfänglich flacher Ausbreitung in den oberen Hautschichten anatomisch gut eignen für eine Plasmaapplikation (◘ Abb. 8.2).

Ein weiteres Forschungsziel ist die intraoperative und adjuvante Anwendung von Plasma, um Tumorzellen, die in kleinen Nestern z. B. auf der Wand von Blutgefäßen verbleiben, als nichtresezierbarer

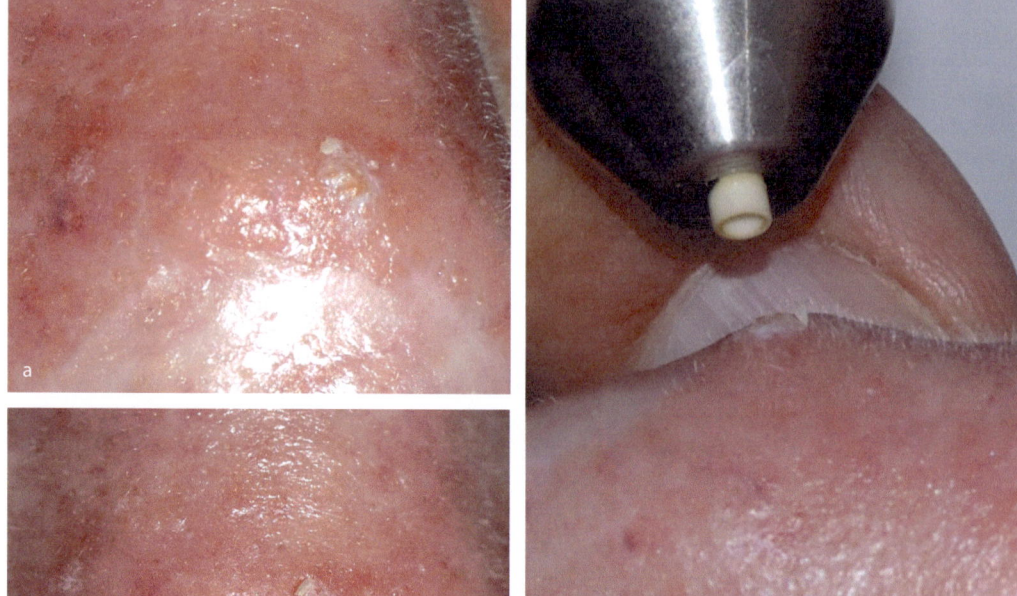

▣ Abb. 8.2   Basalzellkarzinome (hier der Nasenhaut) gehören zu den häufigsten Tumoren überhaupt (**a**) und bedürfen einer konsequenten radikalen Therapie im Initialstadium, wo sie bei typischerweise oberflächlicher Ausbreitung gut zugänglich sind für eine Plasmaapplikation (**b**). Es gibt noch keinen Nachweis, dass eine Plasmaanwendung genauso erfolgreich die Progredienz der Basalzellkarzinome verhindern und beenden kann wie die Standardverfahren der Resektion, Radiatio oder Chemotherapie und dazu im Vergleich ein besseres Narbenbild hinterlässt. (**c**) Teil einer Verlaufsbeobachtung, die im Zentrum des Basalzellkarzinoms eine kleine Abheilungsfläche nach Plasmaeinwirkung erkennen lässt

Rest nach einer ansonsten erfolgreichen chirurgischen Tumormassenausräumung, ohne gravierende mechanische oder thermische Schädigung zu entfernen (▣ Abb. 8.3).

Hier kommt der Vorteil der Plasmawirkung zum Tragen, Tumorzellen nicht nur durch Nekrose zu zerstören mit dem Risiko einer Ruptur des infiltrierten Blutgefäßes, sondern auch durch Apoptose abzuschalten (Sensenig et al. 2011; Partecke et al. 2012; Seebauer et al. 2015), was eine wanderhaltende Vernarbung zulässt.

> ❯ Kurative Tumortherapie mit CAP ist ein
>   Forschungsziel, das sich im Wesentlichen auf
>   die frühe Beseitigung von initialen Läsionen

richtet und in Einzelfällen auf intraoperative Rettungsmöglichkeiten bei kleinen Resten von Tumorzellen, die während eines großen Eingriffs chirurgisch leider nicht entfernt werden können.

8.3.1   Tumormodell

Der Vorteil des Modells Tumoroberfläche besteht darin, dass es jederzeit einen offenen klinischen Zugang zu bloß liegendem Tumorgewebe bietet, sowohl was die Interventionen angeht als auch die anschließenden Verlaufskontrollen. Ein weiterer Vorteil besteht darin, dass die Tumorgewebe

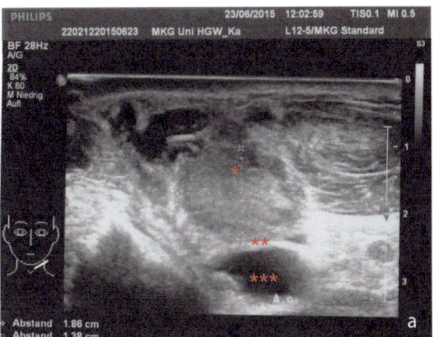
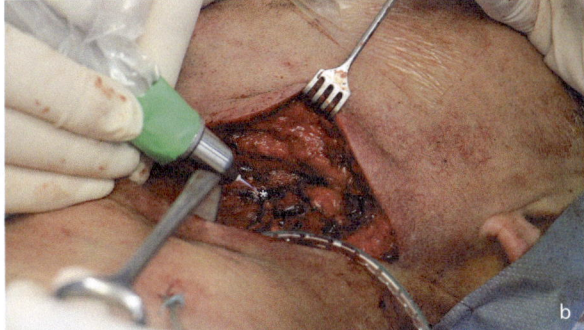
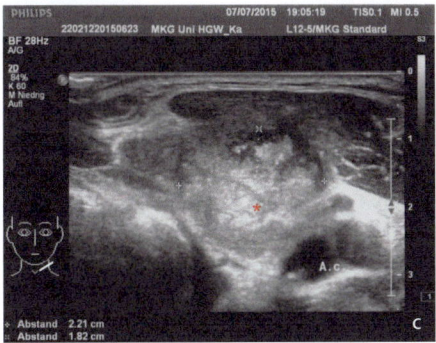

🔲 **Abb. 8.3** Im Ultraschildbild des Halses (**a**) ist bei einem Tumorpatienten eine Lymphknotenmetastase zu erkennen (*), die eine Verbackung zeigt (**) mit der Gefäßwand der Kopfschlagader Arteria carotis communis (***). Die mit Krebszellen gefüllte Metastase muss entfernt werden, wenn ihr weiteres Wachstum nicht zum Tod führen soll, aber sie lässt sich chirurgisch nicht von der Gefäßwand trennen, ohne dort zu einer Ruptur zu führen. Im Zuge einer Neck dissection (**b**) wird die freigelegte Metastase auf der Arterie (*) mit einem Plasmajet behandelt. Das Ultraschallkontrollbild einige Tage nach dieser Behandlung (**c**) zeigt im Lymphknoten Narbenstränge, die als regeneratives Gewebe nach Apoptose der Tumorzellen interpretiert werden

in der palliativen Behandlungsphase der Patienten keinen parallelen Therapiemaßnahmen mehr ausgesetzt sind und dass wiederum die ohnehin erfolgende Dekontamination der infizierten Tumorflächen unabhängig von den Forschungsaspekten einen Gewinn für die Patienten darstellt. Der Nachteil des Tumormodells liegt darin, dass sich dieses Tumorgewebe und seine Zellen offenkundig schon als sehr widerstandsfähig gegen Standardtherapiemaßnahmen erwiesen haben, z. B. gegen chemotherapeutische Einwirkung und immunologische Effekte und dass sie bei dieser Vorgeschichte vermutlich auch biologische Veränderungen erfahren haben, die sie nicht mehr vergleichbar machen mit einem Tumor im frühen Stadium oberflächlicher kleiner Ausdehnung. Weitere Nachteile des Tumormodells sind, dass der Allgemeinzustand der Patienten in dieser Krankheitsphase oft schon stark eingeschränkt ist und komplexe Studienprotokolle verhindert, denen

überdies eine Endpunktbestimmung, wie z. B. das Kriterium Heilung, fehlen würde.

8.3.2 Tumorverhalten

Die klinisch erkennbaren Gewebeveränderungen der Tumoroberfläche in diesem Modell treten in 4 verschiedenen Erscheinungsbildern auf (🔲 Tab. 8.2). 🔲 Abb. 8.4a zeigt eine Patientin mit einem Zungentumor, bei der 14 Tage nach einer ersten palliativen Plasmabehandlung alle 4 Erscheinungsformen gemeinsam zu beobachten waren (🔲 Abb. 8.4b): ein Schrumpfungsprozess, als Typ I klinischer Reaktionen solider Tumoren bezeichnet, eine verstärkte Gefäßzeichnung im Tumorgebiet (Typ II), ein Ausbleiben des weiteren Tumorwachstums (Typ III) und ein kompletter Verlust der fibrinösen Deckschicht des Tumorgewebes (Typ IV).

◘ **Tab. 8.2** Klinische Klassifikation von CAP-Tumor-Effekten

Typ	Tumorreaktion	Klinik	Häufigkeit in Bezug auf alle klinischen CAP-Interventionen[a]
I	Tumorabbau	Einschrumpfen von halbkugeligen Gewebevermehrungen und aktiven Wachstumszonen an der Tumoroberfläche, z. T. mit zentralen kleinen Ulzerationen	In unterschiedlichem Umfang häufig
III	Wachstumsverhaltung	Vermehrung von oberflächlichen Blutgefäßen ohne klinisch erkennbare Entzündungszeichen	Wohl selten
II	Abwehraktivierung	Verlangsamung oder Einstellen des Tumorwachstums im Vergleich mit unbehandeltem Nachbargewebe	Selten
IV	Tumorfreilegung	Verlust von Belägen, die den Tumorzellen aufliegen und zu deren Entwicklung die Tumorzellen selbst beitragen, schwer abgrenzbar von der Dekontaminationswirkung von CAP bei vorbereitendem mechanischem Abtupfen des Biofilms	Am häufigsten (mit ätiologischer Einschränkung)

[a]Klinische Veränderungen sind in einem Drittel der Interventionen zu erkennen und können in allen 4 Typen bei einem Patienten gleichzeitig auftreten

Die Tumoroberflächenwirkung vom Typ I ist derzeit am besten untersucht (Metelmann 2016). Bei 30 Interventionen mit CAP im Rahmen einer palliativen Behandlung kam es in 8 Fällen im Tumorgebiet unter CAP-Einwirkung im Verlauf von 2 Wochen zu einer klinisch erkennbaren lokalen Tumorschrumpfung, während im angrenzenden unbehandelten Bereich der Oberfläche ein fortschreitendes Tumorwachstum zu beobachten war. In 15 Fällen blieb eine derartige Tumorreaktion auf CAP-Einwirkung allerdings aus bei gleichzeitigem weiterem Tumorwachstum auf den unbehandelten Flächen. In 6 Fällen wurde die Typ-I-Reaktion beobachtet, ohne dass der unbehandelte Resttumor weiteres Wachstum zeigte. In 1 Fall bestand Wachstumsstillstand überhaupt, sowohl im behandelten als auch im unbehandelten Tumorbereich. Kein einziger Fall kam vor, bei dem CAP-Einwirkung das Tumorwachstum sogar beschleunigt hätte.

❯ Die Klassifikation der klinisch erkennbaren Effekte von CAP bei soliden Tumoren (Typ I–IV) ist ein wichtiger Schritt zur klinischen Strukturierung der Grundlagenforschung.

8.3.3 Nutzen für die Forschung

Die kurative Behandlung von Krebserkrankungen gehört derzeit noch nicht zum Zulassungsbereich der Plasmamedizingeräte und steht ohnehin ein gutes Stück vor der Schwelle zur Klinik. Die ersten klinischen Erfahrungen auf diesem Gebiet ergeben sich zunächst aus Beobachtungen bei der palliativen Dekontamination von infizierten Krebsgeschwüren, für die die Plasmamedizingeräte zugelassen sind. Die Daten beschränken sich derzeit auch ganz auf morphologische Effekte an der Tumoroberfläche, nicht zuletzt um die betroffenen Patienten nicht mit weitergehenden Untersuchungen und z. B. Gewebeentnahmen zu belasten. Als qualitativ gesichert ist jedoch festzustellen, dass CAP zu klinisch erkennbaren Gewebeveränderungen an der Tumoroberfläche von Kopf-Hals-Karzinomen führen kann. Diese Reaktionen fallen sehr differenziert aus und lassen sich nach 4 Typen klassifizieren. Die Klassifikation der klinischen Effekte von CAP bei soliden Tumoren soll der Strukturierung der klinischen Grundlagenforschung auf dem Weg zu kurativen Konzepten dienen, z. B. für gemeinsame Studien der anwendungsorientierten

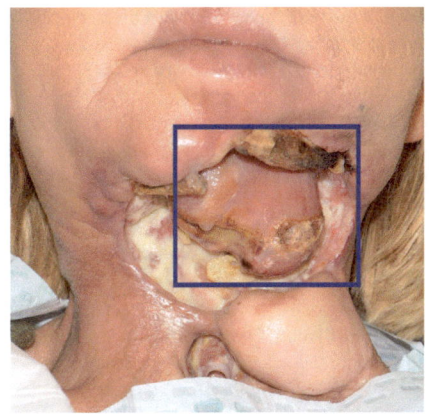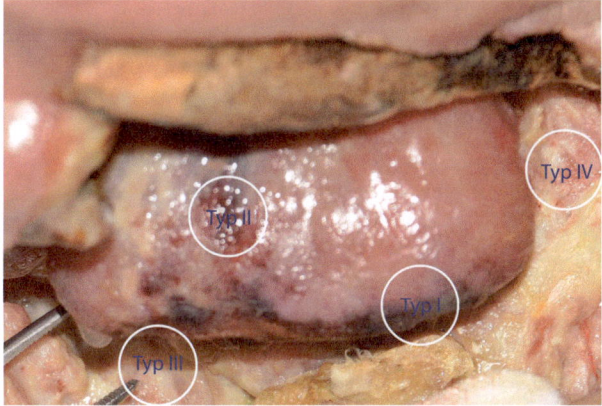

□ Abb. 8.4a Ausgangsbefund vor palliativer Plasmabehandlung. **b** Befund 14 Tage nach erster Plasmabehandlung. Erkennbar sind morphologische Veränderungen der Tumoroberfläche in 4 Erscheinungsformen (Typ I–IV der Klassifikation). *Typ I* hier zeigt sich lokales Einschrumpfen der Gewebemasse, *Typ II* oberflächliche, leicht blutende Gefäße sind neu gebildet worden, *Typ III* das Tumorwachstum sistiert, allerdings ohne einen klinisch gewünschten Schrumpfungseffekt, *Typ IV* die Tumoroberfläche verliert ohne mechanische Einwirkung Teile ihres Biofilms

Forschung im Labor mit der forschungsorientierten Anwendung in der Klinik.

> ❯ Die kurative Behandlung von Krebserkrankungen ist Gegenstand intensiver internationaler Forschungen, aber gehört derzeit noch nicht zum Zulassungsbereich der Plasmamedizingeräte und steht ohnehin ein gutes Stück vor der Schwelle zur Klinik.

Literatur

Adachi T, Tanaka H, Nonomura S, Hara H, Kondo SI, Hori M (2014) Plasma-activated medium induces A549 cell injury via a spiral apoptotic cascade involving the mitochondrial-nuclear network. Free radical biology & medicine 79C: 28–44. doi:10.1016/j.freeradbiomed.2014.11.014

Ahn HJ, Kim KI, Kim G, Moon E, Yang SS, Lee JS (2011) Atmospheric-Pressure Plasma Jet Induces Apoptosis Involving Mitochondria via Generation of Free Radicals. Plos One 6 (11): e28154. doi: 10.1371/journal.pone.0028154

Barekzi N, Laroussi M (2012) Dose-dependent killing of leukemia cells by low-temperature plasma. J Phys D Appl Phys 45 (42): 422002. doi: 10.1088/0022-3727/45/42/422002

Brehmer F, Haenssle HA, Daeschlein G, Ahmed R, Pfeiffer A, Goerlitz A, et al (2015) Alleviation of chronic venous leg ulcers with a hand-held dielectric barrier discharge plasma generator (PlasmaDerms VU-2010): results of a mono-entric, two-armed, open, prospective, randomized and controlled trial (NCT01415622). J Eur Acad Dermatol Venereol 29: 148–155

Brullé L, Vandamme M, Ries D, Martel E, Robert E, Lerondel S, Trichet V, Richard S, Pouvesle JM, Le Pape A (2012) Effects of a Non Thermal Plasma Treatment Alone or in Combination with Gemcitabine in a MIA PaCa2-luc Orthotopic Pancreatic Carcinoma Model. Plos One 7 (12): e52653. doi: 10.1371/journal.pone.0052653

Chang JW, Kang SU, Shin YS, Kim KI, Seo SJ, Yang SS, Lee JS, Moon E, Baek SJ, Lee K, Kim CH (2014a) Non-thermal atmospheric pressure plasma induces apoptosis in oral cavity squamous cell carcinoma: Involvement of DNA-damage-triggering sub-G(1) arrest via the ATM/p53 pathway. Archives of biochemistry and biophysics 545: 133–140

Chang JW, Kang SU, Shin YS, Kim KI, Seo SJ, Yang SS, Lee JS, Moon E, Lee K, Kim CH (2014b) Non-thermal atmospheric pressure plasma inhibits thyroid papillary cancer cell invasion via cytoskeletal modulation, altered MMP-2/-9/uPA activity. Plos One 9 (3):e92198. doi:10.1371/journal.pone.0092198

Daeschlein G, Scholz S, Lutze S, Arnold A, et al. (2013) Comparison between cold plasma, electro chemotherapy and combined therapy in a melanoma mouse model. Exp Dermatol 22: 582–586

Daeschlein G, Napp M, von Podewils S, Lutze S, Emmert S, Lange A, et al. (2014) In vitro susceptibility of multidrug resistant skin and wound pathogens against low temperature atmospheric pressure plasma jet (APPJ) and dielectric barrier discharge plasma (DBD). Plasma Process Polym 11: 175–183

Fridman G, Shereshevsky A, Jost MM, Brooks AD, Fridman A, Gutsol A, Vasilets V, Friedman G (2007) Floating electrode dielectric barrier discharge plasma in air promoting apoptotic behavior in melanoma skin cancer cell lines. Plasma Chem Plasma P 27(2): 163–176

Guerrero-Preston R, Ogawa T, Uemura M, Shumulinsky G, Valle BL, Pirini F, Ravi R, Sidransky D, Keidar M, Trink B (2014) Cold atmospheric plasma treatment selectively targets head and neck squamous cell carcinoma cells. Int J Mol Med 34(4): 941–946

Gweon B, Kim M, Kim DB, Kim D, Kim H, Jung H, Shin JH, Choe W (2011) Differential responses of human liver cancer and normal cells to atmospheric pressure plasma. Appl Phys Lett 99 (6): 063701. doi: 10.1063/1.3622631

Han X, Klas M, Liu YY, Stack MS, Ptasinska S (2013) DNA damage in oral cancer cells induced by nitrogen atmospheric pressure plasma jets. Appl Phys Lett 102 (23): 233703. doi: 10.1063/1.4809830

Hasse S, Tran TD, Hahn O, Weltmann KD, Metelmann HR, Masur K (2014) Plasma application in human skin – molecular analyses in situ. Exp Dermatol 23: e51

Hirst AM, Frame FM, Maitland NJ, O'Connell D (2014) Low temperature plasma: a novel focal therapy for localized prostate cancer? Biomed Res Int 2014: 878319. doi:10.1155/2014/878319

Huang J, Chen W, Li H, Wang XQ, Lv GH, Khosa ML, Guo M, Feng KC, Wang PY, Yang SZ (2011) Deactivation of A549 cancer cells in vitro by a dielectric barrier discharge plasma needle. J Appl Phys 109 (5): 053305. doi: 10.1063/1.3553873

Huang J, Chen W, Li H, Wang PY, Yang SZ (2013) Inactivation of He la cancer cells by an atmospheric pressure cold plasma jet. Acta Phys Sin-Ch Ed 62 (6): 065201. doi: 10.7498/Aps.62.065201

Iida M, Yajima I, Ohgami N, Tamura H, Takeda K, Ichihara S, Hori M, Kato M (2014) The effects of non-thermal atmospheric pressure plasma irradiation on expression levels of matrix metalloproteinases in benign melanocytic tumors in RET-transgenic mice. Eur J Dermatol 24(3): 392–394

Isbary G, Morfill G, Schmidt HU, Georgi M, Ramrath K, Heinlin J et al. (2010) A first prospective randomized controlled trial to decrease bacterial load using cold atmospheric argon plasma on chronic wounds in patients. Br J Dermatol 163: 78–82

Isbary G, Zimmermann JL, Shimizu T, Li YF, Morfill GE, Thomas HM, et al. (2013) Non-thermal plasma – more than five years of clinical experience. J Clin Plasma Med 1: 19–23

Iseki S, Nakamura K, Hayashi M, Tanaka H, Kondo H, Kajiyama H, Kano H, Kikkawa F, Hori M (2012) Selective killing of ovarian cancer cells through induction of apoptosis by nonequilibrium atmospheric pressure plasma. Appl Phys Lett 100 (11):113702. doi: 10.1063/1.3694928

Ishaq M, Evans MD, Ostrikov KK (2014) Atmospheric pressure gas plasma-induced colorectal cancer cell death is mediated by Nox2-ASK1 apoptosis pathways and oxidative stress is mitigated by Srx-Nrf2 anti-oxidant system. Biochim Biophys Acta 1843(12): 2827–2837

Kang SU, Cho JH, Chang JW, Shin YS, Kim KI, Park JK, Yang SS, Lee JS, Moon E, Lee K, Kim CH (2014) Nonthermal plasma

induces head and neck cancer cell death: the potential involvement of mitogen-activated protein kinase-dependent mitochondrial reactive oxygen species. Cell Death Dis 5: e1056. doi:10.1038/cddis.2014.33

Kaushik NK, Uhm H, Choi EH (2012) Micronucleus formation induced by dielectric barrier discharge plasma exposure in brain cancer cells. Appl Phys Lett 100 (8): 084102. doi: 10.1063/1.3687172

Kaushik NK, Kim YH, Han YG, Choi EH (2013) Effect of jet plasma on T98G human brain cancer cells (vol 13, pg 176, 2012). Curr Appl Phys 13(3): 614–618. doi: 10.1016/j.cap.2012.10.009

Kaushik NK, Kaushik N, Park D, Choi EH (2014) Altered antioxidant system stimulates dielectric barrier discharge plasma-induced cell death for solid tumor cell treatment. Plos One 9 (7):e103349. doi:10.1371/journal.pone.0103349

Keidar M, Walk R, Shashurin A, Srinivasan P, Sandler A, Dasgupta S, Ravi R, Guerrero-Preston R, Trink B (2011) Cold plasma selectivity and the possibility of a paradigm shift in cancer therapy. Br J Cancer 105(9): 1295–1301. doi:10.1038/bjc.2011.386

Kim CH, Kwon S, Bahn JH, Lee K, Jun SI, Rack PD, Baek SJ (2010a) Effects of atmospheric nonthermal plasma on invasion of colorectal cancer cells. Appl Phys Lett 96 (24):243701. doi: 10.1063/1.3449575

Kim CH, Bahn JH, Lee SH, Kim GY, Jun SI, Lee K, Baek SJ (2010b) Induction of cell growth arrest by atmospheric non-thermal plasma in colorectal cancer cells. Journal of biotechnology 150(4): 530–538

Kim SJ, Chung TH, Bae SH, Leem SH (2010c) Induction of apoptosis in human breast cancer cells by a pulsed atmospheric pressure plasma jet. Appl Phys Lett 97(2): 023702. doi: 10.1063/1.3462293

Kim K, Choi JD, Hong YC, Kim G, Noh EJ, Lee JS, Yang SS (2011) Atmospheric-pressure plasma-jet from micronozzle array and its biological effects on living cells for cancer therapy. Appl Phys Lett 98 (7): 073701. doi: 10.1063/1.3555434

Koritzer J, Boxhammer V, Schafer A, Shimizu T, Klampfl TG, Li YF, Welz C, Schwenk-Zieger S, Morfill GE, Zimmermann JL, Schlegel J (2013) Restoration of Sensitivity in Chemo - Resistant Glioma Cells by Cold Atmospheric Plasma. Plos One 8 (5): e64498. doi: 10.1371/journal.pone.0064498

Lee HJ, Shon CH, Kim YS, Kim S, Kim GC, Kong MG (2009) Degradation of adhesion molecules of G361 melanoma cells by a non-thermal atmospheric pressure microplasma. New J Phys 11: 115026. doi: 10.1088/1367-2630/11/11/115026

Leduc M, Guay D, Leask RL, Coulombe S (2009) Cell permeabilization using a non-thermal plasma. New J Phys 11: 115021. doi: 10.1088/1367-2630/11/11/115021

Lupu AR, Georgescu N, Calugaru A, Cremer L, Szegli G, Kerek F (2009) The effects of cold atmospheric plasma jets on B16 and COLO320 tumoral cells. Roumanian archives of microbiology and immunology 68(3): 136–144

Metelmann HR (2016) Cancer treatment and physical plasma: phase-I clinical study concept and first results. 3rd International Workshop on Plasma for Cancer Treatment, Washington DC, April 2016: oral session

Metelmann B, Metelmann C (2016, personal appraisal) Telemedicine at the Emergency Site – Evaluated by emergency team members in simulated scenarios. Inauguraldissertation, Universitätsmedizin Greifswald

Metelmann HR, Nedrelow DS, Seebauer C, Schuster M, von Woedtke T, Metelmann P et al. (2015) Head and neck cancer treatment and physical plasma. Clin Plasma Med 3: 17–23

Panngom K, Baik KY, Nam MK, Han JH, Rhim H, Choi EH (2013) Preferential killing of human lung cancer cell lines with mitochondrial dysfunction by nonthermal dielectric barrier discharge plasma. Cell Death Dis 4: e642. doi:10.1038/cddis.2013.168

Partecke LI, Evert K, Haugk J, Doering F, Normann L, Diedrich S, Weiss FU, Evert M, Huebner NO, Guenther C, Heidecke CD, Kramer A, Bussiahn R, Weltmann KD, Pati O, Bender C, von Bernstorff W (2012) Tissue tolerable plasma (TTP) induces apoptosis in pancreatic cancer cells in vitro and in vivo. Bmc Cancer 12: 473. doi:10.1186/1471-2407-12-473

Ratovitski EA, Cheng X, Yan D, Sherman JH, Canady J, Trink B, et al. (2014) Anti-cancer therapies of 21st century: novel approach to treat human cancers using cold atmospheric plasma. Plasma Process Polym 11: 1128–1137

Sato T, Yokoyama M, Johkura K (2011) A key inactivation factor of HeLa cell viability by a plasma flow. J Phys D Appl Phys 44 (37):372001. doi: 10.1088/0022-3727/44/37/372001

Schlegel J, Koeritzer J, Boxhammer V (2013) Plasma in cancer treatment. J Clin Plasma Med 1(2): 2–7

Schuster M, Metelmann HR (2015) Decontamination of super infected tumors with cold atmospheric pressure plasma (CAP) and mistletoe – clinical cancer study program in head and neck surgery – CC2.IWPCT – Second International Workshop on Plasma for Cancer Treatment, March 16–17, 2015, Nagoya University, Japan, poster session: P62

Seebauer C, Hasse S, Metelmann HR (2015) Supportive plasma treatment in palliative cancer care – clinical cancer study program in head and neck surgery – CC1.IWPCT – Second International Workshop on Plasma for Cancer Treatment, March 16–17, 2015, Nagoya University, Japan, poster session: P63

Sensenig R, Kalghatgi S, Cerchar E, Fridman G, Shereshevsky A, Torabi B et al. (2011) Non-thermal plasma induces apoptosis in melanoma cells via production of intracellular reactive oxygen species. Ann Biomed Eng 39(2): 674–687

Tanaka H, Mizuno M, Ishikawa K, Nakamura K, Kajiyama H, Kano H, Kikkawa F, Hori M (2011) Plasma-Activated Medium Selectively Kills Glioblastoma Brain Tumor Cells by Down-Regulating a Survival Signaling Molecule, AKT Kinase. Plasma Medicine 1(3–4): 265–277

Tanaka H, Mizuno M, Ishikawa K, Nakamura K, Utsumi F, Kajiyama H, Kano H, Maruyama S, Kikkawa F, Hori M (2012) Cell survival and proliferation signaling pathways are downregulated by plasma-activated medium in glioblastoma brain tumor cells. Plasma Medicine 2(4): 207–220

Tanaka H, Mizuno M, Ishikawa K, Nakamura K, Utsumi F, Kajiyama H, Kano H, Okazaki Y, Toyokuni S, Maruyama S, Kikkawa F, Hori M (2014) Plasma Medical Science for Cancer Therapy: Toward cancer therapy using non-thermal atmospheric pressure plasma. Ieee T Plasma Sci 42(12): 3760–3764

Thiyagarajan M, Sarani A, Gonzales X (2012) Characterization of Portable Resistive Barrier Plasma Jet and Its Direct and Indirect Treatment for Antibiotic Resistant Bacteria and THP-1 Leukemia Cancer Cells. Ieee T Plasma Sci 40(12): 3533–3545

Torii K, Yamada S, Nakamura K, Tanaka H, Kajiyama H, Tanahashi K, Iwata N, Kanda M, Kobayashi D, Tanaka C, Fujii T, Nakayama G, Koike M, Sugimoto H, Nomoto S, Natsume A, Fujiwara M, Mizuno M, Hori M, Saya H, Kodera Y (2014) Effectiveness of plasma treatment on gastric cancer cells. Gastric Cancer 18(3): 635–643. doi:10.1007/s10120-014-0395-6

Utsumi F, Kajiyama H, Nakamura K, Tanaka H, Mizuno M, Ishikawa K, Kondo H, Kano H, Hori M, Kikkawa F (2013) Effect of Indirect Nonequilibrium Atmospheric Pressure Plasma on Anti-Proliferative Activity against Chronic Chemo-Resistant Ovarian Cancer Cells In Vitro and In Vivo. Plos One 8 (12):e81576. doi:10.1371/journal.pone.0081576

Utsumi F, Kajiyama H, Nakamura K, Tanaka H, Hori M, Kikkawa F (2014) Selective cytotoxicity of indirect nonequilibrium atmospheric pressure plasma against ovarian clear-cell carcinoma. SpringerPlus 3: 398. doi:10.1186/2193-1801-3-398

Vandamme M, Robert E, Pesnel S, Barbosa E, Dozias S, Sobilo J, Lerondel S, Le Pape A, Pouvesle JM (2010) Antitumor Effect of Plasma Treatment on U87 Glioma Xenografts: Preliminary Results. Plasma Process Polym 7(3–4): 264–273

Vandamme M, Robert E, Lerondel S, Sarron V, Ries D, Dozias S, et al. (2012) ROS implication in a new antitumor strategy based on non-thermal plasma. Int J Cancer 130: 2185–2194

Wang M, Holmes B, Cheng X, Zhu W, Keidar M, Zhang LG (2013) Cold atmospheric plasma for selectively ablating metastatic breast cancer cells. Plos One 8 (9):e73741. doi:10.1371/journal.pone.0073741

Yajima I, Iida M, Kumasaka MY, Omata Y, Ohgami N, Chang J, Ichihara S, Hori M, Kato M (2014) Non-equilibrium atmospheric pressure plasmas modulate cell cycle-related gene expressions in melanocytic tumors of RET-transgenic mice. Exp Dermatol 23(6): 424–425

Zirnheld JL, Zucker SN, DiSanto TM, Berezney R, Etemadi K (2010) Nonthermal Plasma Needle: Development and Targeting of Melanoma Cells. Ieee T Plasma Sci 38(4): 948–952

Plasmaanwendung in der Herzchirurgie

Lutz Hilker, Thomas von Woedtke, Rüdiger Titze, Klaus-Dieter Weltmann, Wolfgang Motz, Hans-Georg Wollert

© Springer-Verlag Berlin Heidelberg 2016
H.-R. Metelmann, T. von Woedtke, K.-D. Weltmann (Hrsg.), *Plasmamedizin*,
DOI 10.1007/978-3-662-52645-3_9

9.1   Wundheilungsstörungen in der Herzchirurgie

» „Während der 80er Jahre hatten wir einen Ausbruch nosokomialer Sternumwundinfektionen hervorgerufen durch Mycobacterien. Fünf Patienten starben, alle anderen wurden schließlich geheilt. Die Ursache für die Infektionen konnte nie richtig aufgeklärt werden, aber inzwischen denken wir, dass es Leitungswasser war. Wir nutzten Slush-Eis für die Myokardprotektion. […] Die Bakterien könnten in dem Eis gewesen sein, welches zur Herstellung von Slush in Glasflaschen genutzt wurde. Wenn dies in letzter Zeit passiert wäre, hätten wir nach Debridement Muskellappen benutzt und die Ergebnisse wären viel besser gewesen. Ihre Verwendung hat die Mortalität und die Erholungszeit von sternalen Wundinfektionen wesentlich reduziert. Die Chirurgen, welche die Verwendung von Muskellappen beschrieben, sollten den Nobelpreis erhalten und jeder Herzchirurg sollte Ihren Namen im Abendgebet erwähnen."

Diese Ausführungen von Francis Robiczek, einem der Pioniere der offenen Herzchirurgie, sind Beleg für die andauernde Bedeutung, welche Maßnahmen zur erfolgreichen Vermeidung und Behandlung mediastinaler oder sternaler Wundheilungsstörungen in der Herzchirurgie schon immer hatten (Stoney 2008).

Nach wie vor ist die Sternumosteomyelitis eine der schwerwiegendsten Komplikationen nach herzchirurgischen Eingriffen. Sie tritt bei 0,4–8,0 % der behandelten Patienten auf. Hinsichtlich der Mortalität beschreiben verschiedene Quellen Raten zwischen 14 und 50 % (Loop et al. 1990; Falagas u. Rosmarakis 2006; Ahumada et al. 2005). Weitergehende chirurgische Behandlungsmethoden wie die M.-latissimus-dorsi-Plastik, die M.-rectus-abdominis- und Omentum-majus-Plastik (Klesius et al. 2004; Ghazi et al. 2008) sowie postoperative anzulegende Stabilisationsverbände und insbesondere die den bei Infektion nach Revision offenen Thorax stabilisierende Vakuumtherapie

führten in den letzten Jahren zu einer Verbesserung der Ergebnisse mit einer deutlich reduzierten Mortalität.

In der Regel nicht so folgenreich, aber ebenso zeitaufwendig und für die Patienten belastend sind Wundheilungsstörungen im Bereich der Venenentnahmestellen nach Bypass-graft-Gewinnung sowie insbesondere der Leisten bei peripheren Gefäßeingriffen bzw. bei minimalinvasiven Aortenklappen bzw. Aorteneingriffen. Aufgrund des multimorbiden und z. T. sehr adipösen, meist auch diabetischen Patientengutes besteht bei einem Teil der letztgenannten Patienten nicht selten präoperativ eine mykotische Leistensituation.

Bei kritisch kranken Patienten auf herzchirurgischen Intensivstationen kommt es zudem in regelmäßigen Abständen zum Auftreten lagerungsbedingter Wunden. Dekubiti sakral, gluteal, trochantär, spinal oder im Bereich der Fersen sowie intertriginöse Mykosen inguinal oder submammär erfordern oft langwierige Behandlungen.

Insbesondere nach klappenchirurgischen Eingriffen oder bei inkorporiertem Fremdmaterial (z. B. Endoprothesen, Schrittmacher- oder Defibrillator-Devices, Herzunterstützungssystem) ergibt sich aus den ggf. rezidivierenden Bakteriämien bei lokalen Wunden die Gefahr von schwerwiegenden Infektionszuständen wie Endoplastiden und Endokarditiden mit letztendlich nicht selten fatalem Ausgang.

9.2   Klinische Erfahrungen mit der Anwendung von Atmosphärendruckplasma (CAP)

Seit dem Jahr 2014 erforscht unsere Arbeitsgruppe in der Klinik für Herz-, Thorax- und Gefäßchirurgie des Klinikums Karlsburg in enger Zusammenarbeit mit dem INP Greifswald die Möglichkeiten der Anwendung von Atmosphärendruckplasma zur Unterstützung der Wundheilung im Rahmen von ausgewählten Therapieversuchen. Genutzt wird hierzu der nach Medizinproduktegesetz zur Behandlung chronischer Wunden zugelassene kINPen® MED der neoplas tools GmbH Greifswald.

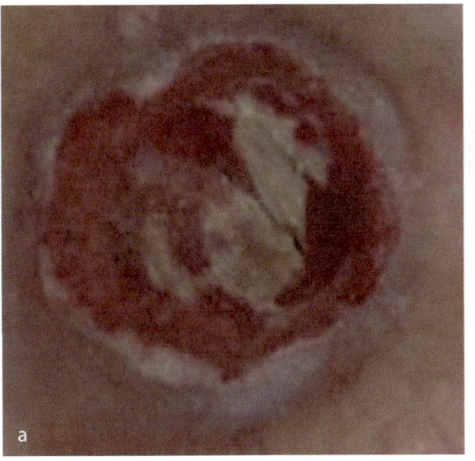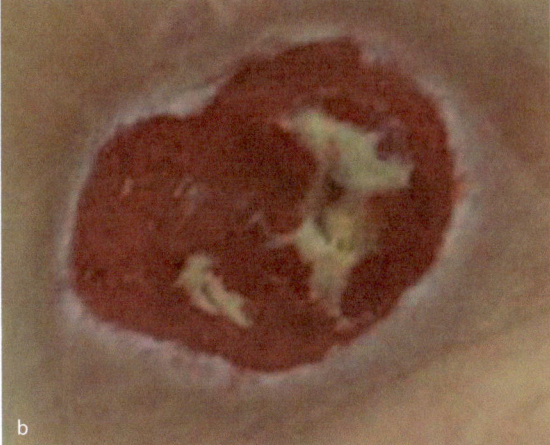

Abb. 9.1   Ulkus am linken Innenmalleolus bei PAVK. **a** 3 Wochen nach Wunddebridement und VAC-Therapie, **b** nach weiteren 9 Tagen VAC-Therapie und 3-maliger CAP-Applikation

Gute Behandlungserfolge lassen sich
- bei der präoperativen Behandlung von intertriginösen Mykosen bzw. Fissuren,
- bei der Säuberung und Granulations-induktion infizierter Ulzera bei diabetischem Fuß mit begleitender peripherer arterieller Verschlusskrankheit,
- bei beginnenden lagerungsbedingten Druckulzera sowie
- bei beginnend infizierten Fremdkörperaus-trittsstellen (z. B. Driveline von HeartWare-Linksherzunterstützungssytemen) erzielen.

9.2.1 Patient 1: Ulcus cruris bei peripherer arterieller Verschlusskrankheit

Es handelt sich um einen 61-jährigen generalisierten Arteriosklerotiker, der Mitte 2015 ein Ulcus cruris im Bereich des linken Innenmalleolus ausgebildet hatte. Bei zunehmend feuchter Nekrose war ein chirurgisches Debridement mit nachfolgender Vaku-umtherapie durchgeführt worden. Zur Besserung der Durchblutungssituation erfolgte begleitend eine PTA der Arteria femoralis superficialis links.

Zwei Tage nach diesem Eingriff trat ein akutes Koronarsyndrom auf, woraufhin der Patient zur wei-tergehenden kardialen Diagnostik in unsere Klinik eingewiesen wurde. Dabei zeigte sich eine schwere koronare Dreigefäßerkrankung mit Hauptstammbe-teiligung. Daraus resultierte die Indikation zur ope-rativen Myokardrevaskularisation.

Bei Aufnahme fand sich das Ulcus nach 20 Tagen VAC-Therapie mäßig anerg mit geringer Granula-tionstendenz. Wir begannen daraufhin unmittelbar präoperativ mit intermittierender CAP-Applikation während der im Intervall von 3 Tagen stattfindenden VAC-Verbandswechsel, jeweils nach lokaler Desin-fektion mit Octenidin. Unter 4 Behandlungen kam es zu einer eindrucksvollen Granulationsinduktion und verstärkter Epithelialisierung ausgehend von den Wundrändern (Abb. 9.1).

9.2.2 Patient 2: Intertriginöse Mykosen vor geplantem transfemoralem Aortenklappenersatz

Gerade bei adipösen und aufgrund ihres Alters weniger mobilen Patienten mit begleitendem Dia-betes mellitus kommt es im Rahmen von chir-urgischen Eingriffen häufiger als gewöhnlich zu

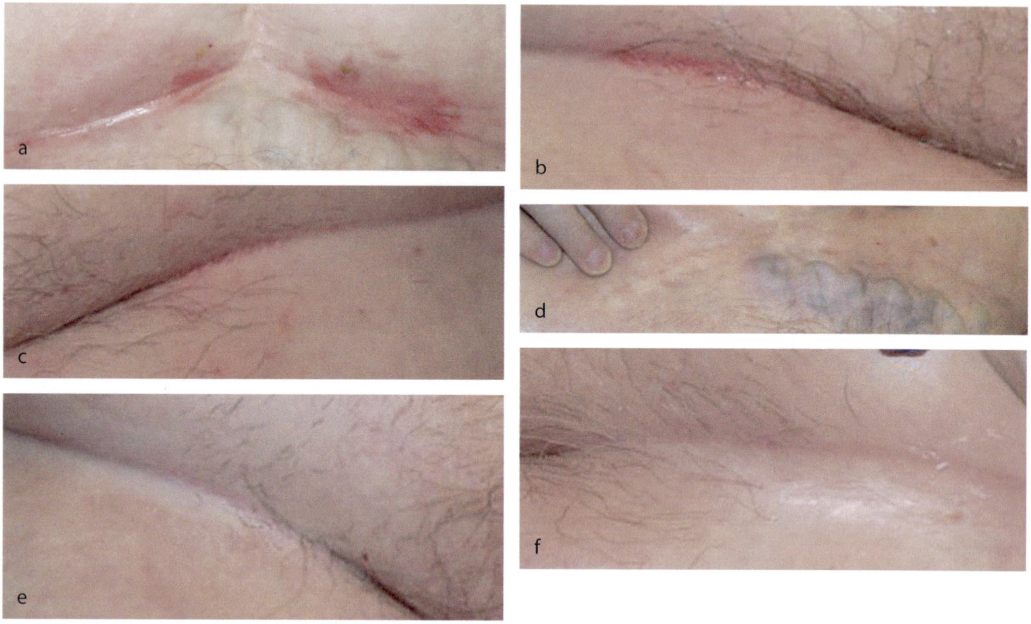

Abb. 9.2 Mazerierte Leiste sowie Bauchfalte bei geplanter transfemoraler Aortenklappenprothesenimplantation. Wundverlauf vor (**a–c**) und sechs Tage nach (**d–f**) einer CAP-Anwendung

Wundheilungsstörungen. Insbesondere der hygienisch kritische Bereich der Leisten, über welche bei minimalinvasiven Eingriffen (z. B. tranfemoraler Aortenklappenersatz) der Zugang erfolgt, ist hierfür prädestiniert. Häufig kommt es zunächst zu seröser Sezernierung mit Wundrötung, schließlich zu mechanischen Mazerationen bzw. Wunddehiszenz und schließlich zur Superinfektion mit putrider Entleerung. Es folgen in der Regel langwierige Heilungsverläufe mit der Gefahr von Sekundärkomplikationen. Unser Beispiel zeigt die z.T. mazerierten Leisten und die Bauchfalte einer 80-jährigen adipösen Patientin vor geplanter transfemoraler Aortenklappenprothesenimplantation bei symptomatischer Aortenklappenstenose.

6 Tage vor dem Eingriff wurde einmalig nach Desinfektion mit Octenidin mit CAP über 1 min/cm² behandelt. Im Weiteren erfolgten täglich trocken Verbandswechsel mit Fettgaze. Im Ergebnis stellten sich die Hautverhältnisse trocken und zunehmend reizlos dar. Die geplante transfemorale Aortenklappenimplantation erfolgte komplikationslos.

9.2.3 Patient 3: Beginnende Driveline-Austrittsstellen-Infektion bei einem Patienten mit Linksherzunterstützungssystem

Patienten mit Fremdkörper-Haut-Kontaktstellen sind grundsätzlich infektionsgefährdet. Im ungünstigsten Fall kommt es zu aufsteigenden Wundinfektionen mit nachfolgenden Bakteriämien und daraus resultierenden Septitiden. Die Mortalität in solchen Fällen ist sehr hoch. Auch bei Patienten mit den derzeit am weitesten verbreiteten Herzunterstützungssystemen der Firma HeartWare muss die Energieversorgung der Pumpe über ein im linken oder rechten Mittelbauch ausgeleitetes Polyurethan-beschichtetes, partiell Teflon-ummanteltes Stromkabel, die sog. Driveline, erfolgen. Hier besteht ein erhebliches Infektionspotenzial, und häufig sind aufsteigende Driveline-Infektionen und deren Folgen lebenszeitbegrenzend. Dem Autor vorliegende Untersuchungen an einem ex vivo betriebenen Pumpensystem ergaben keinen Hinweis auf negative Einflüsse unter CAP-Applikation auf die Controller- bzw. Pumpenfunktion oder negative Einflüsse

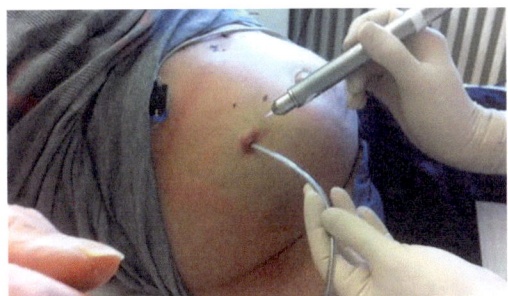

Abb. 9.3 Plasmaapplikation im Bereich der Driveline-Austrittsstelle bei HVAD-Patienten

auf die Schutzisolation der Driveline. Daraufhin wendeten wir mehrfach CAP bei Patienten mit drohender aufsteigender Driveline-Infektion an (**Abb. 9.3**).

Unser Beispiel zeigt den Verlauf einer beginnenden Infektion der Driveline-Austrittsstelle bei einem 68-jährigen Patienten 2 Jahre nach Heart-Ware-LVAD-Implantation bei kardigenem Schock nach Herzinfarkt. Die zunächst stark gerötete und putride (Erreger: Clostridium difficile) sezernierende Wunde verschlechterte sich unter resistenzgerechter Antibiose mit Clindamycin, es kam zur Ausbildung einer umschriebenen Hypergranulation. Ein weiterer Abstrich nach 1 Woche wies nun eine Resistenzentwicklung gegen das applizierte Antibiotikum nach. Daraufhin wurde die Antibiotikatherapie beendet. Nach einmaliger lokaler Silbernitratapplikation erfolgte an 12 aufeinander folgenden Tagen jeweils über 1 min die Applikation von CAP. Hypergranulation, Sezernierung und Rötung waren soweit rückläufig, dass der Patient in die Häuslichkeit entlassen werden konnte. Nach weiteren 4 ambulanten Behandlungen 1-mal wöchentlich war die Wunde komplett abgeheilt (**Abb. 9.4**).

Nach 6 Monaten kam es bei diesem Patienten erneut zu einer beginnenden Driveline-Infektion mit Hypergraulation, welche wiederum auf oben beschriebene Weise erfolgreich behandelt wurde (**Abb. 9.5**).

Um bei diesen Patienten perspektivisch ambulante CAP-Behandlungen im Rahmen des Karlsburger KARLA-Hausbesuch-Programmes für Kunstherzpatienten in der Häuslichkeit durchführen zu können, wurde vom INP Greifswald vor Kurzem der kINPen® MED mobile pocket entwickelt. Die

Ausstattung dieses Gerätes mit einer über einen speziellen Adapter wieder auffüllbaren 2-Liter-Druckgasflasche ermöglicht den manuellen Transport mit problemloser Unterbringung im Kofferraum des Ambulanzmobiles (**Abb. 9.6**).

9.2.4 Patient 4: Submammäre Mykosen bei kritisch kranken Intensivpatienten

Schwerwiegende Komplikationen in der Herzchirurgie ziehen häufig langwierige ITS-Aufenthalte nach sich. Diese bringen insbesondere bei kritisch kranken, rezidivierend septischen oder immun geschwächten Patienten die Gefahr lagerungs- oder pflegebedingter Hautläsionen mit sich. Geschildert wird der Fall einer 75-jährigen Patientin, welche nach notfallmäßiger operativer Myokardrevaskularisation bei aufgrund schwerster COPD protrahiertem pulmonalen Weaning zunächst auf eine externe Weaning-Station verlegt wurde, dort in der Folge eine späte sternale Wundheilungsstörung entwickelte und folgerichtig zur weiteren offenen Wundbehandlung in unsere Einrichtung zurück verlegt wurde.

Hier zeigte sich als Nebenbefund eine ausgeprägte submammäre Candidose beidseits mit Fissurenbildung, welche unter den durchgeführten pflegerischen Maßnahmen nicht zur Abheilung kam.

Daraufhin erfolgten zunächst vom Patienten aus rechtsseitig an 4 aufeinander folgenden Tagen die Applikation von CAP und jeweils nachfolgend die Anlage eines Fettgaze-Verbandes. Hierunter war nach 12 Tagen rechtsseitig eine weitestgehend komplette Wundheilung zu verzeichnen. Daraufhin erfolgte linksseitig dreimalig die Applikation von CAP in gleicher Weise mit nachfolgend nach 15 Tagen dokumentierter abgeschlossener Wundheilung (**Abb. 9.7**).

9.3 Derzeitige Limitationen und Risiken der Plasmatherapie

Um das ursprüngliche Ziel der weitestgehenden Vermeidung von Wundheilungsstörungen im Thoraxbereich bzw. der Beschleunigung von deren Abheilung

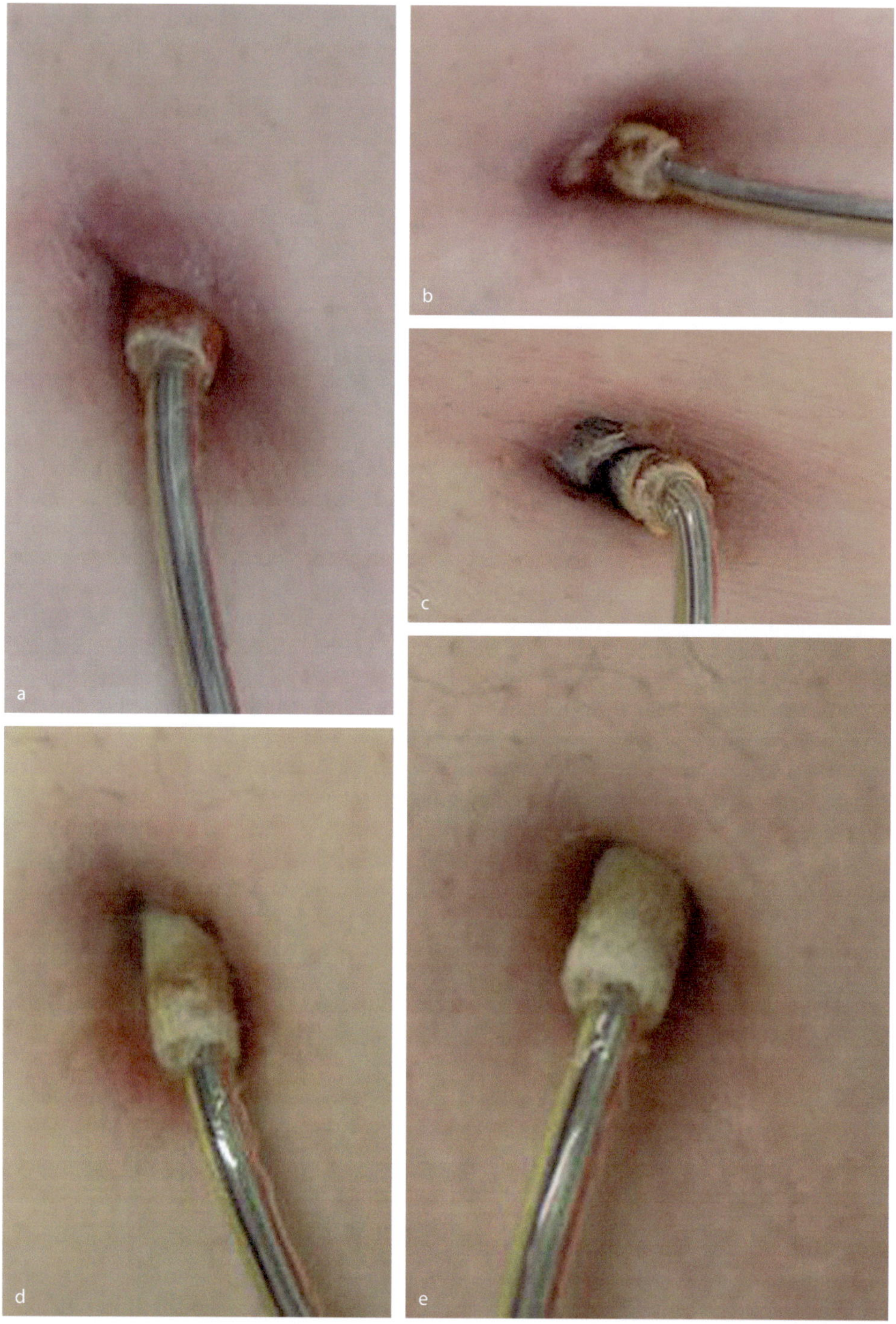

□ **Abb. 9.4**   Wundverlauf bei beginnender Driveline-Infektion. **a** Tag 0: sezernierende Austrittsstelle, **b** Tag 7 Hypergranulation bei 9–11 Uhr nach 1 Woche mit herkömmlichen Verbandswechseln sowie Antibiose mit Clindamycin, **c** Tag 8 nach einmaliger Anwendung von Silbernitrat, **d** Tag 35 nach 15 Anwendungen CAP, **e** Tag 57 Wundzustand 1 Monat nach abgeschlossener Therapie

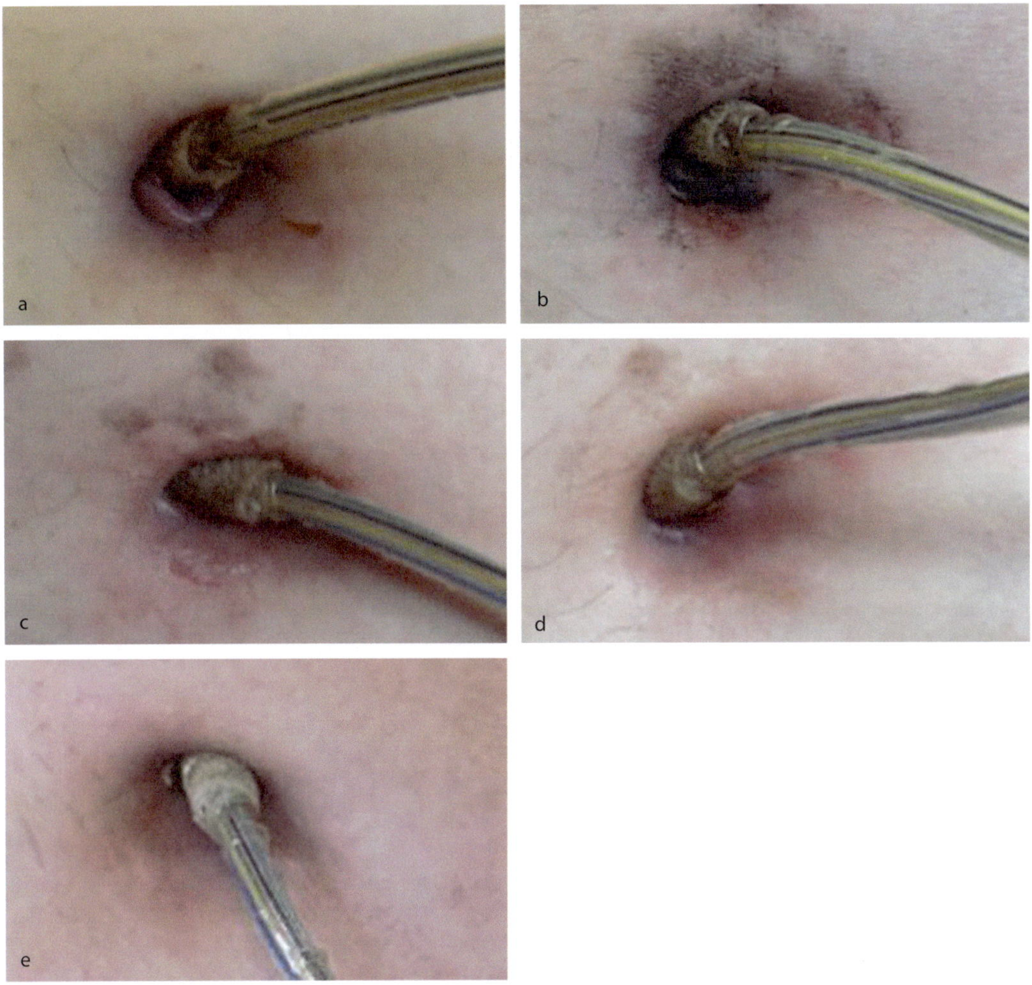

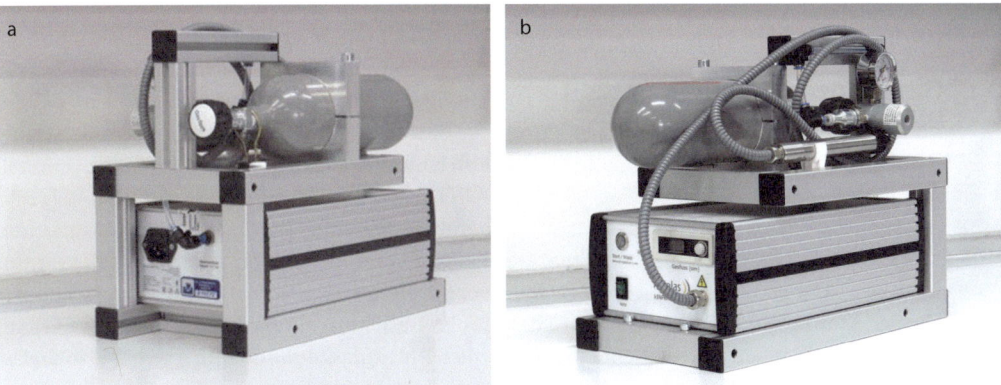

□ **Abb. 9.5** **a** Tag 0 erneute Hypergranulation bei 5–8 Uhr, **b** Tag 7 nach einmaliger lokaler Anwendung von Silbernitrat, **c** Tag 10 nach 3 CAP-Anwendungen, **d** Tag 14 nach 7 CAP-Anwendungen, **e** Tag 102 3 Monate nach Therapieende

□ **Abb. 9.6** kINPen® MED mobile pocket zur ambulanten CAP-Therapie bei Patienten mit implantierten Herzunterstützungssystemen

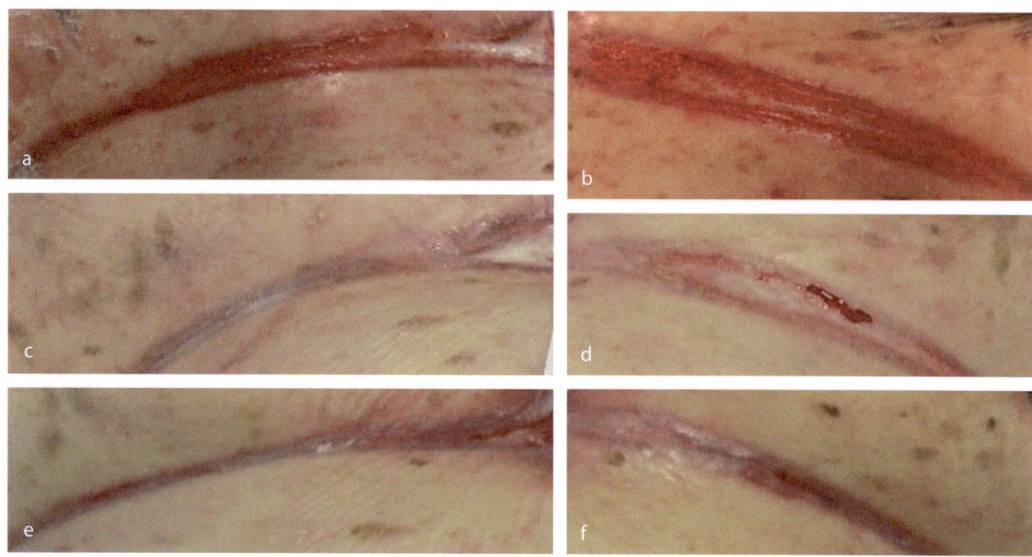

◻ Abb. 9.7 Submammäre Fissuren bei Candidose bei kritisch kranker Patientin nach notfallmäßiger operativer Myokardrevaskularisation. **a** und **b** Ausgangszustand, **c** nach 4 CAP-Behandlungen rechtsseitig nach 12 Tagen, **d** linke Seite zum selben Zeitpunkt, **e** Zustand nach weiteren 15 Tagen, **f** zum selben Zeitpunkt nach 3 CAP-Behandlungen linksseitig

ohne unerwünschte Effekte auf Patienten oder Untersucher zu erreichen, bedarf es weitergehender Untersuchungen. Zum einen werden hierfür großflächigere Plasmaapplikatoren benötigt, um den zeitlichen Aufwand pro Anwendung zu reduzieren und lokale Plasmaüberdosierungen zu vermeiden. Des Weiteren ist zur ggf. intraoperativen Anwendung ein steriler bzw. sterilisierbarer Handgriff erforderlich. Nicht zuletzt muss abgesichert sein, dass auf Dauer keine unerwünschten Ereignisse zum einen bei den Patienten, zum anderen aber auch nicht beim Anwender auftreten.

9.3.1 Ozonkonzentrationen unter Plasmadaueranwendung

> Bei der Anwendung von Plasmageräten kommt es, auch leicht olfaktorisch wahrnehmbar, u. a. zur Freisetzung von Ozon.

In der erdnahen Atmosphäre auftretendes Ozon entsteht gewöhnlich unter intensiver Sonneneinstrahlung durch photochemische Prozesse aus Stickstoffoxiden und flüchtigen organischen Verbindungen. Es gilt als sekundärer Schadstoff, da es entzündlich verursachte Atemwegsbeschweren hervorrufen kann.

Die MAK-Kommission (MAK = Maximale Arbeitsplatz Konzentration) der Deutschen Forschungsgemeinschaft (DFG) beurteilte Ozon als einen Stoff, der „im Verdacht steht, beim Menschen Krebs auszulösen". Mit der Reform der Gefahrstoffverordnung (GefStoffV) im Jahr 2005 wurde die Maximale Arbeitsplatz Konzentration (MAK-Wert) durch den Arbeitsplatzgrenzwert (AGW) ersetzt. Der MAK-Wert für Ozon betrug 0,2 mg/m³ bzw. 0,1 ml/m³. Da bisher noch kein AGW für Ozon festgelegt wurde, dienen der bisherige MAK-Wert bzw. internationale Grenzwerte von 0,12 mg/m³ (BG ETEM-Infoblatt Nr. 526) als Orientierung für die Konzentration am Arbeitsplatz, was nach Umrechnung einer Konzentration von 0,06 ppm entspricht.

Eine daraufhin in einem 39,1 m³ großen unbelüfteten Untersuchungsraum unserer Klinik mittels APOA-360-Meßgerät der Fa. HORIBA durchgeführte Messung der Ozonkonzentration unter Plasmadauerapplikation ergab für den von uns verwendeten kINPen® MED der Firma neoplas tools GmbH mit einem feeding-Gasfluß (Argon) von 5 l/min, dass er hinsichtlich seiner Ozonbelastung für Untersucher und Patient äußerlich sicher anwendbar ist, wenn der Abstand des Patienten- bzw. Untersucherkopfes zur Quelle mehr als 40 cm beträgt (◻ Abb. 9.8, ◻ Abb. 9.9).

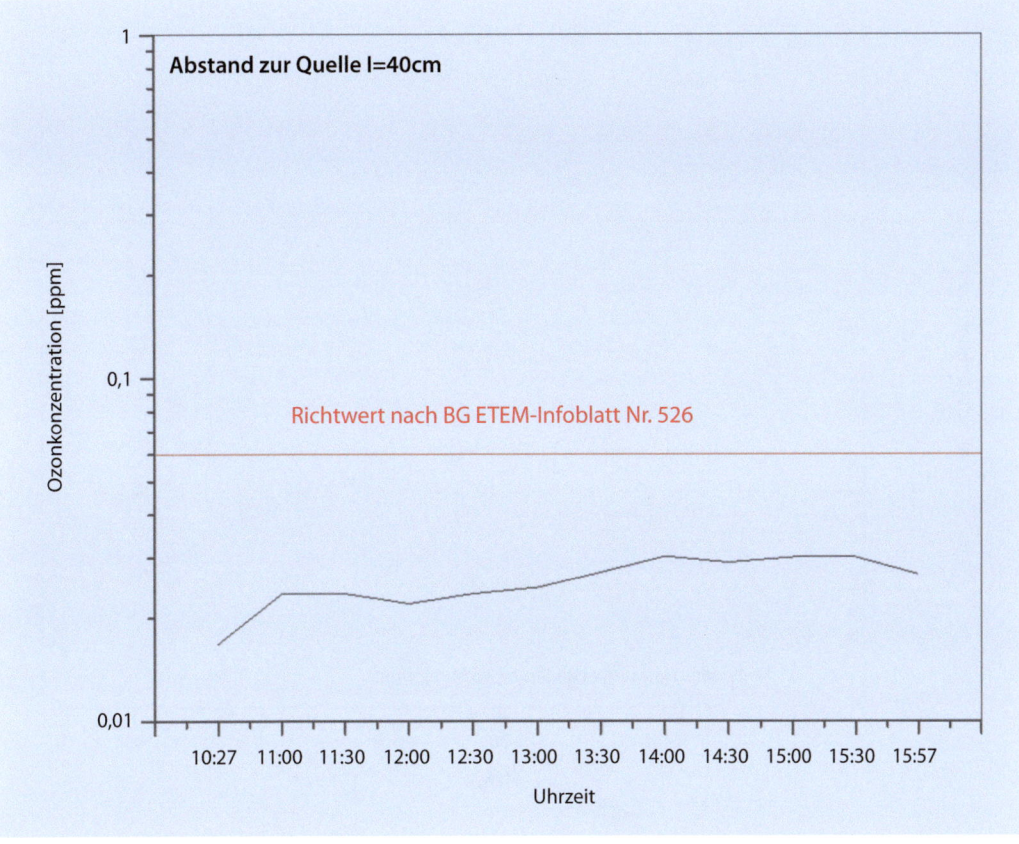

Abb. 9.8 Ozonkonzentration in einem unbelüfteten Untersuchungsraum 40 cm entfernt vom kINPen® MED-Handstück unter Dauertherapie

9.4   Ausblick

Die Hoffnung, wir könnten unsere herzchirurgischen Patienten vor den weitreichenden Einschnitten einer tiefen Wundheilungsstörung und deren Folgen vollständig bewahren, erfüllte sich bisher nicht. Unser derzeitiger Erfahrungsstand mit Plasmaanwendungen bestätigt aber unsere Erwartungen, dass mit der weiteren Entwicklung speziell für herzchirurgische Belange entwickelter Plasmageneratoren ein wesentlicher Fortschritt in der chirurgischen Wundprohylaxe und -therapie verbunden mit der Reduzierung von Antibiotikaresistenzen zu erwarten ist. Ob sich zukünftig postoperative Mediastinitiden oder Sternumosteomyelitiden vermeiden lassen, bleibt zum jetzigen Zeitpunkt ungewiss. Fakt ist jedoch, das oberflächliche Wundheilungsstörungen unter Plasmatherapie deutlich schneller zu Abheilung gebracht werden können.

Aus unserer Sicht ergeben sich für die nächste Zukunft an der Schnittstelle von Plasmamedizin und Herzchirurgie bzw. Chirurgie allgemein folgende Arbeitsgebiete:
- Plasmamodifikationen zur optimalen Anwendung bei Wunden unterschiedlicher Genese in unterschiedlichen Körperregionen und bei Vorhandensein unterschiedlicher Erreger
- Möglichkeiten der Plasmasterilisation von chirurgischem Instrumentarium während operativer Eingriffe
- Effekte einer Plasmaatmosphäre während Operationen in Körperhöhlen
- Plasmawunddesinfektion vor primären und sekundären Wundverschlüssen

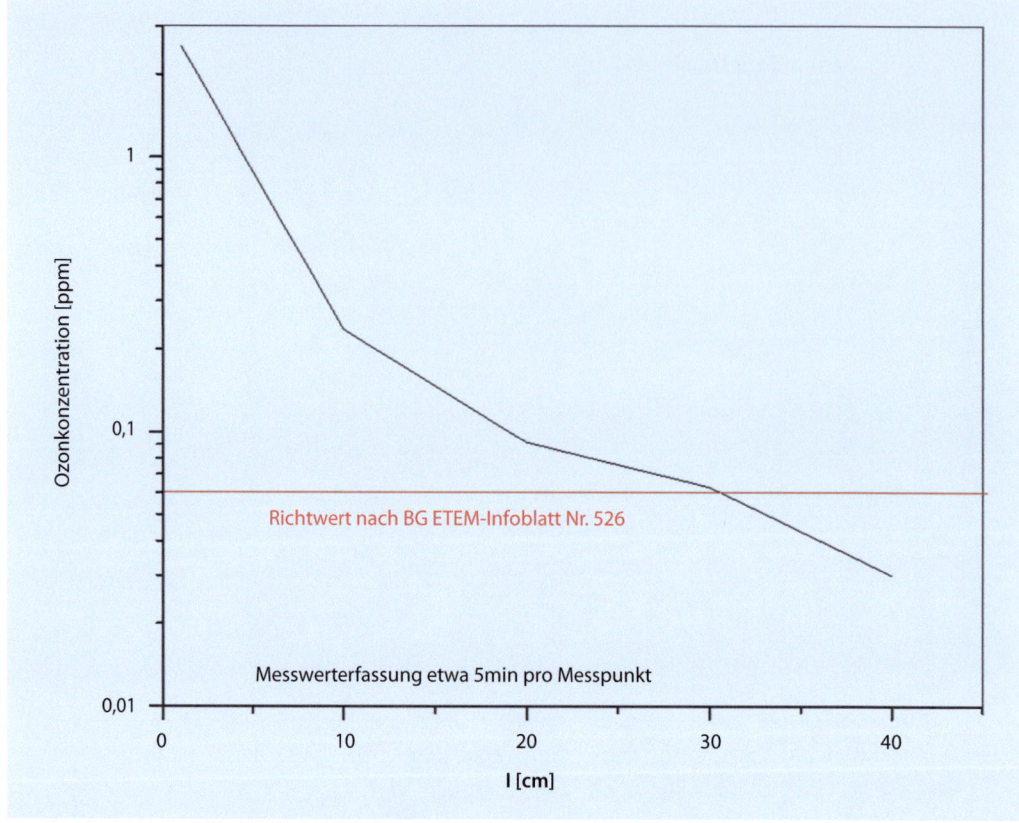

○ **Abb. 9.9**   Ozonkonzentration in einem unbelüfteten Untersuchungsraum, abhängig vom Abstand des Handstückes zum Messgerät

— Plasmawundnahtbehandlung in der frühen postoperativen Phase
— Plasmaoberflächenaktivierung vor dem Einbringen von Implantaten
— Plasmaoberflächenmodifikation zur Verbesserung der Biokompatibilität von Implantaten

Literatur

Ahumada LA, de la Torre JI, Ray PD, Espinosa-de-los-Monteros A, Long JN, Grant JH, Gardner PM, Fix RJ, Vasconez LG (2005) Comorbidity trends in patients requiring sternectomy and reconstruction. Ann Plast Surg 54(3): 264–268
Falagas ME, Rosmarakis ES (2006) Recurrent post-sternotomy mediastinitis. J Infect 52: 151–154
Ghazi BH, Carlson GW, Losken A (2008) Use of the Greater Omentum for Reconstruction of Infected Sternotomy Wounds: A Prognostik Indicator. Ann Plast Surg 60(2): 169–173
Klesius AA, Simon A, Kleine P, Abdel-Rahman U, Herzog C, Wimmer-Greinecker G, Moritz A (2004) Successful treatment of deep dternal wound infections following open heart surgery by bilateral pectoralis major flaps. Eur J Cardiothorac Surg 25(5): 218–223
Loop FD, Lytle BW, Cosgrove DM, Mahfood S, McHenry MC, Goormastic M, Stewart RW, Golding LAR, Taylor PC (1990) Sternal wound complications after isolated coronary artery bypass grafting: early and late mortality, morbidity and cost of care. Ann Thorac Surg 49: 179–187
Stoney WS (2008) Pioneers of Cardiac Surgery. Vanderbilt University Press, Nashville. First Edition: 316–321. ISBN 978-0-8265-1594-0

Plasmaanwendungen in der Zahn-, Mund- und Kieferheilkunde

Lukasz Jablonowski, Rutger Matthes, Kathrin Duske, Thomas Kocher

© Springer-Verlag Berlin Heidelberg 2016
H.-R. Metelmann, T. von Woedtke, K.-D. Weltmann (Hrsg.), *Plasmamedizin*,
DOI 10.1007/978-3-662-52645-3_10

10.1 Plasma in der dentalen Implantologie

Die Verwendung von Implantaten gehört auch in der Zahnmedizin zum Standardrepertoire möglicher Behandlungsoptionen und erfreut sich dank sinkender Kosten wachsender Beliebtheit. In den letzten Jahren stiegen die Implantationszahlen weiter an und liegen derzeit in Deutschland bei etwa 1 Mio. Implantate pro Jahr. Wie bei Zähnen kann es auch an Implantaten zu Entzündungen und damit auch zum Knochenabbau kommen. Bei etwa 20 % der Patienten und 10 % der Implantate kommt es zu einer Periimplantitis (Mombelli et al. 2012). In einer schwedischen Studie wurde berichtet, dass es bei 4,2 % der Patienten nach 9 Jahren zu einem Implantatverlust kommt, was 2 % der Implantate entspricht (Derks et al. 2015).

Die Periimplantitis ist eine Entzündung des Implantatbettes mit Verlust an Knochensubstanz, welche durch Mikroorganismen, die einen Biofilm bilden, verursacht wird (◻ Abb. 10.1). Der Biofilm erhöht die Überlebensfähigkeit der Mikroorganismen gegenüber der Immunabwehr und verstärkt die Entzündungsreaktion des umliegenden Gewebes, wodurch es nachfolgend zur Osteolyse kommen kann (◻ Abb. 10.2). Ähnlich wie am Zahn kommt es durch bakterielle Beläge zuerst zu reversiblen Entzündungsreaktionen, die im ersten Schritt nur die Mukosa betreffen (Perimukositis) und im weiteren Verlauf zu einem irreversiblen, progressiven Rückgang des umliegenden Knochens (Periimplantitis) führen können. Dies spiegelt sich in erhöhten Sondierungswerten und Blutungen wider. Häufig auftretende und mit der Entzündung assoziierte gramnegative Anaerobier sind *Prevotella intermedia, Porphyromonas gingivalis, Actinobacillus actinomycetemcomitans, Bacteroides forsythus, Treponema denticola, Prevotella nigrescens, Peptostreptococcus micros* und *Fusobacterium nucleatum* (Bobia u. Pop 2010).

> ❯ Vergleichbar mit der Parodontitis beim natürlichen Zahn ist die Periimplantitis beim Implantat eine bakterielle Erkrankung, die unbehandelt zum Implantatverlust führen kann.

Die Therapie periimplantär geschädigter Zahnimplantate stellt eine Herausforderung für den behandelnden Zahnarzt dar. Sofern das Implantat nicht entfernt wird, muss das betroffene Implantat gereinigt und desinfiziert werden, um den Heilungsprozess und die Reosseointegration zu ermöglichen.

10.1.1 Nichtchirurgische Periimplantitistherapie

Eine nichtchirurgische sicher zum Erfolg führende Behandlung für die Periimplantitis, wie sie bei der Parodontitis durchgeführt wird, existiert derzeit nicht. Vorhersagbare und reversible Zustände lassen sich derzeit nur für die Perimukositisbehandlung erreichen. Mittels geeigneter mechanischer Reinigungsmethoden und/oder antibakterieller Lösungen und bei frühzeitiger Diagnose kann ein weiteres Fortschreiten der Entzündung und die Manifestation einer Periimplantitis verhindert werden (Renvert et al. 2008). Durch die komplexe Form der Implantate, die Schraubenwindungen und die mikrorauen Titanoberflächen sind Reinigungsmethoden, wie sie bei Zähnen angewendet werden, derzeit unzureichend.

> ❯ Eine sichere, vorhersagbare und nichtinvasive Behandlungsoption mit reversiblen Zuständen besteht derzeit nur für die Perimukositis.

10.1.2 Chirurgische Periimplantitistherapie

Die chirurgische Periimplantitistherapie beinhaltet die Entfernung des Granulationsgewebes im periimplantären Bereich und die anschließende Dekontamination der Implantatoberfläche mit Desinfektionsspülungen und mechanischen Hilfsmitteln. Ziel der Behandlung ist die Knochenregeneration und die erneute Reosseointegration des exponierten Implantatteils. Keines der derzeitigen Verfahren führt zu einem voraussagbaren Erfolg der Behandlung (Claffey et al. 2008). Für eine Wiederanlagerung von Knochenzellen an zuvor bakteriell kontaminierten Implantatoberflächen ist es von entscheidender

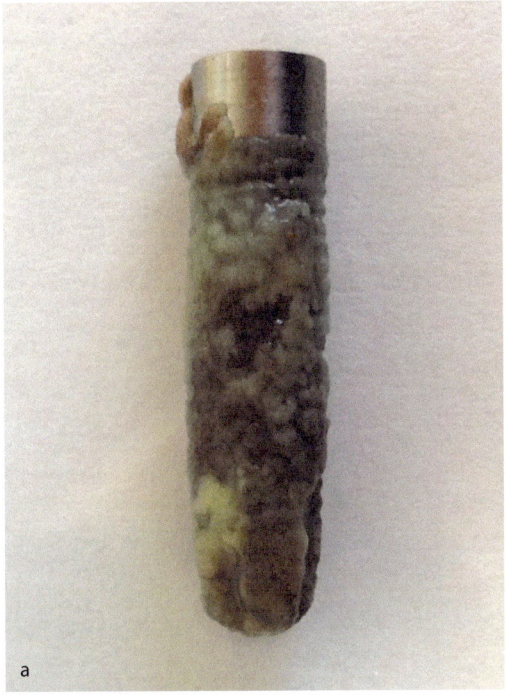
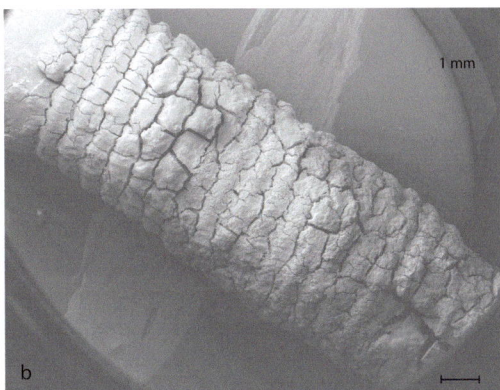

■ **Abb. 10.1**   **a** Foto, **b** auflichtmikroskopische und rasterelektronenmikroskopische Aufnahme eines durch Periimplantitis verlorenen Implantats. Deutlich zu erkennen ist ein dichter Biofilm, der die gesamte Implantatoberfläche bedeckt. (Mit frdl. Genehmigung des Zentrums für Zahn- Mund- und Kieferheilkunde, Universitätsmedizin Greifswald)

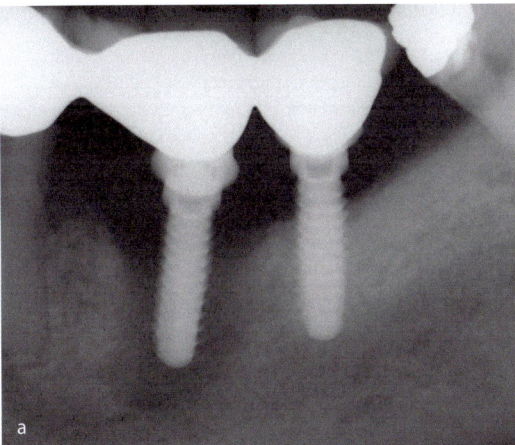
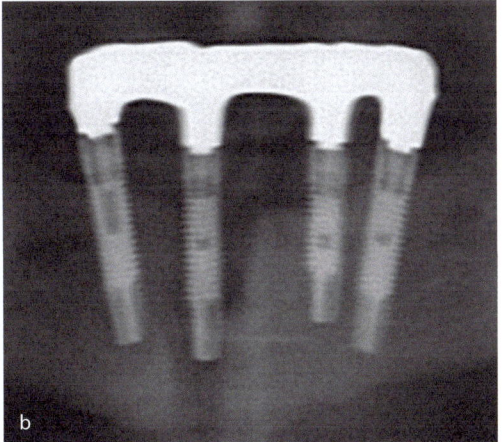

■ **Abb. 10.2**   Röntgenaufnahmen zweier Unterkiefer mit 2 bzw. 4 Implantaten. Aufgrund periimplantärer Entzündung zeigt sich um das erste Implantat (**a**) bzw. das zweite Implantat (**b**) ein deutlicher Knochenschwund. (**b** ist die Originalaufnahme des in ■ Abb. 10.1 gezeigten Explantats). (Mit frdl. Genehmigung des Zentrums für Zahn- Mund- und Kieferheilkunde, Universitätsmedizin Greifswald)

Bedeutung, dass die Oberfläche frei von vitalen Bakterien und abgestorbenen bakteriellen Rückständen ist (Persson et al. 2001); der Einsatz von kaltem Plasma könnte hier einen Beitrag leisten.

> **❯** Für die chirurgische Behandlung einer Periimplantitis (Implantoplastik) gibt es derzeit keine empfehlenswerten Leitlinien bzw. Maßnahmen, die erfolgversprechend sind.

Kalte Atmosphärendruckplasmen wiesen antimikrobielle Effekte auf (Koban et al. 2011b; Wiegand et al. 2014; Duske et al. 2015b), ermöglichten biologisch aktive Oberflächenmodifikationen (Beeinflussung der Zelladhäsion, antimikrobielle Effekte und Beschichtungen, antioxidative Effekte, immunmodulatorische Effekte) (Monetta et al. 2011; Walschus et al. 2012; Nebe et al. 2013; Queiroz et al. 2014) und zeigten wundheilungsfördernde Eigenschaften (Bender et al. 2012; Isbary et al. 2012; Jacofsky et al. 2014). Dieser Potenzialmix verspricht in der Implantologie neue therapeutische Ansätze für die Plasmamedizin. Bei den vielen Anwendungsmöglichkeiten, die in der Literatur beschrieben sind, ist zu beachten, dass es nicht ein einziges Plasma gibt. Durch die Vielzahl verschiedener Plasmaquellen, verwendeter Gasgemische und Applikationsparameter lassen sich biologische Wirkungen mit großer Variabilität hervorrufen.

Vor dem Hintergrund der bislang gewonnenen Erkenntnisse und der kombinierbaren Effekte zur Reinigung, Desinfektion, Oberflächenfunktionalisierung und möglicherweise wundheilungsstimulierenden Eigenschaft von Plasma ist eine Anwendung von Atmosphärendruckplasmen im Bereich der Implantologie zur Vermeidung und Behandlung der Periimplantitis vorstellbar.

10.1.3 Desinfektion mikrobiell kontaminierter Implantate

Die antibakterielle Wirkung von Plasma an planktonischen Mikroorganismen und Biofilmen wurde vielfach untersucht und bestätigt (Rupf et al. 2010; Koban et al. 2011b; Idlibi et al. 2013; Wiegand et al. 2014; Duske et al. 2015b; Matthes et al. 2015). Zudem zeigen In-vitro-Ergebnisse, dass die alleinige Verwendung von Plasma (Rupf et al. 2011; Fricke et al.

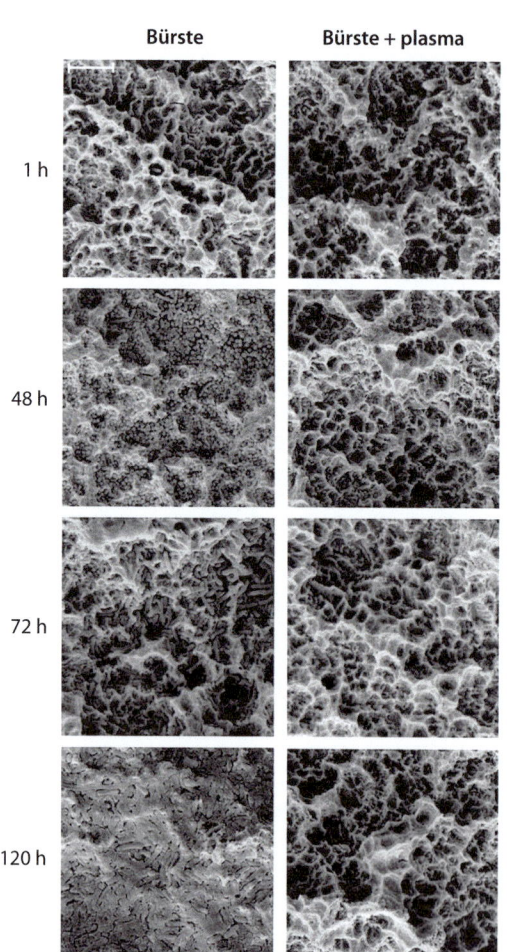

Bürste   Bürste + plasma

1 h

48 h

72 h

120 h

▢ Abb. 10.3   Reinigung einer rauen Implantatoberfläche mit einer Bürste oder einer Kombination aus Bürste und anschließender Plasmabehandlung. Bereits nach 48-stündiger Inkubation zeigte sich, dass eine alleinige Reinigung mit der Bürste eine ausreichende Anzahl an vitalen Mikroorganismen auf der Oberfläche hinterlässt, sodass diese sich vermehren und nach 120 h einen dichten Biofilm gebildet haben. Die kombinierte Behandlung mit einer Bürste und Plasma erreichte stets eine sterile Oberfläche

2012a) oder die Kombination aus einem mechanischen Reinigungsschritt und anschließender Plasmaanwendung (Duske et al. 2015a) zu einer sterilen Oberfläche führen kann. Bei Duske et al. (2015a) konnten sich nach dem mechanischen Abtrag der Biofilme und darauffolgender Plasmabehandlung Osteoblasten auf einer derart gereinigten Oberfläche innerhalb von 5 Tagen genauso gut wie auf einer sterilen Kontrollprobe entwickeln (▢ Abb. 10.3). Die

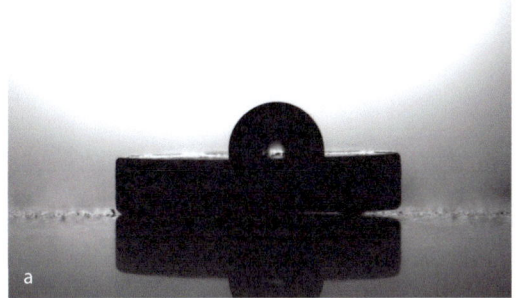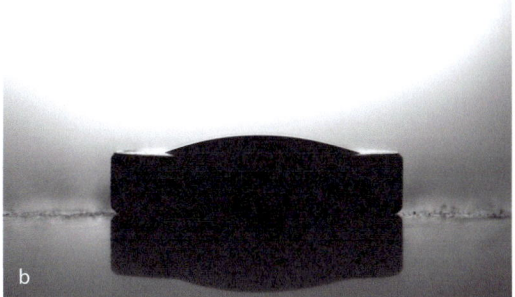

▣ **Abb. 10.4** Unbehandelte Implantatoberfläche (**a**) und plasmabehandelte Implantatoberfläche (**b**) mit Wassertropfen zur Kontaktwinkelmessung. Eine Plasmabehandlung führt zu einer Reduzierung des Wasser-Oberflächen-Kontaktwinkels und zeigt eine erhöhte Hydrophilie der Implantatoberfläche

alleinige mechanische Reinigung wie auch die alleinige Plasmabehandlung hinterließen einige vitale Mikroorganismen, die das beschriebene „race for the surface" für sich entscheiden konnten. Die bisher einzige bekannte In-vivo-Studie, die sich mit Plasma als neue Therapieoption für die Periimplantitis befasst, zeigt zwar erste interessante und vielversprechende Ansätze, berücksichtigt aber noch nicht die neuesten Erkenntnisse im Bereich der Kombinationsbehandlung mit Plasma (Shi et al. 2015).

❯ Eine Kombinationsbehandlung, bestehend aus Plasma und einer mechanischen Oberflächenreinigung, eröffnet neue Möglichkeiten für die Dekontamination von Implantatoberflächen.

10.1.4 Oberflächenmodifikation durch Plasma

Prinzipiell kann Plasma die chemischen Oberflächeneigenschaften eines metallischen oder keramischen Implantates beeinflussen (Coelho et al. 2012; Shon et al. 2014; Danna et al. 2015; Duske et al. 2015b), ohne dass es Rückstände auf der Oberfläche hinterlässt (Duske et al. 2012). Verschiedene Studien zeigten, dass durch die Plasmabehandlung des Implantats der Wasserkontaktwinkel (WKW) stark abgesenkt werden kann und dadurch zuvor hydrophobe Implantat- und Zahnmaterialien (WKW > 90°) hydrophil wurden oder die Hydrophilie durch Plasma

signifikant verstärkt wurde (Lai et al. 2006; Ritts et al. 2010; Koban et al. 2011a; Duske et al. 2012) (▣ Abb. 10.4). Als Ursache für die Hydrophilisierung wird die reversible Bildung polarer Gruppen (z. B. -OH, -COOH, -NH$_2$) an der Oberfläche gesehen (Favia u. d'Agostino 1998). Die Adhäsion von Zellen steht in engem Zusammenhang zum WKW und der damit verbundenen Oberflächenenergie eines Materials. Neben dem Zellkontakt zur Oberfläche spielt die primäre Adhäsion von Proteinen zur Stimulierung der Zelladhäsion die entscheidende Rolle (Duewelhenke u. Eysel 2007; Wei et al. 2009). In-vitro-Studien zeigten, dass durch die Absenkung des WKW eine zelladhäsive Wirkung durch plasmabehandelte Oberflächen erreicht wird (Satriano et al. 2006; Finke et al. 2007; Wei et al. 2009; Koban et al. 2011a; Duske et al. 2012). Die Zellen werden hierdurch schneller flach und bedecken somit mehr Oberfläche (▣ Abb 10.5). Dieser Aspekt ist von Bedeutung bei der Insertion dentaler Implantate. Eine schnelle Anlagerung von Zellen würde die Eintrittspforte des Implantatlagers für Mikroorganismen schneller schließen und sorgt für eine raschere Besiedlung mit Zellen, um möglichst keine freie Besiedlungsfläche für Bakterien zu hinterlassen. Das von Gristina (1987) beschriebene „race for the surface", was die Konkurrenz zwischen Bakterien und Zellen direkt nach Implantation beschreibt, wird damit möglicherweise zugunsten der Zellen unterstützt.

Eine weitere Anwendung von Plasma könnte die Oberflächenfunktionalisierung von Abutments sein. Ein Abutment ist das Verbindungsteil zwischen

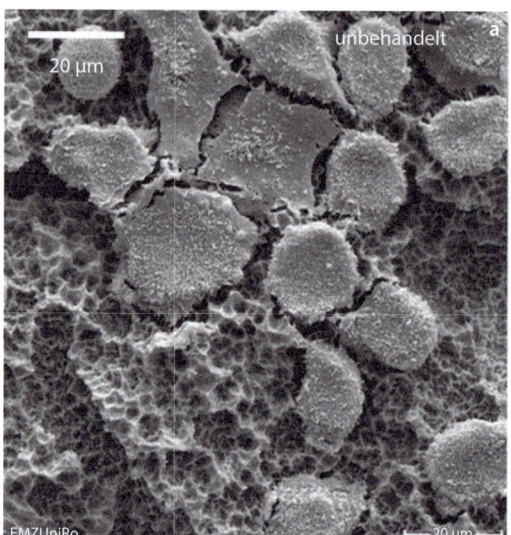
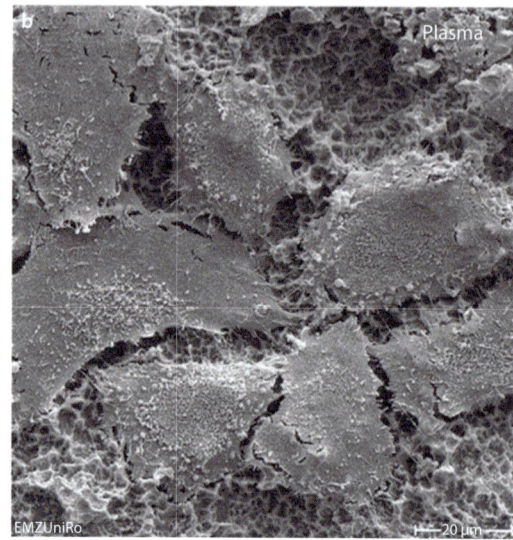

🔲 **Abb. 10.5**   Osteoblasten (Osteosarkomzellen, MG63) auf unbehandelter Implantatoberfläche (**a**) und plasmabehandelter Implantatoberfläche (**b**), nach 1 h Zellkultivierung. Nach Plasmabehandlung breiten sich die Zellen auf der Titanoberfläche deutlich flacher und breiter als auf der unbehandelten Implantatoberfläche aus

einem Implantat und der prothetischen Versorgung (d. h. der sichtbaren Krone). Es durchbricht das periimplantäre Weichgewebe zur Mundhöhle. Abutments müssen häufig vor dem Verschrauben mit dem Implantat im dentalen Labor angepasst werden und können durch Abrieb verschmutzt sein. Schmutzreste hemmen als Fremdmaterial die Besiedelung der Abutmentoberfläche durch Zellen des umliegenden Gewebes. Ähnlich der Biofilmentfernung mittels Plasma kann Plasma auch zur Reinigung der Abutmentoberfläche beitragen und somit den periimplantären Heilungsverlauf begünstigen (Canullo et al. 2014a). Canullo et al. (2014b) zeigten, dass Titanabutments nach einer Plasmabehandlung zellaffiner als unbehandelte Kontrollabutments bzw. als mit einem Dampfdruckgerät behandelte Abutments waren. In einer In-vivo-Studie wurden die entsprechend behandelten Abutments auch klinisch über 2 Jahre untersucht, wobei die Implantate mit den plasmabehandelten Abutments eine geringere mikrobielle Belastung und einen signifikant geringeren Knochenverlust aufwiesen (Canullo et al. 2013).

> ❯ **Keramische und metallische Implantatoberflächen lassen sich mittels Plasma hydrophilisieren, was zu einer zelladhäsiven Wirkung führt.**

10.1.5 Nebenwirkung von kalten Plasmen auf die Mundschleimhaut

Für eine intraorale Anwendung von Plasma ist es von großer Bedeutung, dass es gewebeverträglich ist, also während der Anwendungszeit keine irreversiblen Schäden am umliegenden Gewebe verursacht. Gerade im Hinblick auf die Temperatur oder UV-Strahlung können sich die Plasmaquellen deutlich unterscheiden. Hier mangelt es an entsprechenden zahnmedizinisch relevanten Untersuchungen. Eine einzige In-vivo-Studie, die sich beiläufig dem Thema Plasma und Schleimhaut widmete, thematisierte die Anwendung von kaltem Atmosphärendruckplasma auf die Mundschleimhaut und dessen Nebenwirkungen (Liu et al. 2011). Bei dieser Studie wurden je Gruppe 3 Kaninchen behandelt und maximal 5 Tage beobachtet. Somit kann diese Studie keine Hinweise auf evtl. kanzerogene Langzeit- bzw. Späteffekte geben. Anders als bei der Behandlung von Tumorpatienten, bei denen in Anbetracht der Schwere der Erkrankung möglicherweise stärkere Nebenwirkungen durch eine Plasmabehandlung in Kauf genommen werden, wird dies bei der Behandlung einer „banalen" Periimplantitis nicht der Fall sein, und die Frage der Sicherheit muss vor der Einführung der Plasmatechnologie in die Zahnheilkunde und der möglichen regelmäßigen Anwendung am Patienten geklärt sein.

> Während die Vorteile von Plasma weitläufig beschrieben werden, sind Untersuchungen zum Ausschluss möglicher unerwünschter Nebenwirkungen bisher rar und wünschenswert.

10.1.6 Resümee und Ausblick

Vor dem Hintergrund der bislang gewonnenen Erkenntnisse und der kombinierbaren Effekte zur Reinigung, Desinfektion, Oberflächenfunktionalisierung und möglicherweise wundheilungsstimulierenden Eigenschaft von Plasma ist eine Anwendung von Atmosphärendruckplasmen im Bereich der Implantologie zur Vermeidung und Behandlung der Periimplantitis vorstellbar. Die Nutzung von Plasma zur Funktionalisierung der Oberflächen von Implantatmaterialien mit dem Ziel, die Einheilzeit zu verkürzen (Coelho et al. 2012; Shon et al. 2014) oder die Wundheilung im Abutmentbereich zu optimieren (Canullo et al. 2013), wäre mit geeigneten Geräten in der täglichen Praxis in absehbarer Zeit gut umsetzbar. Der direkte Einsatz der Plasmatechnologie für die Periimplantitistherapie scheint aus unserer Sicht sehr vielversprechend (Duske et al. 2015a), doch werden weitere In-vivo-Untersuchungen notwendig sein (Shi et al. 2015), um einen sicheren Einsatz beim Patienten in der Zukunft zu gewährleisten.

> Die Plasmabehandlung von Implantatoberflächen wirkt antimikrobiell und modifiziert die Oberfläche, verbessert die Zelladhäsion und damit auch die Ein- bzw. Wundheilung am Implantat. Plasma besitzt vielversprechende Eigenschaften für die Entwicklung einer neuen Behandlungsoption für die Periimplantitis.

10.2 Anwendung von Plasma zur Reinigung und Desinfektion von dentalen Prothesen

Das Tragen von herausnehmbaren dentalen Prothesen erhöht das Risiko von Schleimhautentzündungen im Kontaktbereich zu den Prothesen (Prothesenstomatitis), die unbehandelt einen chronischen Verlauf nehmen können (◘ Abb. 10.6). Prothesenassoziierte Entzündungen sind häufiger im Oberkiefer als im Unterkiefer anzutreffen. Nicht immer lösen die Entzündungen Schmerzen aus, sodass eine Erkrankung für den Prothesenträger lange Zeit unbemerkt bleiben kann (Gendreau u. Loewy 2011).

Das Risiko für die Bildung einer prothesenassoziierte Stomatitis ist von vielen Faktoren abhängig. Hierbei spielt insbesondere die orale Hygiene des Anwenders eine entscheidende Rolle (Marinoski et al. 2014). Weitere wichtige Faktoren sind auch die allgemeine gesundheitliche Konstitution und die mikrobielle Besiedlung der Prothesenoberfläche. Ältere Prothesenträger sind daher aufgrund ihres Gesundheitszustands und der meist eingeschränkten Möglichkeit einer effizienten Prothesenreinigung häufiger von einer Stomatitis betroffen (Vigild 1987; Gendreau u. Loewy 2011). Weitere Einflüsse auf das Entzündungsrisiko sind Traumen der Schleimhaut (Vigild 1987), der allgemeine Status des Immunsystems (Perezous et al. 2006), die Tragedauer (insbesondere über Nacht) (Sadig 2010), das Alter der Prothese, das Prothesenmaterial und in sehr seltenen Fällen Kontaktallergien (Gendreau u. Loewy 2011) wie auch eine schlechte Passung der Prothese an den Kiefer (Gendreau u. Loewy 2011; Altarawneh et al. 2013). Die am häufigsten verwendeten Materialien für dentale Prothesen sind Polyacrylacrylate, Vinylverbindungen, Polyurethane und Silikon (Rodrigues et al. 2013).

Unterschiedliche Studien zeigten eine Prävalenz einer prothesenassoziierten Stomatitis zwischen 15 und 75 % aller untersuchten Prothesenträger (Gendreau u. Loewy 2011). Besonders häufig wurde hierbei in Isolaten der kommensale einzellige Pilz *Candida albicans* in erhöhter Zellkonzentration vorgefunden (Budtz-Jörgensen 1974; Ribeiro et al. 2012). Studien zeigten auch, dass *C. albicans* in der mikrobiellen Flora im Mittel zu 40 % (20–60 %) bei gesunden Probanden gefunden wird (Webb et al. 1998). Es wurde aber auch gezeigt, dass der Anteil mit *C. albicans* bei Trägern von Prothesen bis über 75 % erhöht sein kann (Wilson 1998; Samaranayake 1992). Es können aber auch weitere Candidaspezies und Bakterien wie Staphylokokken, Streptokokken, Enterobakterien oder Neisserien im pathologischen Verlauf beteiligt sein

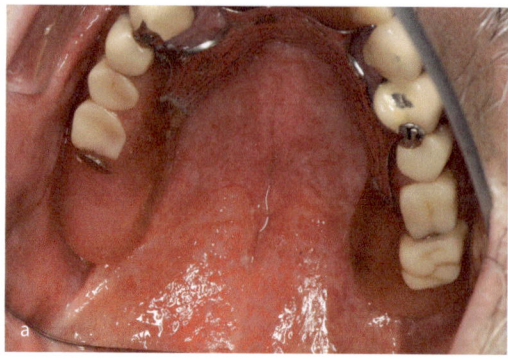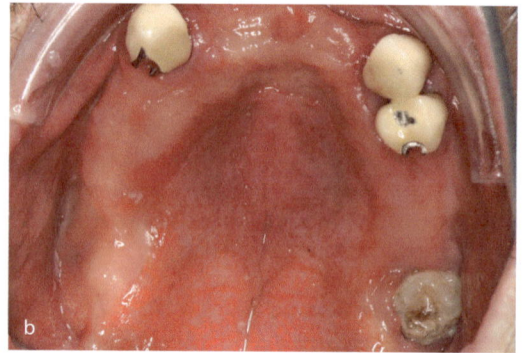

◼ Abb. 10.6   Beispiel für eine Prothesenstomatitis: Oberkiefer mit entzündlich veränderter Mundschleimhaut in Bereichen, auf denen die Prothese aufliegt. (Mit frdl. Genehmigung des Zentrums für Zahn- Mund- und Kieferheilkunde, Universitätsmedizin Greifswald)

(Gendreau u. Loewy 2011; Pereira et al. 2013). Die Schleimhautbesiedlung erfolgt dabei meist von der Prothese, die als geeignetes Reservoir für Mikroorganismen darstellt (Davenport 1970). Es besteht eine Korrelation zwischen der Prothesenoberfläche und dem Risiko von Läsionen der Mucosa (Jainkittivong et al. 2010; Ercalik-Yalcinkaya u. Ozcan 2015). Diese Erkenntnisse zeigen deutlich die Notwendigkeit einer regelmäßigen Säuberung und Desinfektion der Prothesen, um die mikrobielle Besiedlung und Bildung von widerstandsfähigen mikrobiellen Biofilmen zu limitieren und die damit verbundene Belastung für das Immunsystem des Prothesenträgers zu minimieren. Neben der chemischen und mechanischen Reinigung der Prothesen werden in der Literatur auch Prothesenbeschichtungen zur Vermeidung mikrobieller Besiedlung untersucht.

> **Mikrobiell kontaminierte Prothesen sind eine häufige Ursache der prothesenassoziierten Stomatitis.**

Antimikrobielle Prothesenbeschichtungen können das Risiko einer Stomatitis verringern, eine Biofilmbildung jedoch nicht generell verhindern, sodass eine regelmäßige Säuberung der Prothesen dennoch notwendig bleibt (Skupien et al. 2013). Die konventionellen Reinigungsmethoden von Prothesen erfolgen häufig über Reinigungsbäder mit antiseptischen Wirkstoffen. Als Wirkstoffe werden Peroxide und Percarbonate, Natriumhypochlorid, das Biguanid

Chlorhexidindigluconat, organische Säuren sowie Tenside und Enzyme eingesetzt. Diese Pflegelösungen können jedoch zu einer Verfärbung, Entfärbung oder Trübung der Prothese und damit zu einem ästhetischen Problem führen (Hong et al. 2009; Durkan et al. 2013). Zudem sind sie meist nicht ausreichend effektiv, um Biofilme mit *Candida albicans* vollständig zu inaktivieren oder zu entfernen (Lucena-Ferreira et al. 2013; Skupien et al. 2013; Ferreira et al. 2009). Weiterhin besteht bei der Verwendung einiger Substanzen die Gefahr, die Oberfläche des Prothesenmaterials aufzurauen (Skupien et al. 2013). Dieser Effekt wurde insbesondere bei antimykotisch effektiven Konzentrationen von Natriumhypochlorid und Natriumperborat gefunden (Machado et al. 2009; Davi et al. 2012; Durkan et al. 2013; Paranhos et al. 2013). Eine stärkere Rauigkeit kann wiederum die mikrobielle Besiedlung begünstigen (Bollen et al. 1997; Bulad et al. 2004). Ferner kann durch verschiedene Reinigungsmittel bei längerer Anwendung die Prothesenelastizität beeinträchtigt werden (Graham et al. 1991; Durkan et al. 2013). Aufgrund der verschiedenen Probleme werden neue Reinigungsmethoden gesucht, um die mikrobielle Belastung durch kontaminierte Prothesen zu minimieren. Hierfür wird seit einigen Jahren auch die Wirksamkeit von sog. kaltem Plasma zur Desinfektion und Reinigung der Prothesen untersucht. Die Verwendung von „kaltem Plasma" ermöglicht die Behandlung thermisch labiler Kunststoffe, sie wirken antimikrobiell und können unter bestimmten Bedingungen Biofilme abtragen. Zudem kann durch kaltes Plasma die Oberfläche so modifiziert werden, dass die mikrobielle Adhärenz an der Prothesenoberfläche verändert wird.

10.2.1 Antimikrobielle Wirkung von Plasma an Prothesen

Derzeit gibt es nur wenige Studien zur antimykotischen Wirkung von kaltem Plasma an Biofilmen mit Candida. Alle bisher publizierten, uns bekannten Studien zeigen, dass verschiedene Plasmaquellen ein antimykotisches Potenzial besitzen (Delben et al. 2014; Koban et al. 2010; Maisch et al. 2012; Sun et al. 2012; Wang et al. 2013). Die Reduktion vitaler Candidazellen in 2 Tage alten Biofilmen schwankt nach einer 5-minütigen Plasmabehandlung zwischen 0,5 und 3,5 $\log_{10}$-Stufen und nach 8 bzw. nach 10 min Plasmabehandlung zwischen 0,4 und 7 $\log_{10}$-Stufen in Abhängigkeit von der verwendeten Plasmaquelle (Koban et al. 2010; Maisch et al. 2012; Wang et al. 2013). Die bei Koban et al. (2010) als wirksamste ermittelte Plasmaquelle (VDBD, volumen-dielektrische-Barriereentladung) wurde auch an 2, 7 und 16 Tage alten Candidabiofilmen getestet. Nach 10 min Plasmabehandlung ergab sich eine Reduktion von 4,2 (2 Tage alte Biofilme), 0,2 (7 Tage alte Biofilme) und 0 $\log_{10}$-Stufen (16 Tage alte Biofilme) (Matthes et al. 2015). Diese Ergebnisse zeigen den starken Einfluss des Alters der Biofilme auf die resultierende Wirksamkeit des angewendeten Plasmas. Durch die reaktiven Spezies im Plasma werden die Zellwände von *Candida albicans* angegriffen und können aufplatzen und denaturieren, wie es in einem Beispiel in ◘ Abb. 10.7 dargestellt ist.

Bei indirekten Plasmen beeinflusst auch der Abstand, der zwischen der Austrittsstelle des Plasmas bzw. dem Ort der Plasmaentstehung zur Probe mit dem Biofilm eingestellt wird, die Wirksamkeit. Gewöhnlich nimmt mit zunehmender Distanz die Plasmawirkung rapide ab. Maisch et al. (2012), die in einer geschlossenen Kammer das Plasma durch eine Oberflächenentladung an zwei mit einem Isolator voneinander getrennten Elektroden die darin befindliche Luft als Träger des Plasmas nutzten, verwendeten einen Abstand von 6 mm. Da Prothesen große komplexe dreidimensionale Strukturen sind, könnten Plasmajets, die das Plasma aktiv

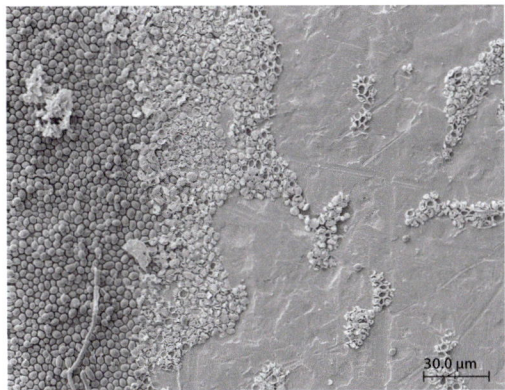

◘ **Abb. 10.7**   Rasterelektronmikroskopisches Bild von *Candida albicans* auf Polymethylmethacrylat (PMMA) nach 10 min Plasmabehandlung mittels einer volumen-dielektrisch behinderten Barriereentladung. *Links* sind morphologisch intakte Candidazellen zu sehen, *mitte-rechts* befinden sich die Reste der plasmabehandelten Candidazellen

austreiben, oder die Anwendung von direktem Plasma für die Behandlung von Prothesen geeignet sein, um eine rasche antimikrobielle Wirkung zu erreichen. Können lange Behandlungszeiten in Anspruch genommen werden, so sind auch Plasmakammern mit indirektem Plasma, bei denen ein Plasma-Gas-Gemisch erzeugt wird, zur Inaktivierung mikrobieller Kontaminationen geeignet. Hier kann das Plasma-Gas-Gemisch die Prothesen komplett „umspülen" und in Hohlräume diffundieren, in welche Flüssigkeiten aufgrund von Oberflächenspannungen nicht vordringen können. Ob dieser Vorteil wirksam wird, hängt von der Art des generierten Plasmas, den darin befindlichen reaktiven Spezies und den Umgebungsbedingungen ab. Einflussreiche Umgebungsbedingungen sind z. B. die Luftfeuchtigkeit (Koo et al. 2008; Hähnel et al. 2010), die Konstruktion der Plasmaquelle (ob es sich um ein offenes oder in sich geschlossenes Plasmasystem handelt (Matthes et al. 2012) oder ob das Plasma statisch lokal verbleibt oder ein Gasdurchfluss vorhanden ist. Ein Gasdurchfluss kann zum einen zu einer stetigen Verdünnung des Plasma-Gas-Gemischs oder auch zu einer ständigen Auffrischung mit reaktiven Spezies führen.

Bei den antimykotischen Wirkkomponenten handelt es sich v. a. um reaktive oxidative Produkte. Oxidative Prozesse können Prothesenmaterialien beschädigen und aufrauen, wie es am Beispiel von oxidativ wirksamen Natriumperborat und Natriumhypochlorid gezeigt wurde (Machado et al. 2009; Durkan et al. 2013). Diese Effekte sollten für häufige oder lange Anwendung von Plasma an Prothesen untersucht und berücksichtigt werden. Langzeituntersuchungen von Plasma an Prothesenmaterialien sind derzeit noch nicht publiziert. Dass durch Plasma die Oberfläche aufgeraut werden könnte, zeigte eine Studie zu der Ätzwirkung von Plasma an Polymeren (Fricke et al. 2011). Die Ätzeffekte sind vom Trägergas, z. B. durch Beimischung von Sauerstoff, der verwendeten Plasmaquelle und der resultierenden Energiedichte im Plasma abhängig. Es konnte gezeigt werden, dass insbesondere C-C- und C-H-Verbindungen oxidiert werden und sich sauerstoffhaltige Gruppen bilden (Fricke et al. 2012b). Die Ätzwirkung des Plasmas kann dazu dienen, die organischen Bestandteile von Oberflächen zu entfernen, was zur Abtragung und Elimination von Biofilmen wünschenswert ist (Fricke et al. 2012a). Langzeitstudien zur Überprüfung der Farbstabilität von Prothesenmaterialien sind ebenfalls ein wichtiger Punkt, der für die Akzeptanz eines Prothesenreinigers auf Plasmabasis mit entscheidend sein könnte.

> Die Bauart und Umgebungsbedingungen beeinflussen die Fläche, Reichweite und Effektivität, in der die reaktiven Spezies des Plasmas biologische Effekte zeigen.

> Neben der antimikrobiellen Wirkung können bei entsprechenden Einstellungsparametern mit Plasma Biofilme von der Oberfläche entfernt werden. Achtung! Bei solchen Plasmaquellen könnte es jedoch auch zu einer Aufrauung der Oberfläche kommen, die eine Besiedlung durch Mikroorganismen fördert.

10.2.2 Veränderung der Oberfläche und Änderung des Adhärenzverhaltens von *Candida albicans*

Durch die Plasmabehandlung kann, wie bereits bei der Behandlung der Periimplantitis beschrieben, die Hydrophilie der Oberfläche durch den Einbau

von Sauerstoffatomen an Kohlenstoffatome erhöht werden. Studien konnten zeigen, dass dadurch die Affinität für Candida auf der Prothesenoberfläche verringert wird (Zamperini et al. 2010, 2013; Pan et al. 2013a). Jedoch sind auch Ergebnisse bekannt, bei der durch die plasmavermittelte Hydrophilie keine signifikante Veränderung der Adhäsion von Candidazellen (Zamperini et al. 2011) oder gar eine verstärkte Zelladhäsion von *Candida albicans* festgestellt wurde (Yildirim et al. 2005). Ergänzend ist zu erwähnen, dass die verstärkte Hydrophilie und Erhöhung der freien Oberflächenenergie zu einer verbesserten Bindung von Speichel und Blutbestandteilen führt (Özden et al. 1999; da Silva et al. 2015). Eine so verstärkte Pellikelbildung könnte die Reinigung der Prothesen erschweren und als Nährboden sowie der Adhärenz für Mikroorganismen dienen.

> Eine erhöhte Hydrophilie der Prothesenoberfläche durch kaltes Plasma kann die Bildung von Pellikeln fördern. Die Pellikelbildung kann jedoch wiederum die Reinigung der Prothesen erschweren.

10.2.3 Resümee und Ausblick

Eine Kombination unterschiedlicher Reinigungsmechanismen, z. B. chemische und eine mechanische Behandlung mit Ultraschall, könnte durch Plasma optimiert werden. Weiterführende Untersuchungen für die Reinigungs- und Desinfektionswirkung von Plasma an mit Biofilm kontaminierten Prothesen sind hierfür erforderlich. So stellt der Einsatz von Plasma eine vielversprechende Option dar, um allein oder ergänzend eine ausreichende Reinigung und Desinfektion der Prothesen zu erreichen. Destruktive Effekte durch Plasma am Prothesenmaterial müssen durch die geeignete Wahl der Plasmaparameter vermieden werden. Als Vorbehandlung sowie zur Reduktion einer mikrobiellen Adhäsion scheint die Anwendung von Plasma im Bereich der Prothesenbehandlung nicht verlässlich.

> Plasmen ermöglichen die Behandlung thermolabiler Kunststoffe, wirken antimikrobiell und modifizieren die

Prothesenoberfläche (Änderung der Oberflächenspannung und -energie). Plasmen könnten eine Alternative oder Ergänzung zu herkömmlichen Reinigungssubstanzen für die Reinigung von Prothesen sein.

10.3 Plasma in der Endodontologie

Ein weiteres Anwendungsgebiet für medizinische Plasmaquellen eröffnet sich im Bereich der Endodontologie. Bei der Wurzelkanaldesinfektion kommt insbesondere der antimikrobielle Effekt des Plasmas zum Einsatz. Dabei stellt die Behandlung des Wurzelkanalsystems ein spezielles Problem dar. Je nach Anatomie des Zahnes kann das Wurzelkanalsystem sehr komplexe Strukturen aufweisen wie Verzweigungen und zusätzliche Seitenkanäle. Zudem ist das Dentin selbst mit zahlreichen kleinen Kanälen durchzogen (Dentintubuli), die eine Rückzugsmöglichkeit für Mikroorganismen bieten können.

Die bisherige Standardtherapie setzt auf mechanochemische Methoden, bei denen der Kanal mechanisch aufbereitet wird und antibakterielle Substanzen, v. a. Natriumhypochlorid und Chlorhexidin, in Form von Einlagen oder Lösungen zum Einsatz kommen. Darüber hinaus nutzt man auch adjuvante Verfahren wie Ultraschall, Laser oder Ozon, um die Desinfektion des Wurzelkanalsystems zu optimieren.

Wie so oft sind die Mikroorganismen auch im Wurzelkanal in Form von Biofilmen organisiert und besitzen dadurch eine verstärkte Resistenz gegenüber den zum Einsatz kommenden antimikrobiellen Lösungen, wie bspw. Natriumhypochlorid oder Chlorhexidin. Auch vereinzelte Bakterien können in dem komplexen Kanalsystem in Nischen überleben und mit der Zeit für ein Aufflammen der Entzündung sorgen. In bis zu 10 % der Fälle, in denen eine konventionelle endodontische Therapie erfolgte, kann es zu einem Therapieversagen kommen (Peters u. Wesselink 2002). Solche persistierenden Infektionen können häufig auf Mikroorganismen, insbesondere auf *Enterococcus faecalis* bzw. *Candida albicans*, zurückgeführt werden.

> **Bakteriell besiedelte Wurzelkanäle sind die Hauptursache für periapikale Entzündungen.**

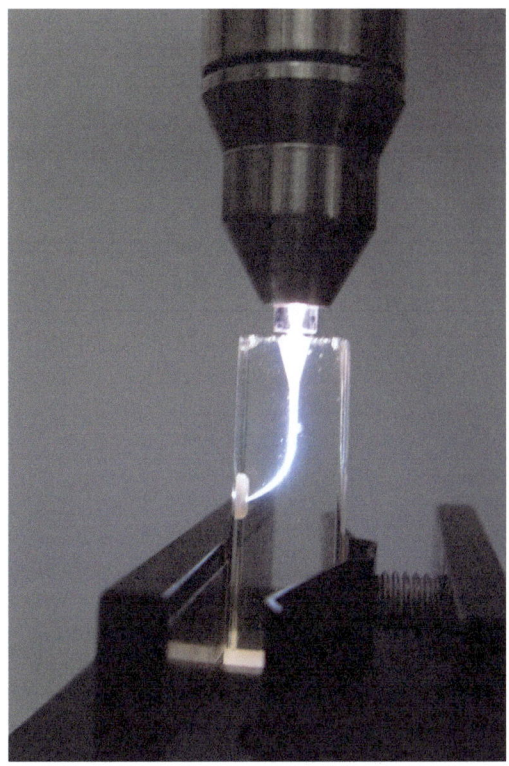

Abb. 10.8 Plasma im Wurzelkanalmodell. Das Argonplasma des Plasmajets (kINPen08) zieht sich durch den Kanal des Wurzelkanalmodells aus Polymethylmethacrylat entlang

10.3.1 Antimikrobielle Wirkung von Plasma im Wurzelkanal

Plasma könnte daher mit seinen Eigenschaften und Fähigkeiten neue Möglichkeiten bei der Behandlung von Wurzelkanälen bieten. Bisher zeigten zahlreiche In-vitro-Studien erste Erkenntnisse bezüglich der Wirkung von Plasma auf Mikroorganismen, wie *Enterococcus faecalis* und *Candida albicans* (Aktan et al. 2011; Cao et al. 2011; Pei et al. 2012). Die bisher untersuchten Plasmaquellen sind primär Laborgeräte, die auf ihre Wirksamkeit hin untersucht wurden. Für die Anwendung im Wurzelkanal sind speziell designte Geräte notwendig, die z. B. eine nadelförmige Konstruktion aufweisen und ausreichend frei und beweglich handhabbar sind. Als Arbeitsgase können z. B. Helium, Argon oder Gasgemische wie Luft oder Helium bzw. Argon mit

Sauerstoffzumischung zum Einsatz kommen (Xiong et al. 2011; Chen et al. 2012).

Die antimikrobielle Wirkung wird dabei mehreren Mechanismen wie angeregten Spezies, geladenen Teilchen oder der ultravioletten Strahlung zugeschrieben. Insbesondere die reaktiven Sauerstoffspezies sollen eine entscheidende Rolle bei der Inaktivierung der Mikroorganismen spielen (Li et al. 2015).

Ein bedeutender Vorteil der Plasmaanwendung könnte in der Erreichbarkeit schwer zugänglicher Bereiche des Wurzelkanalsystems liegen. Es konnte bereits demonstriert werden, dass Plasma aufgrund seiner Gasphase die Fähigkeit besitzt, tief in schmale und mechanisch schwer erreichbare Bereiche vorzudringen und dort seine antimikrobielle Wirkung zu entfalten (Xinpei et al. 2009; Bussiahn et al. 2010; Zhou et al. 2010; Jablonowski et al. 2013) (◘ Abb 10.8). Je nach Plasmaquelle können mittels Plasma auch Biofilme, auch wenn bisher in eingeschränkter Tiefe, von der Kanaloberfläche entfernt werden (Jiang et al. 2009). In weiter von der Plasmaquelle entfernten Bereichen werden die Mikroorganismen zumindest reduziert (Pan et al. 2013b).

> ❯ Plasma bietet die Fähigkeit, in schwer erreichbare Stellen des Wurzelkanalsystems vorzudringen und Bakterien zu eliminieren. Die antimikrobielle Wirkung nimmt mit dem Abstand zur Quelle und damit je nach Quellentyp von koronal nach apikal ab.

Dabei kann das Plasma direkt zum Einsatz kommen oder auch in Kombination mit bisherigen Behandlungsverfahren verwendet werden. Neuere Untersuchungen zeigen, dass die Applikationsform bzw. das Design der Spitze die antimikrobielle Effizienz deutlich beeinflussen kann (Liang et al. 2015). Eine alleinige Plasmabehandlung, die schnell und effektiv ein vergleichbares Ergebnis liefert wie bisherige Behandlungsalternativen, scheint mit den derzeit verfügbaren Plasmaquellen nur mit sehr langen Behandlungszeiten möglich zu sein, auch deshalb, da sich die Plasmawirkung ungleichmäßig im Wurzelkanal verteilt (Wang et al. 2011; Du et al. 2012; Pan et al. 2013b; Üreyen Kaya et al. 2014). Um die Behandlungszeit zu reduzieren und die antimikrobielle Effektivität zu steigern, wurden unterschiedliche

Kombinationsbehandlungen u. a. mit antimikrobiellen Zusätzen wie Natriumhypochlorid und Chlorhexidin untersucht, die zu einer Steigerung der Effektivität führten (Zhou et al. 2010; Du et al. 2013).

10.3.2 Resümee und Ausblick

Nach den bisherigen Erkenntnissen wird Plasma die bisherige Therapieform der Wurzelkanalbehandlung nicht grundlegend revolutionieren oder gar ersetzen. Doch die Publikationen auf diesem Gebiet verdeutlichen, dass Plasma zahlreiche Vorteile und Möglichkeiten besitzt, um als eine adjuvante Therapieergänzung zu fungieren. Sein Anwendungspotenzial für Behandlungen im Wurzelkanal sollte weiter verfolgt und klinisch untersucht werden.

> ❯ Plasma bietet Vorteile bei der Behandlung komplexer Systeme wie dem Wurzelkanal. Es wirkt antimikrobiell und dringt in schwer zugängliche Areale vor. Plasma könnte eine Ergänzung zu bisherigen mechanochemischen Reinigungsmethoden für die Wurzelkanaltherapie darstellen.

10.4 Danksagung

Wir danken der Universität Rostock, Bereich „Elektronenmikroskopisches Zentrum" (EMZ), für die Zurverfügungstellung des Elektronenmikroskops.

Literatur

Aktan T, Oksuz L, Guldas HE, Ureyen Kaya B, Kececi AD, Sesli Cetin E,Ozturk T (2011) Antibacterial efficacy of non-thermal atmospheric pressure plasma against Candida albicans. IEEE 38th International Conference on Plasma Sciences (ICOPS). Chicago, IL, USA, S 1

Altarawneh S, Bencharit S, Mendoza L, Curran A, Barrow D, Barros S et al. (2013) Clinical and histological findings of denture stomatitis as related to intraoral colonization patterns of Candida albicans, salivary flow, and dry mouth. J Prosthodont 22: 13–22. doi: 10.1111/j.1532-849X.2012.00906.x

Bender CP, Hübner N, Weltmann K, Scharf C, Kramer A (2012) Tissue Tolerable Plasma and Polihexanide: Are Synergistic Effects Possible to Promote Healing of Chronic wounds? In Vivo and In Vitro Results. In: Zdenko Machala, Karol

Hensel, Yuri Akishev (Hrsg) Plasma for Bio-Decontamination, Medicine and Food Security. (NATO Science for Peace and Security Series A: Chemistry and Biology), Springer Netherlands, Dordrecht, S 321–334

Bobia F, Pop RV (2010) Periimplantitis. Aetiology, diagnosis, treatment. A review from the literature. Curr Health Sci J 36: 171–175

Bollen, Curd ML, Lambrechts P, Quirynen M (1997) Comparison of surface roughness of oral hard materials to the threshold surface roughness for bacterial plaque retention: A review of the literature. Dental Materials 13: 258–269. doi: 10.1016/S0109-5641(97)80038-3

Budtz-Jörgensen E (1974) The significance of Candida albicans in denture stomatitis. Eur J Oral Sci 82: 151–190. doi: 10.1111/j.1600-0722.1974.tb00378.x

Bulad K, Taylor RL, Verran J, McCord JF,(2004) Colonization and penetration of denture soft lining materials by Candida albicans. Dental Materials 20: 167–175. doi: 10.1016/S0109-5641(03)00088-5

Bussiahn R, Brandenburg R, Gerling T, Kindel E, Lange H, Lembke N et al. (2010) The hairline plasma: An intermittent negative dc-corona discharge at atmospheric pressure for plasma medical applications. Appl Phys Lett 96: 3. doi: 10.1063/1.3380811

Canullo L, Luigi Canullo, David Penarrocha, Costanza Micarelli, Orietta Massidda, Mauro Bazzoli (2013) Hard tissue response to argon plasma cleaning/sterilisation of customised titanium abutments versus 5-second steam cleaning: results of a 2-year post-loading follow-up from an explanatory randomised controlled trial in periodontally healthy patients. Eur J Oral Implantol 6(3): 251–260

Canullo L, Micarelli C, Lembo-Fazio L, Iannello G,Clementini M (2014a) Microscopical and microbiologic characterization of customized titanium abutments after different cleaning procedures. Clin Oral Impl Res 25: 328–336. doi: 10.1111/clr.12089

Canullo L, Penarrocha-Oltra D, Marchionni S, Bagan L, Penarrocha-Diago M, Micarelli C (2014b) Soft tissue cell adhesion to titanium abutments after different cleaning procedures: preliminary results of a randomized clinical trial. Med Oral Patol Oral Cir Bucal 19: e177–183

Cao Y, Yang P, Lu X, Xiong Z, Ye T, Xiong Q, Sun Z (2011) Efficacy of Atmospheric Pressure Plasma as an Antibacterial Agent Against Enterococcus Faecalis in Vitro. Plasma Sci. Technol 13: 93–98. doi: 10.1088/1009-0630/13/1/19

Chen W, Huang J, Du N, Liu X, Wang X, Lv G et al. (2012) Treatment of enterococcus faecalis bacteria by a helium atmospheric cold plasma brush with oxygen addition. In J Appl Phys 112: 013304. doi: 10.1063/1.4732135

Claffey N, Clarke E, Polyzois I, Renvert S (2008) Surgical treatment of peri-implantitis. J Clin Periodontol 35(8): 316–332. doi: 10.1111/j.1600-051X.2008.01277.x

Coelho PG, Giro G, Teixeira HS, Marin C, Witek L, Thompson VP et al. (2012) Argon-based atmospheric pressure plasma enhances early bone response to rough titanium surfaces. J Biomed Mater Res 100A: 1901–1906. doi: 10.1002/jbm.a.34127

da Silva, Wander J, Leal, Cristiane Maria B, Viu FC, Gonçalves LM, Barbosa, Célia Marisa R, Del Bel Cury, Altair A (2015) Influence of surface free energy of denture base and liner materials on Candida albicans biofilms. J Investig Clin Dent 6: 141–146. doi: 10.1111/jicd.12079

Danna NR, Beutel BG, Tovar N, Witek L, Marin C, Bonfante EA et al. (2015) Assessment of Atmospheric Pressure Plasma Treatment for Implant Osseointegration. BioMed Res Int: 761718. doi: 10.1155/2015/761718

Davenport JC (1970) The oral distribution of candida in denture stomatitis. Br Dent J 129:151–156

Davi LR, Felipucci, Daniela Nair Borges, de Souza, Raphael Freitas, Bezzon OL, Lovato-Silva CH, Pagnano VO,Paranhos, Helena de Freitas Oliveira (2012) Effect of denture cleansers on metal ion release and surface roughness of denture base materials. Braz Dent J 23: 387–393

Delben JA, Murata RM, Wei X, Castro ML, Assuncao WG, da Silva, Nelson Renato Franca Alves,Duarte S (2014) Low-Temperature Plasma: An Effective Approach Against Candida albicans Biofilm. Plasma Med 4: 231–244. doi: 10.1615/PlasmaMed.2014012361

Derks J, Hakansson J, Wennstrom JL, Tomasi C, Larsson M,Berglundh T (2015) Effectiveness of Implant Therapy Analyzed in a Swedish Population: Early and Late Implant Loss. J Dent Res 94: 44S–51S. doi: 10.1177/0022034514563077

Du T, Ma J, Yang P, Xiong Z, Lu X, Cao Y (2012) Evaluation of Antibacterial Effects by Atmospheric Pressure Non-equilibrium Plasmas against Enterococcus faecalis Biofilms In Vitro. J Endod 38: 545–549. doi: 10.1016/j.joen.2011.10.021

Du T, Shi Q, Shen Y, Cao Y, Ma J, Lu X et al. (2013) Effect of Modified Nonequilibrium Plasma with Chlorhexidine Digluconate against Endodontic Biofilms In Vitro. J Endod 39: 1438–1443. doi: 10.1016/j.joen.2013.06.027

Duewelhenke N,Eysel P (2007) Serumfreie Kultivierung von Osteoprogenitorzellen und Osteoblasten zur Testung von Biomaterialien. Orthopäde 36: 220–226. doi: 10.1007/s00132-007-1057-8

Durkan R, Ayaz EA, Bagis B, Gurbuz A, Ozturk N,Korkmaz FM (2013) Comparative effects of denture cleansers on physical properties of polyamide and polymethyl methacrylate base polymers. Dent Mater J 32: 367–375. doi: 10.4012/dmj.2012-110

Duske K, Koban I, Kindel E, Schröder K, Nebe B, Holtfreter B et al. (2012) Atmospheric plasma enhances wettability and cell spreading on dental implant metals. J Clin Periodontol 39: 400–407. doi: 10.1111/j.1600-051X.2012.01853.x

Duske K, Jablonowski L, Koban I, Matthes R, Holtfreter B, Sckell A et al. (2015a) Cold atmospheric plasma in combination with mechanical treatment improves osteoblast growth on biofilm covered titanium discs. Biomaterials 52: 327–334. doi: 10.1016/j.biomaterials.2015.02.035

Duske K, Wegner K, Donnert M, Kunert U, Podbielski A, Kreikemeyer B et al. (2015b) Comparative In Vitro Study of Different Atmospheric Pressure Plasma Jets Concerning their Antimicrobial Potential and Cellular Reaction. Plasma Process Polym 12(10): 1050–1060. doi: 10.1002/ppap.201400176

Ercalik-Yalcinkaya S, Ozcan M (2015) Association between Oral Mucosal Lesions and Hygiene Habits in a Population of Removable Prosthesis Wearers. J Prosthodont 24: 271–278. doi: 10.1111/jopr.12208

Favia P, d'Agostino R (1998) Plasma treatments and plasma deposition of polymers for biomedical applications. Surface and Coatings Technology 98: 1102–1106. doi: 10.1016/S0257-8972(97)00285-5

Ferreira, Maria Aurea Feitosa, Pereira-Cenci T, Rodrigues de Vasconcelos, Lucíola Maria, Rodrigues-Garcia, Renata Cunha Matheus, Del Bel Cury, Altair Antoninha (2009) Efficacy of denture cleansers on denture liners contaminated with Candida species. Clin Oral Invest 13: 237–242. doi: 10.1007/s00784-008-0220-x

Finke B, Luethen F, Schroeder K, Mueller PD, Bergemann C, Frant M et al. (2007) The effect of positively charged plasma polymerization on initial osteoblastic focal adhesion on titanium surfaces. Biomaterials 28: 4521–4534. doi: 10.1016/j.biomaterials.2007.06.028

Fricke K, Steffen H, Woedtke T von, Schroeder K, Weltmann KD (2011) High Rate Etching of Polymers by Means of an Atmospheric Pressure Plasma Jet. Plasma Process. Polym 8: 51–58

Fricke K, Koban I, Tresp H, Jablonowski L, Schroder K, Kramer A et al. (2012a) Atmospheric pressure plasma: a high-performance tool for the efficient removal of biofilms. PLoS ONE 7: e42539. doi: 10.1371/journal.pone.0042539

Fricke K, Tresp H, Bussiahn R, Schröder K, von Woedtke T, Weltmann K (2012b) On the Use of Atmospheric Pressure Plasma for the Bio-Decontamination of Polymers and Its Impact on Their Chemical and Morphological Surface Properties. Plasma Chem Plasma Process 32: 801–816. doi: 10.1007/s11090-012-9378-8

Gendreau L, Loewy ZG (2011) Epidemiology and etiology of denture stomatitis. J Prosthodont 20: 251–260. doi: 10.1111/j.1532-849X.2011.00698.x

Graham BS, Jones DW, Sutow EJ (1991) An in vivo and in vitro Study of the Loss of Plasticizer from Soft Polymer-gel Materials. J Dent Res 70: 870–873. doi: 10.1177/00220345910700050101

Gristina A (1987) Biomaterial-centered infection: microbial adhesion versus tissue integration. Science 237: 1588–1595. doi: 10.1126/science.3629258

Hähnel M, von Woedtke T, Weltmann K (2010) Influence of the Air Humidity on the Reduction of Bacillus Spores in a Defined Environment at Atmospheric Pressure Using a Dielectric Barrier Surface Discharge. Plasma Process Polym 7: 244–249. doi: 10.1002/ppap.200900076

Hong G, Murata H, Li Y, Sadamori S, Hamada T (2009) Influence of denture cleansers on the color stability of three types of denture base acrylic resin. J Prosthet Dent 101: 205–213. doi: 10.1016/S0022-3913(09)60032-9

Idlibi AN, Al-Marrawi F, Hannig M, Lehmann A, Rueppell A, Schindler A et al. (2013) Destruction of oral biofilms formed in situ on machined titanium (Ti) surfaces by cold atmospheric plasma. Biofouling 29: 369–379. doi: 10.1080/08927014.2013.775255

Isbary G, Heinlin J, Shimizu T, Zimmermann J, Morfill G, Schmidt H et al. (2012) Successful and safe use of 2 min cold atmospheric argon plasma in chronic wounds: results of a randomized controlled trial. Br J Dermatol 167: 404–410. doi: 10.1111/j.1365-2133.2012.10923.x

Jablonowski L, Koban I, Berg MH, Kindel E, Duske K, Schröder K et al. (2013) Elimination of E. Faecalis by a New Non-Thermal Atmospheric Pressure Plasma Handheld Device for Endodontic Treatment. A Preliminary Investigation. Plasma Process Polym 10: 499–505. doi: 10.1002/ppap.201200156

Jacofsky MC, Lubahn C, McDonnell C, Seepersad Y, Fridman G, Fridman AA, Dobrynin D (2014) Spatially Resolved Optical Emission Spectroscopy of a Helium Plasma Jet and its Effects on Wound Healing Rate in a Diabetic Murine Model Plasma Med 4: 177–191. doi: 10.1615/PlasmaMed.2015012190

Jainkittivong A, Aneksuk V, Langlais RP (2010) Oral mucosal lesions in denture wearers. Gerodontology 27: 26–32. doi: 10.1111/j.1741-2358.2009.00289.x

Jiang C, Chen M, Gorur A, Schaudinn C, Jaramillo DE, Costerton JW et al. (2009) Nanosecond Pulsed Plasma Dental Probe. Plasma Process Polym 6: 479–483. doi: 10.1002/ppap.200800133

Koban I, Matthes R, Hübner N, Welk A, Meisel P, Holtfreter B et al. (2010) Treatment of Candida albicans biofilms with low-temperature plasma induced by dielectric barrier discharge and atmospheric pressure plasma jet. New J Phys 12:p. 073039. doi: 10.1088/1367-2630/12/7/073039

Koban I, Duske K, Jablonowski L, Schröder K, Nebe B, Sietmann R et al. (2011a) Atmospheric Plasma Enhances Wettability and Osteoblast Spreading on Dentin In Vitro: Proof-of-Principle. Plasma Process. Polym 8: 975–982. doi: 10.1002/ppap.201100030

Koban I, Holtfreter B, Hübner N, Matthes R, Sietmann R, Kindel E et al. (2011b) Antimicrobial efficacy of non-thermal plasma in comparison to chlorhexidine against dental biofilms on titanium discs in vitro - proof of principle experiment. J Clin Periodontol 38: 956–965. doi: 10.1111/j.1600-051X.2011.01740.x

Koo IG, Cho JH, Lee WM (2008) Influence of the Gas Humidity on the Uniformity of RF-Powered Atmospheric-Pressure Low-Temperature DBD Plasmas. Plasma Process Polym 5: 161–167. doi: 10.1002/ppap.200700068

Lai J, Sunderland B, Xue J, Yan S, Zhao W, Folkard M et al. (2006) Study on hydrophilicity of polymer surfaces improved by plasma treatment. Appl Surf Sci 252: 3375–3379. doi: 10.1016/j.apsusc.2005.05.038

Li Y, Sun K, Ye G, Liang Y, Pan H, Wang G et al. (2015) Evaluation of Cold Plasma Treatment and Safety in Disinfecting 3-week Root Canal Enterococcus faecalis Biofilm In Vitro. J Endod 41: 1325–1330. doi: 10.1016/j.joen.2014.10.020

Liang Y, Li Y, Sun K, Zhang Q, Li W, Zhu W et al. (2015) Plasma Thorns: Atmospheric Pressure Non-Thermal Plasma Source for Dentistry Applications. Plasma Process Polym 12(10): 1069–1074. doi: 10.1002/ppap.201400185

Liu D, Xiong Z, Du T, Zhou X, Cao Y, Lu X. (2011) Bacterial-killing effect of atmospheric pressure nonequilibrium plasma jet and oral mucosa response. J Huazhong Univ Sci Technol Med Sci 31(6): 852–856

Lucena-Ferreira, Silvia Carneiro de, Cavalcanti, Indira Moraes Gomes,Cury, Altair Antoninha Del Bel (2013) Efficacy of denture cleansers in reducing microbial counts from removable partial dentures: a short-term clinical evaluation. Braz Dent J 24: 353–356. doi: 10.1590/0103-6440201302183

Machado AL, Breeding LC, Vergani CE,da Cruz Perez, Luciano Elias (2009) Hardness and surface roughness of reline and denture base acrylic resins after repeated disinfection procedures. J Prosthet Dentistry 102: 115–122. doi: 10.1016/S0022-3913(09)60120-7

Maisch T, Shimizu T, Isbary G, Heinlin J, Karrer S, Klampfl TG et al. (2012) Contact-Free Inactivation of Candida albicans Biofilms by Cold Atmospheric Air Plasma. Appl Environ Microbiol 78: 4242–4247. doi: 10.1128/Aem.07235-11

Marinoski J, Bokor-Bratic M,Cankovic M (2014) Is denture stomatitis always related with candida infection? A case control study. Med Glas (Zenica) 11: 379–384

Matthes R, Bekeschus S, Bender C, Koban I, Hübner N, Kramer A (2012) Pilot-study on the influence of carrier gas and plasma application (open resp. delimited) modifications on physical plasma and its antimicrobial effect against Pseudomonas aeruginosa and Staphylococcus aureus. Eine Pilotstudie zum Einfluss der Modifikation der Trägergase und der Plasmaapplikation (offen bzw. abgeschirmt) auf den antimikrobiellen Effekt von physikalischem Plasma gegen Pseudomonas aeruginosa und Staphylococcus aureus. GMS Krankenhaushyg Interdiszip 7: 1–7. doi: 10.3205/dgkh000186

Matthes R, Jablonowski L, Koban I, Quade A, Hübner N, Schlueter R et al. (2015) In vitro treatment of Candida albicans biofilms on denture base material with volume dielectric barrier discharge plasma (VDBD) compared with common chemical antiseptics. Clin Oral Invest 19(9): 2319–2326. doi: 10.1007/s00784-015-1463-y

Mombelli A, Müller N, Cionca N (2012) The epidemiology of peri-implantitis. Clin Oral Implants Res 23 Suppl 6: 67–76. doi:10.1111/j.1600-0501.2012.02541.x

Monetta T, Scala A, Malmo C,Bellucci F (2011) Antibacterial Activity of Cold Plasma—Treated Titanium Alloy. Plasma Med 1: 205–214. doi: 10.1615/PlasmaMed.v1.i3-4.30

Nebe B, Finke B, Hippler R, Meichsner J, Podbielski A, Schlosser M, Bader R (2013) Physical plasma processes for surface functionalization of implants for orthopedic surgery. Hyg Med 38: 192–197

Özden N, Akaltan F, Suzer S,Akovali G (1999) Time-related wettability characteristic of acrylic resin surfaces treated by glow discharge. J Prosthet Dent 82: 680–684

Pan H, Wang G, Li Y, Zhang J, Fang J, Ye G et al. (2013a) Alternating current cold plasma induced surface modification of heat curing acrylic resin and prevention of early adherence of Candida albicans. IEEE 40th International Conference on Plasma Sciences (ICOPS). San Francisco, CA, USA, S 1

Pan J, Sun K, Liang Y, Sun P, Yang X, Wang J et al. (2013b) Cold Plasma Therapy of a Tooth Root Canal Infected with Enterococcus faecalis Biofilms In Vitro. J Endod 39: 105–110. doi: 10.1016/j.joen.2012.08.017

Paranhos, Helena de Freitas Oliveira, Peracini A, Pisani MX, Oliveira, Viviane de Cássia, de Souza, Raphael Freitas,Silva-Lovato CH (2013) Color stability, surface roughness and flexural strength of an acrylic resin submitted to simulated overnight immersion in denture cleansers. Braz Dent J 24: 152–156. doi: 10.1590/0103-6440201302151

Pei X, Lu X, Liu J, Liu D, Yang Y, Ostrikov K et al. (2012) Inactivation of a 25.5 μm Enterococcus faecalis biofilm by a room-temperature, battery-operated, handheld air plasma jet. J Phys D Appl Phys 45: 165205. doi: 10.1088/0022-3727/45/16/165205

Pereira CA, Toledo BC, Santos CT, Pereira Costa, Anna Carolina Borges, Back-Brito GN, Kaminagakura E,Jorge, Antonio Olavo Cardoso (2013) Opportunistic microorganisms in individuals with lesions of denture stomatitis. Diagn Microbiol Infect Dis 76: 419–424. doi: 10.1016/j.diagmicrobio.2013.05.001

Perezous LF, Stevenson GC, Flaitz CM, Goldschmidt ME, Engelmeier RL,Nichols CM (2006) The effect of complete dentures with a metal palate on candida species growth in HIV-infected patients. J Prosthodont 15: 306–315. doi: 10.1111/j.1532-849X.2006.00127.x

Persson LG, Ericsson I, Berglundh T, Lindhe J (2001) Osseintegration following treatment of peri-implantitis and replacement of implant components. An experimental study in the dog. J Clin Periodontol 28: 258–263. doi: 10.1034/j.1600-051x.2001.028003258.x

Peters LB, Wesselink PR (2002) Periapical healing of endodontically treated teeth in one and two visits obturated in the presence or absence of detectable microorganisms. Int Endod J 35: 660–667. doi: 10.1046/j.1365-2591.2002.00541.x

Queiroz JDF de, Leal, Angélica Maria de Sousa, Terada M, Agnez-Lima LF, Costa I, Pinto, Nadja Cristhina de Souza,Batistuzzo de Medeiros, Silvia Regina (2014) Surface modification by argon plasma treatment improves antioxidant defense ability of CHO-k1 cells on titanium surfaces. Toxicol In Vitro 28: 381–387. doi: 10.1016/j.tiv.2013.11.012

Renvert S, Roos-Jansåker A-M, Claffey N (2008) Non-surgical treatment of peri-implant mucositis and peri-implantitis: a literature review. J Clin Periodontol 35 (Suppl 8): 305–315. doi: 10.1111/j.1600-051X.2008.01276.x.

Ribeiro DG, Pavarina AC, Dovigo LN, Machado AL, Giampaolo ET,Vergani CE (2012) Prevalence of Candida spp. associated with bacteria species on complete dentures. Gerodontology 29: 203–208. doi: 10.1111/j.1741-2358.2011.00578.x

Ritts AC, Li H, Yu Q, Xu C, Yao X, Hong L, Wang Y (2010) Dentin surface treatment using a non-thermal argon plasma brush for interfacial bonding improvement in composite restoration. Eur J Oral Sci 118: 510–516. doi: 10.1111/j.1600-0722.2010.00761.x

Rodrigues S, Shenoy V, Shetty T (2013) Resilient liners: a review. J Indian Prosthodont Soc 13: 155–164. doi: 10.1007/s13191-012-0143-8

Rupf S, Lehmann A, Hannig M, Schafer B, Schubert A, Feldmann U, Schindler A (2010) Killing of adherent oral microbes by a non-thermal atmospheric plasma jet. J Med Microbiol 59: 206–212. doi: 10.1099/jmm.0.013714-0

Rupf S, Idlibi AN, Marrawi FA, Hannig M, Schubert A, von Mueller L et al. (2011) Removing Biofilms from Microstructured Titanium Ex Vivo: A Novel Approach Using Atmospheric Plasma Technology. PLoS ONE 6: e25893. doi: 10.1371/journal.pone.0025893

Sadig W (2010) The denture hygiene, denture stomatitis and role of dental hygienist. Int J Dent Hyg 8: 227–231. doi: 10.1111/j.1601-5037.2009.00413.x

Samaranayake LP (1992) Oral mycoses in HIV infection. Oral Surg Oral Med Oral Pathol 73: 171–180. doi: 10.1016/0030-4220(92)90191-R

Satriano C, Marletta G, Guglielmino S, Carnazza S (2006) Cell adhesion to ion- and plasma-treated polymer surfaces: The role of surface free energy. In: Mittal KL (Hrsg) Contact angle, wettability and adhesion, 4. Aufl. Leiden, Boston, S 471–486

Shi Q, Song K, Zhou X, Xiong Z, Du T, Lu X, Cao Y (2015) Effects of non-equilibrium plasma in the treatment of ligature-induced peri-implantitis. J Clin Periodontol 42: 478–487. doi: 10.1111/jcpe.12403.

Shon W, Chung SH, Kim H, Han G, Cho B, Park Y (2014) Peri-implant bone formation of non-thermal atmospheric pressure plasma-treated zirconia implants with different surface roughness in rabbit tibiae. Clin Oral Impl Res 25: 573–579. doi: 10.1111/clr.12115

Skupien JA, Valentini F, Boscato N, Pereira-Cenci T (2013) Prevention and treatment of Candida colonization on denture liners: a systematic review. J Prosthet Dent 110: 356–362. doi: 10.1016/j.prosdent.2013.07.003

Sun Y, Yu S, Sun P, Wu H, Zhu W, Liu W et al. (2012) Inactivation of Candida Biofilms by Non-Thermal Plasma and Its Enhancement for Fungistatic Effect of Antifungal Drugs. PLoS ONE 7: e40629. doi: 10.1371/journal.pone.0040629

Üreyen Kaya B, Kececi AD, Güldaş HE, Çetin ES, Özturk T, Öksuz L, Bozduman F (2014) Efficacy of endodontic applications of ozone and low-temperature atmospheric pressure plasma on root canals infected with Enterococcus faecalis. Lett Appl Microbiol 58: 8–15. doi: 10.1111/lam.12148

Vigild M (1987) Oral mucosal lesions among institutionalized elderly in Denmark. Community Dent Oral Epidemiol 15: 309–313. doi: 10.1111/j.1600-0528.1987.tb01741.x

Walschus U, Hoene A, Patrzyk M, Finke B, Polak M, Lucke S et al. (2012) Serum profile of pro- and anti-inflammatory cytokines in rats following implantation of low-temperature plasma-modified titanium plates. J Mater Sci Mater Med 23: 1299–1307. doi: 10.1007/s10856-012-4600-z

Wang R, Zhou H, Sun P, Wu H, Pan J, Zhu W et al. (2011) The Effect of an Atmospheric Pressure, DC Nonthermal Plasma Microjet on Tooth Root Canal, Dentinal Tubules Infection and Reinfection Prevention. Plasma Med 1: 143–155. doi: 10.1615/PlasmaMed.2011003259

Wang G, Pan H, Ye G, Sun K, Pan J, Zhang J, Fang J (2013) Sterilization and drug susceptibility study of Candida Albicans biofilm on denture base resin treated by direct and alternating current atmospheric pressure cold plasma microjet. IEEE Pulsed Power and Plasma Science Conference (PPPS 2013). San Francisco, CA, USA: 1–6

Webb BC, Thomas CJ, Willcox MDP, Harty, D. W. S.,Knox KW (1998) Candida-associated denture stomatitis. Aetiology and management: A review: Part1. Factors influencing distribution of candida species in the oral cavity. Austral Dent J 43: 45–50. doi: 10.1111/j.1834-7819.1998.tb00152.x

Wei J, Igarashi T, Okumori N, Igarashi T, Maetani T, Liu B, Yoshinari M (2009) Influence of surface wettability on competitive protein adsorption and initial attachment of osteoblasts. Biomed Mater 4(4): 045002. doi: 10.1088/1748-6041/4/4/045002

Wiegand C, Beier O, Horn K, Pfuch A, Tölke T, Hipler U, Schimanski A (2014) Antimicrobial impact of cold atmospheric pressure plasma on medical critical yeasts and bacteria cultures. Skin Pharmacol Physiol 27: 25–35. doi: 10.1159/000351353

Wilson J (1998) The aetiology, diagnosis and management of denture stomatitis. Br Dent J 185: 380–384. doi: 10.1038/sj.bdj.4809821

*RC*Xinpei Lu, Yinguang Cao, Ping Yang, Qing Xiong, Zilan Xiong, Yubin Xian, Yuan Pan (2009) An *RC* Plasma Device for Sterilization of Root Canal of Teeth. IEEE Trans Plasma Sci 37: 668–673. doi: 10.1109/TPS.2009.2015454

Xiong Z, Cao Y, Lu X, Du T (2011) Plasmas in Tooth Root Canal. IEEE Trans Plasma Sci 39: 2968–2969. doi: 10.1109/TPS.2011.2157533

Yildirim MS, Hasanreisoglu U, Hasirci N, Sultan N (2005) Adherence of Candida albicans to glow-discharge modified acrylic denture base polymers. J Oral Rehabil 32: 518–525. doi: 10.1111/j.1365-2842.2005.01454.x

Zamperini CA, Machado AL, Vergani CE, Pavarina AC, Giampaolo ET,da Cruz, Nilson Cristino (2010) Adherence in vitro of Candida albicans to plasma treated acrylic resin. Effect of plasma parameters, surface roughness and salivary pellicle. Arch Oral Biol 55: 763–770. doi: 10.1016/j.archoralbio.2010.06.015

Zamperini CA, Machado AL, Vergani CE, Pavarina AC, Rangel EC, Cruz NC (2011) Evaluation of fungal adherence to plasma-modified polymethylmethacrylate. Mycoses 54: e344-51. doi: 10.1111/j.1439-0507.2010.01921.x

Zamperini CA, Carneiro, Haline de Lima, Rangel EC, Cruz NC, Vergani CE, Machado AL (2013) In vitro adhesion of Candida glabrata to denture base acrylic resin modified by glow-discharge plasma treatment. Mycoses 56: 134–144. doi: 10.1111/j.1439-0507.2012.02223.x

Zhou X, Xiong Z, Cao Y, Lu X, Liu D (2010) The Antimicrobial Activity of an Atmospheric-Pressure Room-Temperature Plasma in a Simulated Root-Canal Model Infected With Enterococcus Faecalis. IEEE Trans Plasma Sci 38: 3370–3374. doi: 10.1109/TPS.2010.2078522

Aktueller und perspektivischer Einsatz kalter Plasmen aus hygienischer Indikation

Axel Kramer, Rutger Matthes, Sander Bekeschus, Claudia Bender, Matthias Napp, Olaf Lademann, Jürgen Lademann und Klaus-Dieter Weltmann

© Springer-Verlag Berlin Heidelberg 2016
H.-R. Metelmann, T. von Woedtke, K.-D. Weltmann (Hrsg.), *Plasmamedizin*,
DOI 10.1007/978-3-662-52645-3_11

11.1 Für hygienische Anwendungen wichtige Eigenschaften kalter Plasmen

Bei der Anwendung kalter Plasmen („cold plasma" oder „low temperature plasma") mit hygienischer Zielsetzung stehen die antimikrobielle und antivirale Wirksamkeit einschließlich der Effektivität gegen mikrobielle Biofilme bei gleichzeitig gewährleisteter Verträglichkeit für Haut, Schleimhäute und Wunden bzw. für unbelebte Materialien im Vordergrund.

11.1.1 Temperatur

> Die für hygienische Anwendungen relevanten Temperaturen liegen im Bereich von etwa 36 bis 55 °C.

Kalte Plasmen werden mit hygienischer Zielsetzung in einem Temperaturbereich angewandt, der für den menschlichen Organismus verträglich ist, d. h. der sich im Bereich der Körpertemperatur befindet (Kramer et al. 2013b) bzw. der für thermolabile Materialien insbesondere zur Dekontamination anwendbar ist, also bis etwa 55 °C.

11.1.2 Antimikrobielle Wirksamkeit

> Kalte Plasmen sind gegen planktonische, in Suspensionen vorliegende oder auf Flächen anhaftende Mikroorganismen und ebenso gegen Biofilme hoch effektiv und übertreffen moderne oberflächenaktive Antiseptika an Wirksamkeit. Aufgrund der unspezifischen Wirkungsweise ist es nicht gelungen, eine genetische Resistenzentwicklung gegen kalte Plasmen zu induzieren.

Die antimikrobielle Wirksamkeit kalter Plasmen, insbesondere bei Atmosphärendruck („cold atmospheric pressure plasma", CAP), ist in unterschiedlichen Versuchsansätzen gegenüber freien Bakterien und einzelligen Pilzen auf Nährböden (Brandenburg et al. 2007; Ehlbeck et al. 2008, 2011; Weltmann et al. 2008a; Daeschlein et al. 2010a, 2011; Matthes et al. 2012; Napp et al. 2015; Lee et al. 2006),

in Suspensionen (Oehmigen et al. 2010; Scholtz et al. 2010) oder auf der Haut (Lademann et al. 2011; Daeschlein et al. 2012a; Humud et al. 2013) nachgewiesen.

Im Gegensatz zu Untersuchungen in Zellsuspensionen und auf Nähragar ist die Vergleichbarkeit der Ergebnisse zur Wirksamkeit kalter Plasmen gegen Biofilme aus verschiedenen Arbeitsgruppen aufgrund der komplexen Plasmachemie verschiedener Plasmaquellen und den daraus resultierenden reaktiven Spezies und insbesondere aufgrund der komplexen Einflüsse unterschiedlicher Biofilmstrukturen und der daraus resultierenden mangelhaften Standardisierbarkeit problematisch. Die in unterschiedlichen Studien erzielte Reduktion von Mikroorganismen in einem Biofilm liegt abhängig von der gewählten Plasmaquelle, dem Arbeitsgas, der Behandlungsdauer und der Mikroorganismenspezies zwischen keinem erkennbaren Effekt und kompletter Inaktivierung aller Zellen $> 6 \log_{10}$-Stufen, also einer Sterilisationswirkung (Lee et al. 2006; Koban et al. 2010, 2011; Fricke et. al. 2012b; Gorynia et al. 2013; Matthes et al. 2012, 2013a, b, 2014, 2015; Koban et al. 2013; Delben et al. 2014). Durch Atmosphärendruckplasma können sogar organische Substanzen durch Ätzprozesse aufgelöst und Biofilme komplett entfernt werden, was eine interessante Option zur Behandlung der Periimplantitis sein kann (Rupf et al. 2011; Fricke et al. 2012b).

> Da kalte Plasmen unspezifisch wirken, werden Mikroorganismen unabhängig vom Vorliegen einer Multiresistenz inaktiviert (Kvam et al. 2012; Daeschlein et al. 2014; Matthes et al. 2016) und entwickeln keine Resistenz.

Bisher wurde keine Resistenzentwicklung bzw. Gewöhnung von Mikroorganismen gegenüber kalten Plasmen beobachtet (Zimmermann et al. 2012; Matthes et al. 2014), was aufgrund des unspezifischen Wirkungsmechanismus auch nicht zu erwarten ist. Da Plasma oxidativen Stress auslösen kann (Winter et al. 2011; Bekeschus et al. 2013a; Schmidt et al. 2015a), ist jedoch nicht auszuschließen, dass der Schutzmechanismus gegenüber oxidativen Reaktanzen verstärkt werden kann (Poole 2012).

> Auch plasmaaktiviertes Wasser (PAW) bzw. plasmaaktivierte Lösungen (PAL) wirken antimikrobiell (Oehmigen et al. 2010; von Woedtke et al. 2013a; Jablonowski et al. 2015).

Dieses Phänomen dürfte die Wirkungsentfaltung in vivo unterstützen und eröffnet Möglichkeiten der Herstellung antimikrobiell wirksamer Lösungen.

11.1.3 Veränderung der Stoffwechselleistung von Mikroorganismen

> Durch Einwirkung kalter Plasmen ist es möglich, sowohl die Zellausbeute (Biomasse) zu erhöhen als auch die Produktion spezieller Metabolite zu stimulieren (von Woedtke et al. 2013b).

Das eröffnet neue Perspektiven für biotechnologische Verfahren.

11.1.4 Antivirale Wirksamkeit

> Auch Bakteriophagen und Viren werden durch kalte Plasmen inaktiviert (Yasuda et al. 2010; Ehlbeck et al. 2011; Zimmermann et al. 2011; Ahlfeld et al. 2015).

Die Wirksamkeit gegen hoch resistente unbehüllte Viren wie das Norovirus eröffnet Anwendungsmöglichkeiten z. B. in der Lebensmittelindustrie (Aboubakr et al. 2015). Mit einem Jet auf Basis von CAP konnten das Newcastle Disease Virus und das aviäre Influenzavirus H9N2 innerhalb von 2 Min. ohne Zerstörung der Antigenität komplett inaktiviert werden. Im Vergleich zu Formaldehyd inaktivierter Vakzine war der Impferfolg bei Küken deutlich besser (Wang et al. 2015).

11.1.5 Wirksamkeit gegen Parasiten

> Kalte Plasmen sind auch gegen Parasiten wirksam.

Die Effektivität von CAP ist in vitro gegen Milben (Daeschlein et al. 2010b) nachgewiesen. Aufgrund der in die Haarfollikel reichenden Wirksamkeit kalter Plasmen (ist bisher nur für den Plasmajet nachgewiesen) eröffnen sich Optionen zu Behandlung der felinen und caninen Demodikose. Der Plasmajet kann auch zur Tötung von Zecken eingesetzt werden; demonstriert wurde eine irreversible Inaktivierung nach 5 min Behandlungszeit (Bender u. Kramer 2014). Auch die Spinnmilbe, ein weltweit vorkommender bedeutender pflanzlicher Schädling, und die Hopfenblattlaus werden durch kalte Plasmen (Koronarentladung) abgetötet (Morar et al. 1997).

11.1.6 Einfluss auf Entzündungsprozesse

> ROS als Hauptbestandteil kalter Plasmen agieren als zelluläre Messenger und können als inflammatorische Reize mit Stimulierung der Zellmotilität, Angiogenese und Zytokine sowie der Proliferationsförderung von Fibroblasten, Osteoblasten und Keratinozyten den Heilungsprozess chronischer Wunden in Gang setzen (Rodriguez et al. 2008; Bender et al. 2011; Sen u. Roy 2008; Kramer et al. 2013a, Hasse et al. 2015; Ulrich et al. 2015).

Zur Behandlung chronischer Wunden und von Wundheilungsstörungen akuter Wunden unterschiedlicher Genese sind Plasmaquellen in Form von Jets als Vorzugsoption anzusehen.

11.1.7 Veränderung von Oberflächen

> Oberflächen werden durch Einwirkung kalter Plasmen in ihrer Hydrophobizität verändert (Fricke et al. 2012a). Ferner ist es möglich, mittels Plasma Polymere oder antimikrobielle Wirkstoffe im Nanobereich auf Oberflächen aufzubringen.

Dadurch können z. B. bei alloplastischen Implantaten bessere Ergebnisse für die Einheilung erzielt werden. Aber auch außerhalb des Organismus ergeben sich

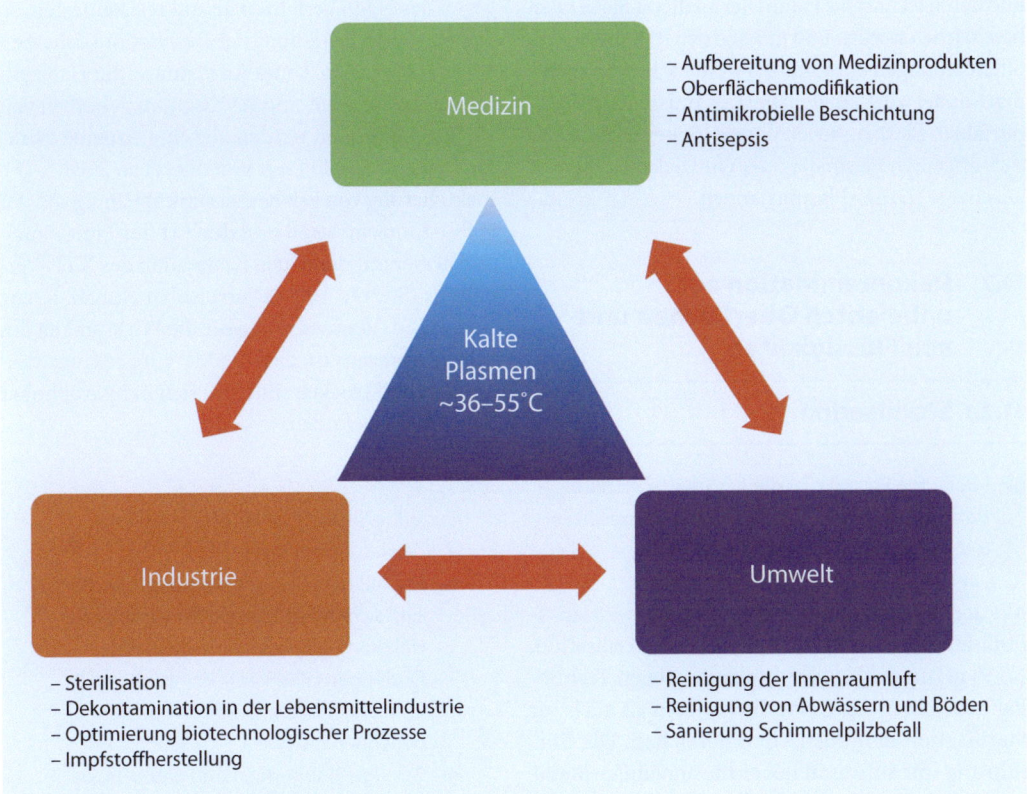

■ **Abb. 11.1**   Einsatzbereiche kalter Plasmen mit hygienischer Zielsetzung

für antimikrobiell wirksame Oberflächen (Shahidi et al. 2007) vielfältige Anwendungsmöglichkeiten.

11.1.8 Einsatzbereiche

❯ Der Einsatz kalter Plasmen ist überall dort besonders aussichtsreich, wo
  — mit der Anwendung chemischer Wirkstoffe eine unerwünschte Belastung mit chemischen Rückständen verbunden ist,
  — der Wirkstoff nicht ausreichend an den Wirkort gebracht werden kann,
  — das Wirkprinzip der Dekontamination durch das zu dekontaminierende Material nicht oder nicht ausreichend toleriert wird und/oder
  — der Verfahrensaufwand höher als bei der Anwendung kalter Plasmen ist.

Aufgrund der durch kalte Plasmen erzielbaren Wirkungen ergeben sich Anwendungen mit hygienischer Zielsetzung sowohl in der Medizin (von Woedtke et al. 2013a) als auch in Umwelttechnologien und in der Industrie (■ Abb. 11.1). Während die antimikrobielle Wirkung in allen drei Bereichen bereits umfangreich genutzt wird, zeichnen sich für die Veränderung der Biofunktionalität von Oberflächen (Bergemann et al. 2012; Finke et al. 2011; Schröder et al. 2010; Fricke et al. 2012a), insbesondere von Implantatmaterialien (Weltmann et al. 2012; Duske et al. 2012; Finke et al. 2014; Gabler et al. 2014), vielversprechende Perspektiven ab.

Nachfolgend werden aktuelle Ergebnisse der Applikationsforschung zum Einsatz kalter Plasmen mit hygienischer Zielsetzung zusammengefasst (weitere Quellenangaben in Kramer et al. 2015). Aus Platzgründen können die von den verschiedenen Arbeitsgruppen eingesetzten Plasmaquellen und deren technische Parameter an dieser Stelle nicht beschrieben werden und müssen den jeweiligen Veröffentlichungen entnommen werden. Im vorliegenden Kapitel wird lediglich bei Ergebnissen mit transportablen Plasmaquellen darauf hingewiesen, ob es sich um einen Plasmajet oder ein Dielectric Barrier Discharge (DBD)-Plasma handelt.

11.2 Dekontamination auf unbelebten Oberflächen und von Flüssigkeiten

11.2.1 Sterilisation

> Mit kalten Plasmen ist die geforderte Sterilisationssicherheit von 10^{-6} $\log_{10}$-Stufen erreichbar (Fröhling et al. 2012a; Shintani 2012).

Mit der Wasserstoffperoxid (WPO)-Gas-Plasmasterilisation (Niedertemperatur-Plasmasterilisation, NTP) gelang die Einführung dieser neuen Technologie sowohl in das Gesundheitswesen als auch zur Sterilisation in industriellen Bereichen. Die Einführung war aufgrund neuer thermolabiler Medizinprodukte (MP) notwendig geworden, um bei niedrigen Temperaturen eine schadstoffarme Sterilisation durchführen zu können (Lerouge et al. 2001; von Woedtke et al. 2008b). Wirkprinzip im Sterrad-Verfahren ist WPO-Gas bei einer Temperatur von ca. 45 °C im Unterdruck zwischen 6 und ca. 10 Torr. Zusätzlich wird mittels eines hochfrequenten elektromagnetischen Felds in der Sterilisatorkammer ein Plasma erzeugt. Neben im Plasma generierten reaktiven Spezies wie Hydroxyl (OH)-Radikale soll auch ein vom Plasma emittierter UV-Anteil zur Verstärkung der antimikrobiellen Wirksamkeit des WPO-Gasplasmas beitragen. Gleichzeitig dient das Plasma der Zersetzung von WPO-Gas-Rückständen in der Sterilisatorkammer. Da das Plasma nur unterstützend eingesetzt wird, handelt es sich nicht um ein reines Plasmaverfahren (Kohnen et al. 2012). Neben der geringen thermischen Belastung der Sterilisiergüter ist die niedrige relative Luftfeuchte von 5 % in der Kammer ein wesentlicher Vorteil des Verfahrens, weil dadurch auch feuchtigkeitsempfindliche MP sterilisiert werden können. Experimentell erwiesen sich Sporen von *Geobacillus stearothermophilus*

gegen das NTP-Verfahren als am resistentesten, so dass sie für die Ermittlung der Sterilisationssicherheit eingesetzt wurden. Unter Anwendung der Halbzyklusmethode konnte eine Sterilisationssicherheit von 10^{-6} nachgewiesen werden, die eine viruzide Wirksamkeit einschließt (von Woedtke et al. 2008a). Die Inaktivierung von Prionen ist stark abhängig von der WPO-Konzentration und der Art der Freisetzung und besser mit der neuen Generation des NTP-Verfahrens (Sterrad 100NX) erreichbar (Rogez-Kreuz et al. 2009). Voraussetzung für die Wirksamkeit des NTP-Verfahrens ist, dass die MP gut gereinigt, desinfiziert und trocken sind und sich in hydrophober Verpackung befinden.

Folgende Einschränkungen sind beim NTP-Verfahren zu beachten:
- Nur MP mit leicht zugänglicher Oberfläche sind sicher sterilisierbar. Bei komplexen Hohlkörpern gibt es hinsichtlich des Eindringens des Sterilisiermittels Einschränkungen, die der Hersteller benennen muss.
- Geringe Blutmengen und Salzkristalle setzen die Wirksamkeit stark herab, sodass MP vor der Sterilisation sorgfältig aufbereitet werden müssen.
- Bei Metallabschirmung ist die Wirksamkeit stark eingeschränkt.

Die Hersteller bieten firmeneigene mikrobiologische Validierungen in Verbindung mit der Testung von physikalischen Rahmenbedingungen an, jedoch erfolgt derzeit kein direkter Nachweis am konkreten MP unter Praxisbedingungen (Performance Qualification). D. h., der Nachweis, dass v. a. an den inneren Oberflächen der MP die physikalischen Bedingungen für die Aufrechterhaltung der Gasphase des Sterilisiermittels eingehalten werden, ist derzeit noch nicht gegeben (Kohnen et al. 2012).

Während im Sterrad-Verfahren das WPO-Gas die bedeutendste Wirkkomponente ist, werden neue NTP-Verfahren entwickelt, deren hauptsächliches Agens das Afterglow von N_2- bzw. Ar-N_2-Plasma bei Unterdruck ist (Zerrouki et al. 2012, 2013). Allerdings wurde mit einem experimentellen

Plasmasterilisator erst nach 40 min Einwirkungszeit eine Abtötung von 6 $\log_{10}$ erreicht (Zerrouki et al. 2014). Bei getrennter Analyse des Wirkprinzips an *Escherichia coli* auf Nähragar konnten die Ionen und der Stickstoff im Trägergas als wirksame, sich gegenseitig verstärkende Komponenten identifiziert werden, während WPO die Wirksamkeit nicht erhöhte (Balasundaram et al. 2011). Damit enthält die Entwicklung von Plasmasterilisationsverfahren ein neues Innovationspotenzial.

11.2.2 Aufbereitung von Medizinprodukten mit kalten Atmosphärendruckplasmen

❯ Für alle MP, die nach Benutzung aufbereitet werden müssen, ist der Einsatz von an den Anwendungszweck angepassten Plasmaquellen eine aussichtsreiche Option.

Mit kaltem Plasma, das in Hohlräumen gezündet werden kann, ist es möglich, MP mit Lumina wie flexible Endoskope aufzubereiten, die ansonsten schwierig zu dekontaminieren sind. Eine andere Möglichkeit ist die Applikation kalter Plasmen mittels Plasmajets. Hierbei wird der Plasmastrahl direkt auf die Oberfläche gerichtet (Brandenburg et al. 2007; Weltmann et al. 2008a, 2008b, 2012). Ebenso wurden kleine transportable Geräte, die das kalte Plasma in einem umschlossenen Gehäuse erzeugen, entwickelt (Maisch et al. 2012). Mit derartigen Quellen könnte z. B. unsteril gewordenes Instrumentarium innerhalb der OP-Einheit unverpackt aufbereitet und sofort wieder verwendet werden. Auch eine zur Aufbereitung weicher Kontaktlinsen konzipierte Plasmaquelle könnte eine Alternative für Desinfektions-Reinigungs-Lösungen sein, da mit der Mehrzahl der Kontaktlinsenpflegesysteme der Aufbereitungserfolg nicht gesichert ist (Hildebrandt et al. 2012).

❯ Eine aussichtsreiche Anwendung für Plasmajets ist die Oberflächendekontamination von Implantaten vor dem Wundverschluss, um während der Operation adhärierte Bakterien zu eliminieren und gleichzeitig die Oberfläche zu funktionalisieren.

Besondere Bedeutung könnte eine solche Methode in der orthopädischen Chirurgie gewinnen, in der häufig Implantat-assoziierte Infektionen durch gegen Antibiotika wenig empfindliche Bakterien wie Koagulase-negative Staphylokokken auftreten, oder im Fall von infektionsbedingten Revisionen, in denen die Implantate belassen werden müssen.

Spezielle Anwendungsmöglichkeiten eröffnen sich zur Abtötung von Bakterien bei gleichzeitig erforderlicher Beibehaltung der Eigenschaften besonders empfindlicher Materialien, z. B. bei Erhalt von in Polylactid-co-Glycolid (PLGA) eingebetteten Proteinstrukturen (Coleman et al. 2011).

11.2.3 Dekontamination von Lebensmitteln und Verpackungsmaterialien

Aufgrund veränderter Produktionsbedingungen und ökologischer Standards sowie des weltweit globalisierten Handels werden neue Methoden zur Herstellung sicherer Lebensmittel mit hoher Qualität benötigt. Da physikalische Methoden wie Gamma- und Betabestrahlung, Ultraschall, UV-Bestrahlung, hoher hydrostatischer Druck und gepulste elektrische Felder sowie chemische Methoden wie Ozonierung und Ethylenoxid ihre Limitationen haben (Risiken, hohe Investitionskosten, Produktbeeinträchtigung), wurde 2006 mit der Anwendung kalter Plasmen in diesem Bereich begonnen.

❯ Kalte Plasmen sind gegen Verderbnis- und Krankheitserreger in Lebensmitteln hoch wirksam. Ihre Anwendung in der Lebensmittelindustrie hat den großen Vorteil, dass keine chemischen Rückstände verbleiben und die Produkte keine Qualitätseinbuße erleiden.

Erfolgreiche Anwendungen sind beschrieben zur Dekontamination von Rohprodukten, z. B. Fisch, Fleisch, Geflügel, Salate, Obst, Gemüse, Samen, Eier, getrocknete Nüsse und Trockenmilch (Misra et al. 2011, 2014; Pedrow et al. 2011; Fröhling et al. 2012b; Schluter et al. 2013; Baier et al. 2013; Mitra et al. 2014; Ulbin-Figlewicz et al. 2014; Varghese et al. 2013) sowie zur Dekontamination innerhalb der Verpackung (Chiper et al. 2011). Die Behandlung von Sojabohnen-Saatgut mit kaltem Plasma führte nicht nur zur Reduktion der mikrobiellen Kontamination, sondern zu gleichzeitiger Beschleunigung der Samenkeimung, Verbesserung der Wasseraufnahme, Bereitstellung und Verwertung der Samennährstoffe sowie zu einer Steigerung des Setzlingswachstums (Ling et al. 2014). Bei Obst- und Gemüsesorten wurde eine bis zu 90 %ige Reduktion von *Salmonella* spp. durch kaltes Plasma erreicht, wobei Eigenschaften wie Feuchtigkeitsverlust und Veränderung des Aussehens der behandelten Lebensmittel sowie des Nährstoffgehalts ausreichend gering beeinflusst wurden (Wang et al. 2012). Ebenso konnten *Erwinia* spp. auf Kartoffeln durch Plasmaapplikation für wenige Sekunden ohne Schädigung der Kartoffel eliminiert werden (El Shaer et al. 2014). Die von der US Food and Drug Administration für Lebensmittel verlangte Reduktion um 5 $\log_{10}$ -Stufen ist mit Plasma erregerabhängig innerhalb weniger Sekunden bis 30 min erreichbar (Misra et al. 2011). Sporen in Gewürzen konnten innerhalb von 5 min inaktiviert werden (Takemura et al. 2014).

In gleicher Weise können Oberflächen im Herstellungsprozess von Lebensmitteln (Misra et al. 2011; Fröhling et al. 2012b; Schnabel et al. 2012, 2014) sowie Verpackungsmaterialien (Ehlbeck et al. 2011) einschließlich Flaschen (Muranyi et al. 2007; Deilmann et al. 2008) dekontaminiert werden.

Mit DBD ist es möglich, *Pseudomonas aeruginosa* im Biofilm innerhalb von 60 s um 5,4 $\log_{10}$-Stufen zu reduzieren; bei 300 s Einwirkungszeit gelang kein Nachweis mehr (Ziuzina et al. 2014). Diese hoch wirksame Plasmaquelle eröffnet vielfältige Anwendungsmöglichkeiten in der Lebensmittelindustrie.

> Mittels kalter Plasmen können nicht nur Oberflächen, sondern auch Flüssigkeiten dekontaminiert werden (Scholtz et al. 2011; Takamatsu et al. 2012).
> Außerdem können im Herstellungsprozess freigesetzte Allergene auf Oberflächen entfernt (Shama et al. 2009) sowie Enzymaktivitäten auf Lebensmitteloberflächen, die Einfluss auf sensorische und Nährwertqualität nehmen, reduziert werden (Surowsky et al. 2013).

Damit eröffnen sich in der Lebensmittelindustrie neue Möglichkeiten zur Verbesserung der Produktionshygiene.

11.2.4 Abwasserreinigung

 Mit kalten Plasmen können Abwässer sowohl mikrobiell dekontaminiert als auch chemisch degradiert werden.

Mittels hochspannungsgepulstem Plasma ist es möglich, Abwasser aus der Lebensmittelindustrie, z. B. Wasser zur Geflügelreinigung, zu dekontaminieren (Rowan et al. 2007). Dadurch kann die Abwasserbelastung mit Chloriden und sekundären Reaktionsprodukten wie Trihalogenmethanen vermieden werden. Analog kann die mikrobielle Belastung von Abwässern aus der Tiermast reduziert werden, was insbesondere für antibiotikaresistente Bakterien, z. B. LA-MRSA, bedeutungsvoll ist. Die Wirkung erfolgt v. a. durch oxidative reaktive Sauerstoff- und Stickstoffverbindungen in Verbindung mit einer Azidifizierung des Umgebungsmilieus (Brisset et al. 2011).

Mit einer integrierten Mikrowellen-Plasmaquelle wurde mit Herbiziden und anderen Giften belastetes Abwasser entgiftet (Bailin et al. 1978). Auch Farbstoffe und organische Verbindungen werden z. T. entgiftet (Brisset et al. 2011). Cyanid-belastetes Abwasser, z. B. eingebracht durch den Einsatz von Dünge- und Pflanzenschutzmittel in der Landwirtschaft, kann durch kalte Plasmen fast vollständig entgiftet werden. Oxidierende Radikale reagieren mit den gelösten Schadstoffen im Wasser und machen diese unschädlich. Ebenso hat die vorhandene UV-Strahlung durch ihre oxidative Wirkung einen positiven Einfluss auf den Abbau (Hijosa-Valsero et al. 2013). Auch Rückstände von Arzneimitteln können bereits in geringster Konzentration durch ultrakurze elektrische Impulse in einer Wasserentladung wirkungsvoll beseitigt werden (Banaschik et al. 2014, 2015).

11.2.5 Dekontamination von Böden

In Böden kann Plasma pathogene Bakterien und toxische Substanzen eliminieren und die

Bioremediation von Böden (Redolfi et al. 2009, 2010; Wang et al. 2010, 2011b, 2014) sowie die Bodenfruchtbarkeit verbessern (Stryczewska et al. 2013).

11.2.6 Weitere Anwendungsmöglichkeiten

❯ Da kalte Plasmen gegen den Erreger der Blaufäule, *Aureobasidium pullulans*, und ebenso gegen Schimmelpilze wirksam sind, bietet sich die Anwendung auf Holz bzw. zur Schimmelpilzbekämpfung in Innenräumen als Alternative zu Bioziden an (Leclaire et al. 2008; Selcuk et al. 2008).

Sofern wegen der Rückstandsproblematik eine chemische Dekontamination, z. B. in mit Schimmelpilz befallenen Gebäuden u. a. nach Wasserschaden, kritisch ist, erscheint der Einsatz entsprechend konfigurierter Plasmaquellen zur Dekontamination erfolgversprechend, zumal damit auch schwer zugängliche Hohlräume erreicht werden. Hierbei sind insbesondere Entladungen, deren Afterglow genutzt wird, d. h. die einen gerichteten Gasfluss in Hohlräume ermöglichen, von Vorteil.

11.3 Plasmabasierte Oberflächenmodifikation und -funktionalisierung

Für die Härtung und Veredelung von Oberflächen und Materialien sind Plasmen im technischen Bereich seit Langem unverzichtbar.

❯ Da durch kalte Plasmen die Hydrophobizität von Oberflächen erhöht wird, Oxidationsprozesse induziert werden und zugleich Zielmoleküle aufgetragen werden können, eröffnen sich vielfältige Anwendungsmöglichkeiten mit hygienischer Zielsetzung.

Oberflächen von MP können z. B. mittels Plasmajet durch Änderung der Hydrophobizität so optimiert werden, dass die Anhaftung von Schmutz und Pathogenen reduziert und gleichzeitig deren Ablösung im Aufbereitungsprozess begünstigt wird (Kramer et al. 2009; Moraes et al. 2011). Grundlage für die beschriebenen Prozesse ist eine Funktionalisierung der Oberfläche (Schröder et al. 2001; Meyer-Plath et al. 2003; Foest et al. 2005).

Durch Aufbringen positiv geladener Polymerschichten im Nanobereich auf Implantate mittels Plasmatechniken werden die Adhäsion und das Anwachsen von Knochenzellen gefördert (Finke et al. 2007, 2008; Schröder et al. 2010; Nebe et al. 2013). Durch Herstellung eines Allylamin-Plasma-Polymer-Films war es möglich, Silbernanopartikel auf der Oberfläche zu immobilisieren (Taheri et al. 2014). Analog können Titan-Kupfer-Schichten aufgebracht werden (Polak et al. 2010; Finke et al. 2012; Nebe et al. 2013). Diese Technologien sind für alle Materialtypen anwendbar und eröffnen neue Möglichkeiten zur Herstellung antimikrobiell ausgerüsteter Implantate, aber auch anderer Materialien wie antiseptische Wundauflagen, chirurgisches Nahtmaterial und Textilien.

Durch Behandlung von Titan mit kaltem Sauerstoffplasma wurde eine Oberfläche mit antimikrobiell konstanter Wirksamkeit für die Zeitdauer von 16 Tagen erhalten, ein mikrobizid wirkender Titandioxidfilm wird als Ursache diskutiert (Monetta et al. 2011). Hierdurch kann die Biofilmbildung in der Anfangsphase nach der Implantation von Titanimplantaten verhindert werden.

Durch die Behandlung von Implantatoberflächen mit kaltem Plasma wurden ferner integrationsfördernde und angioprotektive Effekte induziert, was von entscheidendem Vorteil für die initiale Integration von Implantaten ist (Grottke et al. 2014).

11.4 Einsatz in Umwelttechnologien

11.4.1 Geruchsbeseitigung, Luftreinigung und Luftdekontamination

❯ In Verfahren zur Luftreinigung wird Plasma zur Eliminierung von Gerüchen und zur Inaktivierung von Mikroorganismen eingesetzt.

Die Dekontamination von Luftverschmutzungen durch flüchtige organische Verbindungen, Fluorchlorkohlenwasserstoffe oder Stickoxide kann durch kalte Plasmen unterstützt werden (Kim 2004; Schmidt et al. 2015b). Für die Inaktivierung der Bakterien und Pilze ist v. a. die durch Plasma verursachte Ozonisierung verantwortlich, die zur Aufbereitung der Umgebungsluft genutzt werden kann (Balkanyi 1996; Mueller u. Zahn 2007; Liang et al. 2012; Brandenburg et al. 2014). Im Plasma-Norm®-Verfahren werden zunächst Partikel und Stäube vorgefiltert. Anschließend werden Mikroorganismen und Geruchsmoleküle durch kaltes Plasma zersetzt. Nicht umgesetzte Verbindungen werden in einem Aktivkohlespeicher absorbiert, der stetig durch den Plasmastrom regeneriert wird, dabei wird Ozon in Luftsauerstoff zurückgeführt. Endprodukte sind Sauerstoff, Wasser und CO_2.

11.4.2 Einsatz für biotechnologische Prozesse

> ❯ Durch Einwirkung kalter Plasmen können Mikroorganismen im Hinblick auf erhöhte Biomassebildung, Stoffwechselleistung und Produktion spezieller Metabolite verändert werden.

Durch Plasmaeinwirkung kann die biologische Herstellung von Metaboliten, wie z. B. Alkohole, Triterpene, Ergosterol, Polysaccharide, Wasserstoff, verbessert werden. Das betrifft sowohl prokaryotische (Dong et al. 2009, 2014; Fang et al. 2013) als auch eukaryotische Zellen (Haertel et al. 2014). Dem könnten sowohl Mutationen als auch die Induktion erhöhter Zellleistungen zugrunde liegen (Hashizume et al. 2015). Analog können durch kalte Plasmen Mutanten mit erhöhter Leistung für biologische Abbauprozesse z. B. von Abwässern und festen Abfällen induziert werden.

Die durch kalte Plasmen geförderte Penetration von Biomolekülen durch biologische Membranen kann einen neuen biotechnologischen Anwendungsbereich eröffnen (von Woedtke et al. 2013b).

11.5 Einsatz auf der Körperoberfläche

11.5.1 Wundbehandlung

Die Behandlung chronischer Wunden mit CAP ist besonders vielversprechend, weil zusätzlich zur antiseptischen Wirksamkeit

- dem Gewebe Energie zugeführt wird,
- geschädigte Zellen durch plasmainduzierte Apoptose eliminiert werden,
- die Durchblutung verbessert wird,
- die Angiogenese sowie die Proliferation und Migration von Fibroblasten und Keratinozyten gefördert werden und
- die chronische Wunde aufgrund der elektrischen Ladung des Plasmas und der Applikation von Radikalen aus ihrem Stagnationsstadium in die Phase der akuten Entzündung mit nachfolgender Wundheilung überführt wird (Zhao et al. 2006; Daeschlein et al. 2007; McCaig 2008; Kramer et al. 2008a, b, 2013a, 2013b; Arjunan et al. 2011; García-Alcantara et al. 2013a; Jacofsky et al. 2014; Hasse et al. 2015; Klebes et al. 2015; Ulrich et al. 2015).

Weitere Vorteile der Behandlung chronischer Wunden mit CAP sind die Antibiofilmwirksamkeit (Hübner et al. 2010), die Wirkung gegen multiresistente Erreger sowie die Kontrakturförderung und ungestörte Narbenbildung des Gewebes (Bender et al. 2011). Bei chronischem Ulcus cruris des Menschen wurde die Wundkolonisation bei gleichzeitig fortschreitendem Heilungsverlauf signifikant reduziert (Ulrich et al. 2015). Damit wurde die bei Anwendung einer Mikrowellen-CAP-Quelle (Isbary et al. 2012) auf chronischen Wunden des Menschen nachgewiesene Reduktion der Wundkolonisation ohne Verzögerung der Wundheilung auch für einen Plasmajet bestätigt (Ulrich et al. 2015). Der Einsatz von Plasmajets zur Wundbehandlung ist mit dem Vorteil der aseptischen Applikation verbunden. Grundsätzlich kommen jedoch auch DBD-Quellen und Mikrowellenplasmen in Betracht. Selbstverständlich muss vor der Anwendung am Menschen für die jeweils vorgesehene Plasmaquelle die Unbedenklichkeit im Hinblick auf Langzeitrisiken abgeklärt werden.

❯ Bei Haustieren konnten mit einem CAP-Plasmajet unter Verzicht auf Antibiotika ausnahmslos überzeugende Therapie-ergebnisse bei chronischen Wunden sowie bei Problemwunden mit großen Wundflächen oder ausgeprägter Exsudation erzielt werden (Bender et al. 2012).

Damit konnten die bei Versuchstieren von Nastuta et al. (2001) sowie Yu et al. (2011) erzielten Ergebnisse des beschleunigten Auftretens der inflammatorischen Phase, stärkerer Bildung von Granulationsgewebe sowie verbesserter Reepithelisierung und Neovaskularisierung bestätigt werden. Darüber hinaus zeigte sich, dass auch großflächige Wunden nach vollständiger Epithelisierung nur eine gering-gradige Vernarbung aufwiesen.

Die bisherigen Untersuchungen ergaben keinen Anhalt für Nebenwirkungen in Bezug auf eine Anwendung auf Haut und Wunden. Da der Säuge-tierorganismus über vielfältige Möglichkeiten der enzymatischen und nichtenzymatischen Entgif-tung von Sauerstoff- und Stickstoffradikalen verfügt (Kramer et al. 2003) und die Lebensdauer sowie die Eindringtiefe von CAP nur bis in die oberen Zella-gen des Stratum corneums (Fluhr et al. 2012) bzw. bis 60 μm tief (Partecke et al. 2012) unkritisch sind, ist nicht zu erwarten, dass die superfizielle Behand-lung von Wunden mit dem CAP-Jet bei Haustieren mit Langzeitrisiken verbunden ist. Aufgrund der ein-fachen Handhabbarkeit und guten Compliance ist Plasma eine erfolgversprechende Option zur Wund-behandlung bei Hunden und Katzen.

Durch die antibakterielle, antifungielle (Heinlin et al. 2013), wundheilungsfördernde und antiexsuda-tive Wirkung, die bis in die Haarfollikel hineinreicht (Lademann et al. 2011), eignet sich der CAP-Jet vor-aussichtlich auch zur Behandlung von Haustieren mit superinfizierten Hauterkrankungen wie ober-flächliche Pyodermie, pyotraumatische Dermatitis („hotspot"), Intertrigo (Lefzenfaltenekzem), Krallen-falzentzündung und Akne. Bei Otitiden des äußeren Gehörgangs liegen oft Mischinfektionen von Bakte-rien (insbesondere *Staphylococcus intermedius* und *Pseudomonas aeruginosa)* mit Hefen (Malassezia

pachydermatis) vor. Auch hier erscheint der Einsatz des CAP-Jets aufgrund seiner antibakteriellen, antimykotischen und antiexsudativen Wirkung aussichtsreich.

Von 2013 bis 2015 sind in Deutschland bzw. in der EU vier Plasmaquellen zur Verbesserung der Wundheilung am Menschen zugelassen worden.

11.5.2 Händedekontamination

❯ Die Händedekontamination wird als weitere Option für den Einsatz von CAP angesehen (Morfill et al. 2009; Bailey et al. 2014).

Ein Einsatz von CAP anstelle alkoholischer Hände-desinfektionsmittel hätte den Vorteil der fehlenden Alkoholresorption (Kramer et al. 2007; Below et al. 2012). Allerdings sind vor einer Einführung sowohl ökonomische Gesichtspunkte als auch die sich auf-grund der berufslebenslangen Exposition ergeben-den Anforderungen an die Langzeitverträglichkeit zu berücksichtigen. Da in einem 1.000-Betten-Krankenhaus etwa die gleiche Anzahl Händedesin-fektionsmittelspender benötigt wird, ist der Einsatz von CAP erst vorstellbar, wenn der Preis nicht über dem von Desinfektionsmittelspendern liegt. Unab-hängig davon ist der Ausschluss von Mutagenität und Karzinogenität notwendig, weil auf einer Intensiv-therapiestation mit einer Anwendung von mehr als 100-mal/Person/Tag zu rechnen ist. Untersuchungen für ausgewählte Plasmen in Zellkulturen ergaben, dass bei kurzen Einwirkzeiten auf der Haut (3 min) kein mutagenes Risiko besteht und keine bleibenden DNA Schädigungen induziert wurden (Wende et al. 2016). Es ist jedoch im Tierversuch zu klären, welche Auswirkungen tägliche wiederholte Anwendungen innerhalb kurzer Intervalle haben, d. h. in welchem Zyklus die Haut mehrfach belastbar ist. Durch die unterschiedlichen Befunde zur Mutagenität (Pta-sinska et al. 2010; Kalghatgi et al. 2011; Garcia-Alcan-tara et al. 2013b; Morales-Ramírez et al. 2013), zur Beeinflussung der DNA (Tarricone et al. 2012; Box-hammer et al. 2013), Apoptose (Lupu u. Georgescu 2010; Ahn et al. 2011; Sensenig et al. 2011; Partecke et al. 2012; Bekeschus et al. 2013b; Cheng et al. 2014; Arjunan et al. 2015) bzw. aufgrund von Effekten im Bereich der Proteom- und Transkriptomanalyse

(Schmidt et al. 2013; Winter et al. 2013) wird unterstrichen, dass positive oder negative Wirkungen einzelner Plasmaquellen nicht zu verallgemeinern sind, da sich wegen der Geometrie und des Energiegehalts einer Quelle die Zusammensetzung und Eindringtiefe von kalten Plasmen sehr unterscheiden können.

11.5.3 Präoperative Hautantiseptik

> ❯ Da durch die zur Hautantiseptik eingesetzten Alkohole die residente Hautflora insbesondere in den tieferen Hautschichten nicht komplett eliminierbar ist (Ulmer et al. 2014), eröffnet sich eine weitere Anwendungsmöglichkeit für CAP, weil CAP nicht nur auf der Hautoberfläche wirksam ist (Lademann et al. 2011), sondern in mikroskopische Vertiefungen wie die Haarfollikel eindringt (Ulmer et al. 2012).

Die präoperative Hautantiseptik nimmt eine Schlüsselstellung in der Prävention postoperativer Wundinfektionen ein, weil durch die Antiseptik vor der Durchtrennung der Haut eine Verschleppung der residenten Hautflora in die Tiefe des OP-Felds verhindert werden soll (Kramer u. Heidecke 2015). Die residente Flora besiedelt überwiegend das Stratum corneum und die distalen Abschnitte von Haarfollikeln und Talgdrüsen-Ausführungsgängen. Etwa ein Fünftel der Hautflora ist in einer Tiefe von > 0,3 mm zu finden (Heeg et al. 1998; Kampf u. Kramer 2004). Insbesondere bei Operationen mit hohem Risiko für postoperative Wundinfektionen durch die residente Hautflora wie schulterchirurgische Eingriffe und Hüftendoprothesen bietet sich nach der Durchführung der alkoholbasierten Hautantiseptik die Anwendung von CAP an, sobald die Zulassungsvoraussetzungen hierfür gegeben sind.

11.5.4 Dekolonisation von MRSA

> ❯ Da bisher nur In-vitro-Ergebnisse zur Inaktivierung vom MRSA vorliegen, ist die Erfolgschance zur Dekolonisation von mit MRSA kolonisierten bzw. infizierten Patienten derzeit nicht abzuschätzen.

Zweifellos kann eine Dekolonisation nur gelingen, wenn alle Reservoires für MRSA gleichzeitig dekolonisiert werden. Deshalb beinhaltet das antiseptische Dekolonisationskonzept bei MRSA neben der Antiseptik im Vestibulum nasi als primärer physiologischer Nische die gleichzeitige antiseptische Spülung der Mundhöhle und die antiseptische Ganzkörperwaschung. Sofern Wunden oder das Auge kolonisiert sind, müssen auch diese in die Dekolonisation einbezogen werden (Hübner et al. 2009; Küster et al. 2015). Aus diesem Grund ist die von Daeschlein et al. (2012b) diskutierte Möglichkeit, wonach die Behandlung mit CAP bei MRSA Kolonisation eine Alternative für die Anwendung von Antiseptika sein könnte, unwahrscheinlich, da die Behandlung der gesamten Körperoberfläche mit derzeitigen Plasmaquellen nicht realisierbar ist. Hinzu kommt, dass CAP im Unterschied zu Antiseptika keine remanente Wirksamkeit besitzt. Daher ist im Fall einer nicht jeden Erreger erfassenden Dekolonisation eine Rekolonisation zu erwarten. Eine Alternative könnte die indirekte Behandlung mit PAW oder PAL bieten.

11.5.5 Orale Plasmaanwendungen

Da CAP gegen die orale Mikroflora hoch wirksam ist (Rupf et al. 2010), eröffnen sich vielfältige Anwendungsmöglichkeiten in der Mundhöhle (Hoffmann et al. 2013; Jablonowski et al. 2013).

Da Bakterien 500–1000 μm tief in das Dentin eindringen können (Haapasalo u. Orstavik 1987), ist die chemische Desinfektion des Zahnwurzelkanals häufig nicht effektiv. Nach Anwendung eines Mikrojets zur Desinfektion des Zahnwurzelkanals wurden nach 8 min Einwirkung 98,8 % *Enterococcus faecalis* abgetötet (Inokulum 10^6 KbE/ml). Aufgrund der Restflora kam es nachfolgend zur Rekolonisation. Bei 30 min Einwirkungszeit gelang jedoch die komplette Abtötung (Wang et al. 2011a). Jiang et al. (2009) erzielten eine komplette Destruktion des endodontischen Biofilms im Zahnwurzelkanal bis zu einer Tiefe von 1 mm nach einer Anwendungsdauer des „Pencil-like-Jets" von 5 min. Die Effektivität konnte an extrahierten Zähnen bestätig werden (Schaudinn et al. 2013).

Mit einem Argon-Jet wurde bei einer Applikationsdauer von 1 min die Wirksamkeit von

Chlorhexidin gegen orale Biofilme signifikant übertroffen. Für DBD- und Hollow-DBD-Plasmaquellen wurden Einwirkungszeiten von $\geq$ 5 min benötigt (Koban et al. 2011). Die kombinierte Anwendung von Plasmen und Antiseptika könnte eine weitere interessante Therapieoption eröffnen.

Da durch Einwirkung von CAP die Zahnoberfläche hydrophiler wird, können sich Osteoblasten besser ausbreiten, wodurch die Parodontitis günstig beeinflusst werden kann. Ferner kann durch CAP der Verbund zwischen Zahn und Kunststofffüllungen verbessert werden (Yavirach et al. 2009; Ritts et al. 2010; Jablonowski et al. 2013). Schließlich kann nicht nur die Oberflächenkompatibilität von Zahnimplantaten verbessert werden, sondern durch Immobilisation antimikrobieller Peptide ist auch eine antimikrobielle Wirkung erreichbar (sog. biofunktionale Dentalimplantate; Yoshinari et al. 2011).

11.6 Schlussfolgerungen

Die zur Sterilisation bzw. Dekontamination unbelebter Materialien eingeführten Verfahren mit Verwendung kalter Plasmen haben ihren festen Platz in der Medizin sowie zunehmend auch in der Lebensmittelindustrie und Luftreinigung gefunden. Im Bereich der Abwasser- und Bodenbehandlung und insbesondere bei der Beseitigung pharmazeutischer Rückstände wird zukünftiges Potenzial gesehen.

Mit der Entwicklung einfach handhabbarer transportabler Geräte zur Erzeugung kalter Atmosphärendruckplasmen eröffnen sich – vergleichbar mit den mit der Einführung der Lasertechnik in die Medizin verbundenen Innovationen – vielfältige Möglichkeiten zur lokalen Anwendung in der Medizin. Diese fokussieren sich aktuell auf

- die Therapie chronischer und sonstiger Problemwunden,
- die Oberflächenmodifikation insbesondere von Implantatmaterialien,
- die Entfernung von Biofilmen auf Implantaten in situ,
- antiseptische Anwendungen v. a. in der Mundhöhle durch Beseitigung von Plaque und
- die Behandlung oberflächlicher Tumoren (Partecke et al. 2012), die nicht Gegenstand dieses Kapitels ist.

Die Eigenschaften kalter Plasmen lassen in naher Zukunft eine Fülle weiterer Hygieneanwendungen erwarten.

Literatur

Aboubakr HA, Williams P; Gangal U et al. (2015) Virucidal effect of cold atmospheric gaseous plasma against 2 feline calicivirus, a surrogate to human norovirus. Appl Environ Microbiol 81(11): 3612–3622

Ahlfeld B, Li Y, Boulaaba A, Binder A et al. (2015) Inactivation of a foodborne norovirus outbreak strain with nonthermal atmospheric pressure plasma. mBio 6(1): e02300-14

Ahn HJ, Kim KI, Kim G et al. (2011) Atmospheric-pressure plasma jet induces apoptosis involving mitochondria via generation of free radicals. PLoS One 6(11): e28154

Arjunan KP, Clyne AM (2011) A nitric oxide producing pin-to-hole spark discharge plasma enhances endothelial cell proliferation and migration. Plasma Med 1(3–4): 279–293

Arjunan KP, Sharma VK, Ptasinska S (2015) Effects of atmospheric pressure plasmas on isolated and cellular DNA – a review. Int J Mol Sci 16(2): 2971–3016

Baier M, Foerster J, Schnabel U et al. (2013) Direct non-thermal plasma treatment for the sanitation of fresh corn salad leaves: Evaluation of physical and physiological effects and antimicrobial efficacy. Postharvest Biol Tec 84: 81–87

Baier M, Gorgen M, Ehlbeck J et al. (2014) Non-thermal atmospheric pressure plasma: Screening for gentle process condidtions and antibacterial efficiency on perishable fresh produce. Innov Food Sci emerg 22: 147–157

Bailey C, Pemmaraju K, Phan M et al. (2014) Development of nonthermal plasma-assisted hand sanitization. Plasma Med 4(1–4): 221–230

Bailin LJ, Hertzler BL, Oberacker DA (1978) Development of microwave plasma detoxification process for hazardous wastes. Part I. Environ Sci Technol 12 (6): 673–679

Balasundaram A, Alexeff I, Sawhney RS (2011) Design of experiment-based testing of air, charged ions, and hydrogen peroxide in a direct current steady-state plasma sterilizer. Plasma Med 1(3–4): 179–189

Balkanyi A (1996) Vorrichtung und Verfahren zur Luftaufbereitung. Patent EP 0 707 1 78 A2

Banaschik R, Koch F, Kolb JF et al. (2014) Decomposition of pharmaceuticals by pulsed corona discharges in water depending on streamer length. IEEE Trans Plasma Sci 42: 2736

Banaschik R, Lukes P, Jablonowski H et al. (2015) Potential of pulsed corona discharges generated in water for the degradation of persistent pharmaceutical residues. Water Res 1 (84): 127–135

Bekeschus S, von Woedtke T, Kramer A et al. (2013a) Cold physical plasma treatmet alters redox balance in human immune cells. Plasma Med 3(4): 267–278

Bekeschus S, Müller A, Kolata J et al. (2013b) Differential viability of eight human blood mononuclear cell subpopulations after plasma treatment. Plasma Med 3(1–2): 1–13

Below H, Partecke I, Hübner N et al. (2012) Dermal and pulmonary absorption of propan-1-ol and propan-2-ol from hand rubs. Am J Infect Contr 40(3): 250–257

Bender C, Kramer A (2014) Efficacy of Tissue Tolerable Plasma (TTP) against Ixodes ricinus. GMS Hyg Infect Contr; 9 (1): Doc04

Bender C, Partecke L, Kindel E et al. (2011) The modified HET-CAM as a model for the assessment of the inflammatory response to tissue tolerable plasma. Toxicol in Vitro 25: 530–537

Bender C, Hübner NO, Weltmann KD et al. (2012) Tissue tolerable plasma and polihexanide: Are synergistic effects possible to promote healing of chronic wounds? In vivo and in vitro results In: Machala Z, Hensdel K, Akishev Y (Hrsg) Plasma for Bio-Decontamination, Medicine and Food Security; NATO Science for Peace and Security Series – A: Chemistry and Biology. Springer, Dordrecht, S 312–314

Bergemann C, Quade A, Kunz F et al. (2012) Ammonia plasma functionalized polycarbonate surfaces improve cell migration inside an artificial 3D cell culture module. Plasma Proc Polym 9: 261–272

Boxhammer V, Li Y, Köritzer J, Shimizu T et al. (2013) Investigation of the mutagenic potential of cold atmospheric plasma at bactericidal dosages. Mut Res 753 (1): 23–28

Brandenburg R, Ehlbec J, Stieber M et al. (2007) Antimicrobial treatment of heat sensitive materials by means of atmospheric pressure rf-driven plasma jet. Contrib Plasm Phys 47(1–2): 72–79

Brandenburg, R, Kovacevic VV, Schmidt M et al. (2014) Plasma-based pollutant degradation in gas streams: status, examples and outlook. Contrib Plasma Phys 54(2): 202–214

Brisset J, Benstaali B, Moussa D et al. (2011) Acidity control of plasma-chemical oxidation: applications to dye removal, urban waste abatement and microbial inactivation. Plasma Sources Sci Technol 20(3): 034021

Cheng X, Sherman J, Murphy W et al. (2014) The effect of tuning cold plasma composition on glioblastoma cell viability. PLoS ONE 9(5): e98652

Chiper AS, Chen W, Mejlholm O et al. (2011) Atmospheric pressure plasma produced inside a closed package by a dielectric barrier discharge in Ar/CO2 for bacterial inactivation of biological samples. Plasma Sourc Sci Technol 20(2): 1–10

Coleman J, Yost A, Goren R et al. (2011) Nonthermal atmospheric pressure plasma decontamination of protein-loaded biodegradable nanoparticles for nervous tissue repair. Plasma Med 1(3–4): 215–230

Daeschlein G, Assadian O, Kloth LC et al. (2007) Antibacterial activity of positive and negative polarity low-voltage pulsed current (LVPC) on six typical Gram-positive and Gram-negative bacterial pathogens of chronic wounds. Wound Repair Regen 15(3): 399–403

Daeschlein G, Woedtke T von, Kindel E et al. (2010a) Antibacterial activity of an atmospheric pressure plasma jet against relevant wound pathogens in vitro on a simulated wound environment. Plasma Proc Polym 7(3–4): 224–230

Daeschlein G, Scholz S, Arnold A et al. (2010b) In vitro activity of atmospheric pressure plasma jet (appj) plasma against clinical isolates of demodex folliculorum. IEEE Trans Plasma Sci 38(10): 2969–2973

Daeschlein G, Scholz S, Woedtke T von et al. (2011) In vitro killing of clinical fungal strains by low-temperature atmospheric-pressure plasma jet. Plasma Sci IEEE Transact 39(2): 815–821

Daeschlein G, Scholz S, Ahmed R et al. (2012a) Skin decontamination by low-temperature atmospheric pressure plasma jet and dielectric barrier discharge plasma. J Hosp Inf 81(3): 177–183

Daeschlein G, Scholz S, Emmert S et al. (2012b) Plasma medicine in dermatology: basic antimicrobial efficacy testing as prerequisite to clinical plasma therapy. Plasma Med 2(1–3): 33–69

Daeschlein G, Napp M, Podewils S von et al. (2014) In vitro susceptibility of multidrug resistant skin and wound pathogens against low temperature atmospheric pressure plasma jet (APPJ) and dielectric barrier discharge plasma (DBD). Plasma Proc Polym 11(2): 175–183

Deilmann M, Halfmann H, Bibinov N et al. (2008) Low pressure microwave plasma sterilization of polyethylene terephthalate bottles. J Food Protect 71(10): 2119–2123

Delben JA, Murata RM, Wei X et al. (2014) Low-temperature plasma: An effective approach against Candida albicans biofilm. Plasma Med 4(1–4): 231–244

Dong XY, Xiu ZL, Hou YM et al. (2009) Enhanced production of 1.3-propanediol in Klebsiella pneumoniae induced by dielectric barrier discharge plasma in atmospheric air. IEEE Trans Plasma Sci 37: 920–926

Dong XY, Yuan Y, Tang Q et al. (2014) Parameter optimization for enhancement of ethanol yield by atmospheric pressure DBD-treated saccharomyces cerevisiae. Plasma Sci Technol 2014 16(1): 73–76

Duske K, Koban I, Kindel E et al. (2012) Atmospheric plasma enhances wettability and cell spreading on dental implant metals. J Clin Periodontol 39: 400–407

Ehlbeck J, Brandenburg R, Woedtke von T et al. (2008) PLASMOSE – antimicrobial effects of modular atmospheric plasma sources. GMS Krankenhaushyg Interdisz 3 (1): Doc14

Ehlbeck J, Schnabel U, Polak M et al. (2011) Low temperature atmospheric pressure plasma sources for microbial decontamination. J Phys D Appl Phys 44: 013002

El Shaer M, Mobasher M, Abdelghany A (2014) Treatment of microorganisms in vegetables and fruits by gliding arc. Plasma Med 4(1–4): 57–65

Fang M, Jin L, Zhang C et al. (2013) Rapid mutation of spirulina platensis by a new mutagenesis system of atmospheric and room temperature plasmas (artp) and generation of a mutant library with diverse phenotypes. PLoS ONE 8(10): e77046

Finke B, Luethen F, Schroeder K et al. (2007) The effect of positively charged plasma polymerization on initial osteoblastic focal adhesion on titanium surfaces. Biomaterials 28 (30): 4521–4534

Finke B, Schroeder K, Luethen F, et al (2008) Plasma polymer coating of titanium for improved bone implants. 14th Nordic-Baltic Conf on Biomedical Engineering and Medical Physics. IFMBE Proc Springer 20: 30–33

Finke B, Hempel F,Testrich H et al. (2011) Plasma processes for cell-adhesive titanium surfaces based on nitrogen-containing coatings. Surf Coat Technol 205: S520–S524

Finke B, Polak M, Hempel F et al. (2012) Antimicrobial potential of copper-containing titanium surfaces generated by ion implantation and dual high power impulse magnetron sputtering. Adv Eng Mater 14 (5): B224–B230

Finke B, H. Testrich H, H. Rebl H et al. (2014) Anti-adhesive finishing of temporary implant surfaces by a plasma-fluorocarbon-polymer. Materials Sci Forum 783–786: 1238–1243

Fluhr JW, Sassning S, Lademann O et al. (2012) In vivo skin treatment with tissue tolerable plasma influences skin physiology and antioxidant profile in human stratum corneum. Exp Dermatol 21(2): 130–134

Foest R, Kindel E, Ohl A et al. (2005) Non-thermal atmospheric pressure discharges for surface modification. Plasma Phys Contr Fusion 47(12B): B525–B536

Fricke K, Tresp H, Bussiahn R et al. (2012a) On the use of atmospheric pressure plasma for the bio-decontamination of polymers and its impact on their chemical and morphological surface properties. Plasma Chem Plasma Proc 32: 801–816

Fricke K, Koban I, Tresp H et al. (2012b) Atmospheric pressure plasma: A high-performance tool for the efficient removal of biofilms. PLoS One 7: e42539

Fröhling A, Baier M, Ehlbeck J et al. (2012a) Atmospheric pressure plasma treatment of Listeria innocua and Escherichia coli at polysaccharide surfaces: Inactivation kinetics and flow cytometric characterization. Innov Food Sci Emerg Technol 13: 142–150

Fröhling A, Durek J, Schnabel U et al. (2012b) Indirect plasma treatment of fresh pork: Decontamination efficiency and effects on quality attributes. Innov Food Sci Emerg Technol 16: 381–390

Gabler C, Zietz C, Gohler R et al. (2014) Evaluation of osseointegration of titanium alloyed implants modified by plasma polymerization. Int J Mol Sci 15: 2454–2464

García-Alcantara E, López-Callejas R, Morales-Ramírez PR et al. (2013a) Accelerated mice skin acute wound healing in vivo by combined treatment of argon and helium plasma needle. Arch Med Res 44(3): 169–177

Garcia-Alcantara E, Lopez-Callejas R, Serment-Guerrero J et al. (2013b) Toxicity and genotoxicity in HELA and E. coli cells caused by a helium plasma needle. Appl Phys Res 5 (5): 21–28

Gorynia S, Koban I, Matthes R et al. (2013) In vitro efficacy of cold atmospheric pressure plasma on S. sanguinis biofilms in comparison of two test models. GMS Hyg Infect Contr 8 (1): Doc01

Grottke F, Lehmann I, Bender C et al. (2014) Physikalisches Niedertemperaturplasma zur Oberflächenbehandlung von Metallimplantaten als vielversprechende integrations-fördernde Option – eine experimentelle in vivo-Studie. German Med Sci GMS Publ House: DocSA33–767

Haapasalo M, Orstavik D (1987) In vitro infection and disinfection of dentinal tubules. J Dent Res 66: 1375–139

Haertel B, Backer C, Schulze C et al. (2014) Plasma-based stimulation of biotechnological processes in Ganoderma lucidum mycelia as example for a eukaryotic organism. Plasma Med 4(1–4): 17–28

Hashizume H, Ohta T, Hori M et al. (2015) Growth control of Saccharomyces cerevisiae through dose of oxygen atoms. Appl Phys Lett 107 (9): 093701

Hasse S, Duong Tran T, Hahn O et al. (2015) Induction of proliferation of basal epidermal keratinocytes by cold atmospheric-pressure plasma. Clin Exp Dermatol 41(2): 202–209

Heeg P, Kramer A, Pitten FA et al. (1998) Hautantiseptik aus prophylaktischer Indikation. Hygiene in Krankenhaus und Praxis. Ecomed, Landsberg, S 1–7

Heinlin J, Maisch T, Zimmermann JL et al. (2013) Contact-free inactivation of Trichophyton rubrum and Microsporum canis by cold atmospheric plasma treatment. Future Microbiol 8(9): 1097–1106

Hijosa-Valsero M, Molina R, Schikora H et al. (2013) Removal of cyanide from water by means of plasma discharge technology. Water Res 47(4): 1701–1707

Hildebrandt C, Wagner D, Kohlmann T et al. (2012) In-vitro analysis of the microbicidal activity of 6 contact lens care solutions. BMC Inf Dis 12: 241

Hoffmann C, Berganza C, Zhang J (2013) Cold atmospheric plasma: methods of production and application in dentistry and oncology. Med Gas Res 3: 21

Hübner NO, Wander K, Ryll S et al. (2009) Antibiotikafreie Sanierung von MRSA-positivem Personal. GMS Krankenhaushyg Interdiszip 4 (2): Doc04 (20091216)

Hübner NO, Matthes R, Koban I et al. (2010) Efficacy of chlorhexidine, polyhexanide and tissue-tolerable plasma against pseudomonas aeruginosa biofilms grown on polystyrene and silicone materials. Skin Pharmacol Physiol 23 (1): 28–34

Humud HR, Mahmood MA, Al-Razaq WA (2013) Strain specificity in antimicrobial activity of non-thermal plasma. Iraqi J Physics 11 (20): 110–115

Isbary G, Heinlin J, Shimizu T et al. (2012) Successful and safe use of 2 min cold atmospheric argon plasma in chronic wounds: Results of a randomized controlled trial. Br J Dermatol 167(2): 404–410

Jablonowski L, Koban I, Kocher T (2013) Plasmamedizin in der Zahnmedizin. Hyg Med 38 (5): 206–211

Jablonowski H, Hansch MA, Dunnbier M et al. (2015) Plasma jet's shielding gas impact on bacterial inactivation. Biointerphases 10: 029506

Jacofsky MC, Lubahn C, McDonnell C et al. (2014). Spatially resolved optical emission spectroscopy of a helium plasma jet and its effects on wound healing rate in a diabetic murine model. Plasma Med 4(1–4): 177–191

Jiang CQ, Chen MT, Gorur A et al. (2009) Nanosecond pulsed plasma dental probe. Plasma Proc Polym 3: 479–483

Kalghatgi S, Kelly CM, Cerchar E et al. (2011) Effects of non-thermal plasma on mammalian cells. PLoS ONE 6(1): e16270

Kampf G, Kramer A (2004) Epidemiologic background of hand hygiene and evaluation of the most important agents for scrubs and rubs. Clin Microbiol Rev 17: 863–893

Kim H (2004) Nonthermal plasma processing for air-pollution control: A historical review, current issues, and future prospects. Plasma Process Polym 1(2): 91–110

Klebes M, Ulrich C, Kluschke F et al. (2015) Combined antibacterial effects of tissue-tolerable plasma and a modern conventional liquid antiseptic on chronic wound treatment. J Biophoton 8 (5): 382–391

Koban I, Matthes R, Hübner NO et al. (2010) Treatment ofCandida albicans biofilms with low-temperature plasma induced by dielectric barrier discharge and atmospheric pressure plasma jet. New J Phys 12: 073039

Koban I, Holtfreter B, Hübner NO et al. (2011) Antimicrobial efficacy of non-thermal plasma in comparison to chlorhexidine against dental biofilms on titanium discs in vitro – proof of principle experiment. J Clin Periodontol 38: 956–965

Koban I, Geisel MH, Holtfreter B et al. (2013) Synergistic effects of nonthermal plasma and disinfecting agents against dental biofilms in vitro. ISRN dent 2013: 573262

Kohnen W, Kober P, Fleischhack R et al. (2012) Grundlagen der Sterilisation. In: Kramer A, Assadian O, Exner M, Hübner NO, Simon A (Hrsg) Krankenhaus- und Praxishygiene. Urban Fischer, München, S 56–92

Kramer A, Heidecke CD (2015) Präoperative Hautantiseptik und Hautschutz. Traum Berufskr 17 (Suppl 2): 322–329

Kramer A, Mersch-Sundermann V, Gerdes H et al. (2003) Toxikologische Bewertung für die Händedesinfektion relevanter antimikrobieller Wirkstoffe. In: Kampf G (Hrsg) Hände-Hygiene im Gesundheitswesen. Springer, Berlin, S 105–174

Kramer A, Below H, Bieber N et al. (2007) Quantity of ethanol absorption after excessive hand disinfection using three commercially available hand rubs is minimal and below toxic levels for humans. BMC Inf Dis 7: 117

Kramer A, Hübner NO, Weltmann KD et al. (2008a) Polypragmasia in the therapy of infected wounds – conclusions drawn from the perspectives of low temperature plasma technology for plasma wound therapy. GMS Krankenhaushyg Interdiszip 3 (1): Doc13 (20080311)

Kramer A, Lindequist U, Weltmann KD et al. (2008b) Editorial. Plasma medicine – its perspective for wound therapy. GMS Krankenhaushyg Interdiszip 3 (1): Doc16 (20080311)

Kramer A, Hübner NO, Assadian O et al. (2009) Chancen und Perspektiven der Plasmamedizin durch Anwendung von gewebekompatiblen Atmosphärendruckplasmen (Tissue Tolerable Plasmas, TTP). GMS Krankenhaushyg Interdiszip 4 (2): Doc10 (20091216)

Kramer A, Bender C, Assadian O et al. (2013a) Physikalisches kaltes Atmosphärendruckplasma als aussichtsreiche Option zur Behandlung chronischer Wunden. Hyg Med 38 (5): 186–191

Kramer A, Lademann J, Bender C et al. (2013b) Suitability of Tissue Tolerable Plasmas (TTP) for the management of chronic wounds. Clin Plasma Med 1: 11–18

Kramer A, Bekeschus S, Matthes R et al. (2015) Cold physical plasmas in the field of hygiene – relevance, significance, and future applications. Plasma Proc Polym 12(12): 1410–1422

Küster I, Kramer A, Bremert T et al. (2015) Eradication of MRSA skull base osteitis by combined treatment with antibiotics and sinonasal irrigation with sodium hypochlorite. Europ Arch Oto-Rhino-Laryngol Head Neck. doi 10.1007/s00405-015-3739-x

Kvam E, Davis B, Mondello F et al. (2012) Nonthermal atmospheric plasma rapidly disinfects multidrug-resistant microbes by inducing cell surface damage. Antimicrob Agents Chemother 56(4): 2028–2036

Lademann O, Kramer A, Richter H et al. (2011) Skin disinfection by plasma-tissue interaction: Comparison of the effectivity of tissue-tolerable plasma and a standard antiseptic. Skin Pharmacol Physiol 24(5): 284–288

Leclaire C, Lecoq E, Orial G et al. (2008) Fungal decontamination by cold plasma : an innovating process for wood treatment. Braga (Portugal): COST Action IE0601 / ESWM – International Conference 5-7 Nov 2008, http://www.woodculther.com/wp-content/uploads/2009/03/leclaire_rev1.pdf

Lerouge S, Wertheimer MR, Yahia LH (2001) Plasma sterilization: A review of parameters, mechanisms, and limitations. Plasmas Polym 6 (3): 175–188

Lee K, Paek KH, Ju WT et al. (2006) Sterilization of bacteria, yeast, and bacterial endospores by atmospheric-pressure cold plasma using helium and oxygen. J Microbiol 44 (3): 269–275

Liang Y, Wu Y, Sun K et al. (2012) Rapid inactivation of biological species in the air using atmospheric pressure nonthermal plasma. Environmental Sci Technol 46(6): 3360–3368

Ling L, Jiafeng J, Jiangang L et al. (2014) Effects of cold plasma treatment on seed germination and seedling growth of soybean. Sci Rep 4: 5859

Lupu AR, Georgescu N (2010) Cold atmospheric plasma jet effects on V79-4 cells. Roum Arch Microbiol Immunol 2010;69(2): 67–74

Maisch T, Shimizu T, Li Y, Heinlin J et al. (2012) Decolonisation of MRSA, S. aureus and E. coli by cold-atmospheric plasma using a porcine skin model in vitro. PLoS ONE 7(4): e34610

Matthes R, Bekeschus S, Bender C et al. (2012) Pilot-study on the influence of carrier gas and plasma application (open resp. delimited) modifications on physical plasma and its antimicrobial effect against Pseudomonas aeruginosa and Staphylococcus aureus. GMS Krankenhaushyg Interdiszip 7 (1): Doc02

Matthes R, Koban I, Bender C et al. (2013a) Antimicrobial efficacy of an atmospheric pressure plasma jet against biofilms of Pseudomonas aeruginosa and Staphylococcus epidermidis. Plasma Proc Polym 10: 161–166

Matthes R, Bender C, Schlüter R et al. (2013b) Antimicrobial efficacy of two surface barrier discharges with air plasma against in vitro biofilms. PLoS One 8(7): e70462

Matthes R, Assadian O, Kramer A (2014) Repeated applications of cold atmospheric pressure plasma does not induce resistance in Staphylococcus aureus embedded in biofilms. GMS Hyg Infect Contr 9(3): Doc17

Matthes R, Jablonowski L, Koban I et al. (2015) In vitro treatment of Candida albicans biofilms on denture base material with volume dielectric barrier discharge plasma (VDBD) compared with common chemical antiseptics. Clin Oral Invest: 1–8

Matthes R, Lührmann A, Holtfreter S et al. (2016) Antibacterial activity of cold atmospheric pressure argon plasma against 78 genetically different (mecA, luk-P, agr or capsular polysaccharide type) Staphylococcus aureus strains. Skin Pharmacol Physiol 29(2): 83–91

McCaig C (2008) Electrical control of cell behaviour and wound healing. GMS Krankenhaushyg Interdiszip 3 (1): Doc03 (20080311)

Meyer-Plath AA, Schröder K, Finke B et al. (2003) Current trends in biomaterial surface functionalization – nitrogen-containing plasma assisted processes with enhanced selectivity. Vacuum 71 (3): 391–406

Misra NN, Tiwari BK, Raghavarao KSMS et al. (2011) Nonthermal plasma inactivation of food-borne pathogens. Food Engineering Rev 3 (3–4): 159–170

Misra NN, Bourke P, Cullen PJ et al. (2014) In-package atmospheric pressure cold plasma treatment of strawberries. J Food Engin 161: 95

Mitra A, Li YF, Klämpfl TG et al. (2014) Inactivation of surface-borne microorganisms and increased germination of seed specimen by cold atmospheric plasma. Food Bioproc Technol 7: 645–653

Monetta T, Scala A, Malmo C et al. (2011) Antibacterial activity of cold plasma-treated titanium alloy. Plasma Med 1(3–4): 205–214

Moraes FS, Rangel EC, Lopes PS et al. (2011) Reduction of bacterial adhesion to biocompatible polymer surfaces via plasma processing. Plasma Med 1(2): 157–166

Morales-Ramírez P, Cruz-Vallejo V, Peña-Eguiluz R et al. (2013) Assessing cellular DNA damage from a helium plasma needle. Radiat Res 179: 669–673

Morar R, Suarasan I, Budu S et al. (1997) Corona discharge effects on some parasitical insects of cultured plants. J Electrostat 40–41: 669–673

Morfill GE, Kong MG, Zimmermann JL (2009) Focus on Plasma Medicine. New J Phys 11: 115011 (8pp)

Mueller S, Zahn R (2007) Air pollution control by non-thermal plasma. Contrib Plasma Phys 47 (7): 520–529

Muranyi P, Wunderlich J, Heise M (2007) Sterilization efficiency of a cascaded dielectric barrier discharge. J Appl Microbiol 103 (5): 1535–1544

Napp J, Daeschlein G, Napp M et al. (2015) On the history of plasma treatment and comparison of microbiostatic efficacy of a historical high-frequency plasma device with two modern devices. GMS Hyg Infect Contr 2015 10: Doc08

Nastuta AV, Topala I, Grigoras C et al. (2011) Stimulation of wound healing by helium atmospheric pressure plasma treatment. J Phys D: Appl Phys 44 (10): 105204

Nebe B, Finke B, Hippler R et al. (2013) Physikalische Plasmaprozesse zur Oberflächenfunktionalisierung von Implantaten für die Orthopädische Chirurgie. Hyg Med 38 (5): 192–197

Oehmigen K, Hähnel M, Brandenburg R et al. (2010) The role of acidification for antimicrobial activity of atmospheric pressure plasma in liquids. Plasma Proc Polym 7(3–4): 250–257

Partecke LI, Evert K, Haugk J et al. (2012) Tissue Tolerable Plasma (TTP) induce apoptosis in the human pancreatic cancer cell line Colo-357 in vitro and in vivo. BMC Cancer 12(1): 473

Pedrow P, Wemlinger E, Alhamarneh I (2011) Atmospheric pressure cold plasma processing of bioactive packaging applied directly to fresh fruits and vegetables. In: Hensel K, Machala Z (Hrsg) Book of Abstracts: NATO Science Advanced Research Workshop on Plasma for bio-decontamination, medicine and food security, March 15-18, 2011, Jasná, Slovakia, S 41–42

Polak M, Ohl A, Quaas M et al. (2010) Oxygen and water plasma-immersion ion implantation of copper into titanium for antibacterial surfaces of medical implants. Adv Eng Mater 12(9): B511–B518

Poole K (2012) Bacterial stress responses as determinants of antimicrobial resistance. J Antimicrob Chemother 67(9): 2069–2089

Ptasińska S, Bahnev B, Stypczyńska A et al. (2010) DNA strand scission induced by a non-thermal atmospheric pressure plasma jet. Phys Chem Chem Phys 12: 7779–7781

Redolfi M, Makhloufi C, Ognier S et al. (2009) Kerosene contaminated soil removal by non-thermal plasma discharge atmospheric. High Temp Mat Proc 13 (3): 373–384

Redolfi M, Makhloufi C, Ognier S et al. (2010) Oxidation of kerosene components in a soil matrix by a dielectric barrier discharge reactor. Proc Safety Environm Protect 88 (3): 207–212

Ritts AC, Li H, Yu Q et al. (2010) Dentin surface treatment using a non-thermal argon plasma brush for interfacial bonding improvement in composite restoration. Eur J Oral Sci 118(5): 510–516

Rodriguez PG, Felix FN, Woodley DT et al. (2008) The role of oxygen in wound healing: A review of the literature. Dermatol Surg 2008; 34: 1159–1169

Rogez-Kreuz C, Yousfi R, Eng M et al. (2009) Inactivation of animal and human prions by hydrogen peroxide gas plasma sterilization. Inf Contr Hosp Epidemiol 30 (8): 769–777

Rowan NJ, Espie S, Harrower J et al. (2007) Pulsed plasma gas-discharge inactivation of microbial pathogens in chilled poultry wash water. J Food Protect 70 (12): 2805–2810

Rupf S, Lehmann A, Hannig M et al. (2010) Killing of adherent oral microbes by a non-thermal atmospheric plasma jet. J Med Microbiol 59: 206–212

Rupf S, Idlibi AN, Marrawi FA et al. (2011) Removing biofilms from microstructured titanium ex vivo: A novel approach using atmospheric plasma technology. PLoS ONE 6(10): e25893

Schaudinn C, Jaramillo D, Freire MO et al. (2013) Evaluation of a nonthermal plasma needle to eliminate ex vivo biofilms in root canals of extracted human teeth. Int Endod J 46(10): 930–937

Schluter O, Ehlbeck J, Hertel C et al. (2013) Opinion on the use of plasma processes for treatment of foods. Mol Nutr Food Res 57(5): 920–927

Schmidt A, Wende K, Bekeschus S et al. (2013) Non-thermal plasma treatment is associated with changes in transcriptome of human epithelial skin cells. Free Rad Res 47(8): 577–592

Schmidt A, Dietrich S, Steuer A et al. (2015a) Non-thermal plasma activates human keratinocytes by stimulation of antioxidant and phase II pathways. J Biol Chem 290: 6731–6750

Schmidt M, Schiorlin M, Brandenburg R (2015b) Studies on the electrical behaviour and removal of toluene with a dielectric barrier discharge. Open Chem 13 (1): 477–483

Schnabel U, Niquet R, Krohmann U et al. (2012) Decontamination of microbiologically contaminated seeds by microwave driven discharge processed gas. J Agricult Sci Applic 1: 99–105

Schnabel U, Niquet R, Schlüter O et al. (2014) Decontamination and sensory properties of microbiologically contaminated fresh fruits and vegetables by microwave plasma processed air (PPA). J Food Proc Preserv DOI: 10.1111/jfpp.12273

Scholtz V, Julak J, Kriha V (2010) The microbicidal effect of low-temperature plasma generated by corona discharge: comparison of various microorganisms on an agar surface or in aqueous suspension. Plasma Proc Polym 7(3–4): 237–243

Scholtz V, Julak J, Steankova B (2011) Comparison of point-to-plane and point-to-point corona discharge for the decontamination or sterilization of surfaces and liquids. Plasma Med 1(1): 21–25

Schröder K, Meyer-Plath A, Keller D et al. (2001) Plasma-induced surface functionalization of polymeric biomaterials in ammonia plasma. Contrib Plasma Phys 41 (6): 562–572

Schröder K, Finke B, Ohl A et al. (2010) Capability of differently charged plasma polymer coatings for control of tissue interactions with titanium surfaces. J Adhes Sci Technol 24(7): 1191–1205

Selcuk M, Oksuz L, Basaran P (2008) Decontamination of grains and legumes infected with Aspergillus spp and Penicillium spp by cold plasma treatment. Bioresource Technol 99 (11): 5104–5109

Sen CK, Roy S (2008) Redox signals in wound healing. Biochim Biophys Acta 1780 (11): 1348–1361

Sensenig R, Kalghatgi S, Cerchar E et al. (2011) Non-thermal plasma induces apoptosis in melanoma cells via production of intracellular reactive oxygen species. Ann Biomed Eng 39(2): 674–687

Shahidi S, Ghoranneviss M Moazzenchi B et al. (2007) Investigation of antibacterial activity on cotton fabrics with cold

plasma in the presence of a magnetic field. Plasm Proc Polym 4 (1): 1098–1103

Shama G, Bayliss D, Perni S et al. (2009) Applications of cold atmospheric gas plasmas for microbial decontamination in the food industry. Paper presented at the BFE 2009: Proc Int Conf Bio and Food Electrotechnologies, Compiegne, France. http://tai-team.fr/upload/files/Proceedings_BFE2009%5B1%5D.pdf?PHPSESSID=d4b68af6136 7ad135fb2fe6746d2f2be

Shintani H (2012) Inactivation of prion and endotoxins by nitrogen gas plasma exposure. Pharmaceut Anal Acta 3 (8): 177

Stryczewska HD, Pawlat J, Ebihara K (2013) Non-thermal plasma aided soil decontamination. J Advanced Oxid Technol 16: 23–30

Surowsky B, Fischer A, Schlueter O et al. (2013) Cold plasma effects on enzyme activity in a model food system. Innovative Food Sci Emerg Technol 19: 146–152

Taheri S, Cavallaro A, Barton M et al. (2014) Antibacterial efficacy and cytotoxicity of silver-nanoparticle-based coatings facilitated by a plasma deposited polymer interlayer. Plasma Med 4(1–4): 101–115

Takamatsu T, Kawate A, Uehara K et al. (2012) Bacterial inactivation in liquids using multi-gas plasmas. Plasma Med 2(4): 237–247

Takemura Y, Umeji S, Ito K et al. (2014) Inactivation treatment if bacterial spores contaminated spices by atmospheric plasma jet. Plasma Med 4(1–4): 89–100

Tarricone E, Brun P, Vono M et al. (2012) Investigation of the effects of atmospheric pressure cold plasma on human cells and tissues. Ital J Anat Embryol 117(2): 186

Ulbin-Figlewicz N, Jarmoluk A, Marycz K (2014) Antimicrobial activity of low-pressure plasma treatment against selected foodborne bacteria and meat microbiota. Ann Microbiol 65(3): 1537–1546

Ulmer M, Patzelt A, Vergou T et al. (2012) In vitro investigation of the follicular penetration of porcine ear skin using a nanoparticle-emulsion containing the antiseptic polihexanide. Laser Phys Lett 9 (5): 381–386

Ulmer M, Lademann J, Patzelt A et al. (2014) New strategies for preoperative skin antisepsis. Skin pharmacol 27(6): 283–292

Ulrich C, Kluschke F, Patzelt A et al. (2015) Exploratory research study to investigate the clinical use of cold atmospheric pressure argon plasma in the treatment of chronic wounds – a pilot study using a novel plasma jet prototype. J Wound Care 24(5): 196–203

Varghese P, Nwaiwu O, Hort J et al. (2013) The use of cold atmospheric plasma to decontaminate the surface of soft fruits. Acta Phytopathol Sinica 43 (Suppl): 410

Wang TC, Lu N, Li J et al. (2010) Degradation of pentachlorophenol in soil by pulsed corona discharge plasma. J Hazard Mater 180(1–3): 436–441

Wang R, Zhou H, Sun P et al. (2011a) The effect of an atmospheric pressure, DC nonthermal plasma microjet on tooth root canal, dentinal tubules infection and reinfection prevention. Plasma Med 1(2): 143–155

Wang TC, Lu N, Li J et al. (2011b) Plasma-TiO$_2$ catalytic method for high-efficiency remediation of p-nitrophenol contaminated soil in pulsed discharge. Environ Sci Technol 45(21): 9301–7930

Wang RX, Nian WF, Wu HY et al. (2012) Atmospheric-pressure cold plasma treatment of contaminated fresh fruit and vegetable slices: inactivation and physiochemical properties evaluation. Europ Phys J D 66: 276

Wang TC, Qu G, Li J et al. (2014) Evaluation of the potential of soil remediation by direct multi-channel pulsed corona discharge in soil. J Hazard Mater 264: 169–175

Wang G, Zhu R, Yang L et al. (2015) Non-thermal plasma for inactivated-vaccine preparation. Vaccine 34(8): 1126–1132

Weltmann KD, Brandenburg R, von Woedtke T et al. (2008a) Antimicrobial treatment of heat sensitive products by miniaturized atmospheric pressuere plasma jets (APPJs). J Phys D: Appl Phys 41: 194008

Weltmann KD, von Woedtke T, Brandenburg R et al. (2008b) Biomedical applications of atmospheric pressure plasma. Chem Listy 102: 1450–1451

Weltmann KD, Polak M, Masur K et al. (2012) Plasma processes and plasma sources in medicine. Contrib Plasma Phys 52(7): 644–654

Wende K, Bekeschus S, Schmidt A et al. (2016) Risk assessment of a cold argon plasma jet in respect to its mutagenicity. Mut Res Gen Toxicol Environm Mutagen 798–799: 48–54

Winter T, Winter J, Polak M et al. (2011) Characterization of the global impact of low temperature gas plasma on vegetative microorganisms. Proteomics 11(17): 3518–3530

Winter T, Bernhardt J, Winter J et al. (2013) Common versus noble Bacillus subtilis differentially responds to air and argon gas plasma. Proteomics 13(17): 2608–2621

von Woedtke T, Kramer A, Weltmann KD (2008a) Plasma sterilization: what are the conditions to meet this claim? Plasma Proc Polymers 5 (6): 534–539

von Woedtke T, Kober P, Heeg P (2008b) Wasserstoffperoxid-Gasplasma-Sterilisation (Sterrad®-Verfahren). In: Kramer A, Asssadian O (Hrsg) Wallhäußers Praxis der Sterilisation, Desinfektion, Antiseptik und Konservierung. Thieme, Stuttgart, S 95–99

Woedtke von T, Reuter S, Masur K et al. (2013a) Plasmas for medicine 530(4): 291–320

von Woedtke T, Haertel B, Weltmann K et al. (2013b) Plasma pharmacy – physical plasma in pharmaceutical applications. Pharmazie 68(7): 492–498

Yasuda H, Miura T, Kurita H et al. (2010) Biological evaluation of dna damage in bacteriophages inactivated by atmospheric pressure cold plasma. Plasma Proc Polym 7 (3–4): 301–308

Yavirach P, Chaijareenont P, Boonyawan D et al. (2009) Effects of plasma treatment on the shear bond strength between fiber-reinforced composite posts and resin composite for core build-up. Dent Mater J 28(6): 686–692

Yoshinari M, Matsuzaka K, Inoue T (2011) Surface modification by cold-plasma technique for dental implants –

bio-functionalization with binding pharmaceuticals. Jap Dent Sci Rev 47 (2): 89–101

Yu Y, Tan M, Chen H et al. (2011) Non thermal plasma suppresses bacterial colonization on skin wound and promotes wound healing in mice. J Huazhong Univ Sci Technolog Med Sci 31(3): 390–394

Zerrouki H, Barreyre L, Ledru G et al. (2012) Active species concentrations in pure N2 and Ar/x%N$_2$ flowing late afterglows at reduced pressure: Implications for the sterilization of the medical instrumentation. Plasma Med 2(1–3): 1–18

Zerrouki H, Ricard A, Sarrette JP (2013) Determination of N and O-atom and N$_2$(A) metastable molecule densities in the afterglows of N2 and N2-O2microwave discharges. Contrib Plasma Phys 53: 599

Zerrouki H, Ricard A, Sarrette JP (2014) Determination of N and O-atoms and N$_2$ (A) metastable molecule densities in the afterglows of N$_2$-H$_2$, Ar-N$_2$-H$_2$ and Ar-N$_2$-O$_2$ microwave discharges. Contrib Plasma Phys 54 (10): 827–837

Zhao M, Song B, Pu J et al. (2006) Electrical signals control wound healing through phosphatidylinositol-3-OH kinase-big gamma and PTEN. Nature 442: 457–460

Zimmermann JL, Dumler K, Shimizu T et al. (2011) Effects of cold atmospheric plasmas on adenoviruses in solution. J Phys D Appl Phys 44(50): 505201

Zimmermann JL, Shimizu T, Schmidt H et al. (2012) Test for bacterial resistance build-up against plasma treatment. New J Phys 14(7): 073037

Ziuzina D, Patil S, Cullen PJ et al. (2014) Dielectric barrier discharge atmospheric cold plasma for inactivation of Pseudomonas aeruginosa biofilms. Plasma Med 4(1–4): 137–152

Anwendungshorizont

Hans-Robert Metelmann

Eine Reihe von Anwendungsmöglichkeiten hat noch nicht den ausreichenden wissenschaftlichen Erkenntnisstand erreicht zur Indikationserweiterung der klinischen Plasmamedizin. Allerdings ist erkennbar, wohin die präklinische Entwicklung zielt und welche Indikationen am Horizont stehen. Dazu gehören die Perspektiven für Prävention und Therapie der Karies, wie sie in ▶ Kap. 12 zusammengestellt sind, und die Anwendungsmöglichkeiten in der Kieferorthopädie, ▶ Kap. 13. Es gibt Hinweise darauf, dass man mit einer Plasmabehandlung der Haut ihre Aufnahmefähigkeit von topisch applizierten Substanzen steigern kann (▶ Kap. 14), was auch einer ästhetischen Plasmamedizin, wie sie in ▶ Kap. 15 beschrieben wird, zugute käme. Sehr vielversprechend sind die in ▶ Kap. 16 beschrieben Forschungsperspektiven, die von den positiven immunologischen Effekten einer Plasmaeinwirkung auf lebende Gewebe ausgehen.

Perspektiven für Prävention und Therapie der Zahnkaries

Stefan Rupf, Thomas Arnold, Antje Lehmann, Axel Schindler

© Springer-Verlag Berlin Heidelberg 2016
H.-R. Metelmann, T. von Woedtke, K.-D. Weltmann (Hrsg.), *Plasmamedizin*,
DOI 10.1007/978-3-662-52645-3_12

12.1   Karies

Karies ist eine opportunistische Infektionserkrankung, die zur Zerstörung der Hartsubstanzen und Gewebe der Zähne führt. Karies ist auch heutzutage eine der wichtigsten Ursachen für den Zahnverlust (Selwitz et al. 2007). Epidemiologisch und ökonomisch besitzt die Karies nach wie vor erhebliche Bedeutung (Listl et al. 2015), obwohl sowohl die Prävalenz als auch der Schweregrad der Karies in temporärer und permanenter Dentition in zahlreichen Ländern weltweit, und auch in Deutschland, geringere Werte aufweisen als noch vor 2 Jahrzehnten (Micheelis u. Schiffner 2006; Pieper 2010; Steiner et al. 2010). Zusätzlich ist Karies die Ursache für Infektionen im Kieferknochen und im Gesichtsbereich. Der bedeutendste Infektionsweg führt hierbei über die Zahnpulpa, die über Blutgefäße und Nerven mit dem Knochen in Verbindung steht (Robertson et al. 2015).

Karies ist ein Erkrankungsprozess (Nyvad et al. 2013). Er wird durch mikrobielle Biofilme ausgelöst und unterhalten (Marsh 2004). Auf der Schmelzoberfläche und im Schmelz ist sie ein dynamischer Demineralisationsprozess. Dieser Prozess wird durch organische Säuren, produziert von Mikroorganismen in den der Zahnoberfläche aufliegenden Biofilmen, unterhalten (Hannig u. Hannig 2009). Wichtigste Ursache der Säurebildung im Biofilm ist die Metabolisierung von niedermolekularen Kohlenhydraten. Hat der Biofilm Kontakt mit dem Wurzelzement oder dem Dentin, ist neben der demineralisierenden auch die proteolytische Aktivität der Mikroorganismen von Bedeutung. Die von der Karies betroffenen Zahnoberflächen sind sog. „nonshedding surfaces" (Hannig u. Hannig 2010; Müller et al. 2010). Dies hat zur Folge, dass der Erkrankungsprozess abgesehen von initialen Stadien irreversibel erfolgt (Pretty u. Ellwood 2013). Karies wird nicht durch nur einen spezifischen Mikroorganismus verursacht. Neben den häufig genannten Mutans-Streptokokken ist von vielen weiteren säuretoleranten und -produzierenden Streptokokken, Laktobazillen und zahlreichen anderen Bakterien und auch Pilzen eine Beteiligung am Kariesprozess bekannt (Beighton 2005). In allen Erkrankungsstadien wird der Kariesprozess durch physiologische Remineralisationsprozesse beeinflusst und kann sowohl progredient verlaufen als auch über lange Zeit stagnieren (Takahashi

u. Nyvad 2011). Der Speichel als proteingepufferte, übersättigte Minerallösung und die Pellikelschicht als Vermittler zwischen fester und flüssiger Phase spielen hierbei eine bedeutende Rolle (Hannig et al. 2009; Siqueira et al. 2012).

12.2   Kariesprävention und -therapie

Kariespräventive Maßnahmen müssen geeignet sein, die Entstehung von Läsionen in den Zahnhartsubstanzen zu verhindern bzw. eine Progression initialer Defekte zu stoppen. Die wichtigsten Ansatzpunkte sind

- die regelmäßige Reduktion der Biofilme durch häusliche Mundhygiene,
- die Resistenzsteigerung der Zahnoberflächen v. a. durch Fluoride,
- der Verschluss von Prädilektionsstellen durch Versiegelung und
- eine Verminderung des Angebots niedermolekularer Kohlenhydrate für den Biofilm durch eine Kontrolle der Aufnahmehäufigkeit von Zuckern durch die Nahrung (Kühnisch et al 2010; Geurtsen et al 2013; Rupf et al 2014).

Treten Kariesläsionen auf, besteht das primäre Ziel in ihrer Arretierung. Frühe klinische Kariesinitiale werden durch Fluoridierung und mittels Kariesinfiltration behandelt (Meyer-Lueckel et al 2009). Treten offene Läsionen im Dentin auf, ist in den meisten Fällen eine Füllungstherapie nötig. Durch die Füllung kariöser Defekte werden die kariogenen Biofilme im Defekt beseitigt und die Funktion des Zahnes wiederhergestellt. Ein großer Teil der Füllungen und Versiegelungen sowie nahezu alle Infiltrationsbehandlungen basieren auf Materialien, die Methacrylate enthalten. Die Füllungs-, Versiegelungs- und Infiltrationsmaterialien werden am Schmelz und am Dentin durch Mikroretention adhäsiv befestigt (Mante et al. 2013; Heintze et al. 2015).

12.3   Schmelz und Dentin

Zahnschmelz und Dentin weisen unterschiedliche Zusammensetzung und Strukturen auf. Schmelz besitzt eine prismatische Struktur und besteht zu

96 % aus Hydroxylapatit, Wasser und einer geringen Menge organischer Substanzen. Die Schmelzoberfläche besitzt eine amphiphile Charakteristik. Dentin enthält Anteile von 20 % Wasser und 30 % organischer Substanz. Von der Pulpa zur Schmelz-Dentin-Grenze ist das Dentin von flüssigkeitsgefüllten Tubuli durchzogen. Die Dentintubuli enthalten Fortsätze der Odontoblasten, Zellen der Pulpa, die für die Bildung des Dentins und für dessen Versorgung verantwortlich sind. Das die Tubuli umgebene mineralisierte Dentin ist von einem Kollagennetzwerk durchzogen. Freigelegte Dentinoberflächen sind hydrophil (Mount u. Hume 1998). Durch intrapulpalen Druck ist ein stetiger Flüssigkeitsstrom durch das Dentin in peripherer Richtung zu verzeichnen (Pioch et al. 2001). Durch den Kauakt und durch Säureangriff bei einem pH-Wert von unter 5,5 werden die Hydroxylapatite des Schmelzes und des Dentins gelöst. Insbesondere Fluoride können die Löslichkeit der Zahnhartsubstanzen verringern (Robinson 2009; Hannig u. Hannig 2010; Müller et al. 2010).

Der Kariesprozess betrifft sowohl den Zahnschmelz als auch das Dentin. Unterschiedliche Zusammensetzung, Struktur und Oberflächeneigenschaften stellen hohe Anforderungen an die Ankopplung von Restaurationsmaterialien an die Zahnhartsubstanzen. Bisher effektivstes Verfahren zur Sicherstellung der Schmelzadhäsion ist die Schmelzätztechnik (Buonocore 1955). Durch die Verwendung von Phosphorsäure werden die Schmelzkristallite in Zentrum und Basis der Schmelzprismen unterschiedlich stark gelöst mit dem Ergebnis einer mikroretentiven Oberflächenstruktur. Diese wird genutzt, um mit niedrigviskösen Methacrylaten die Adhäsion von Kompositmaterialien zu gewährleisten. Die Befestigung von hydrophoben Füllungsmaterialien an der hydrophilen Dentinoberfläche macht die Anwendung von Adhäsivsystemen nötig. Durch Phosphor- oder eine organische Säure wird die oberflächliche Dentinschicht geätzt und das Kollagennetzwerk exponiert sowie die Dentintubuli eröffnet. Durch hydrophile Bestandteile der Adhäsive wird die Vernetzung der Methacrylate mit dem Kollagennetzwerk erreicht und eine für die Befestigung von Kompositwerkstoffen geeignete Oberfläche geschaffen. Es wird zwischen „Etch-and-rinse-" und „Self-etch-Adhäsiven" unterschieden. In Abhängigkeit vom verwendeten Adhäsivsystem wird entweder Phosphorsäure eingesetzt, die nach wenigen Sekunden durch Abspülen entfernt wird oder organische Säuren, die auf der Zahnoberfläche verbleiben und durch Reaktion mit Hydroxylapatit neutralisiert werden. Während „Etch-and-rinse-Systeme" überwiegend eine sichere Schmelzhaftung gewährleisten, zeigen die „Self-etch-Adhäsive" eine geringere Schmelzhaftung, sind jedoch für die Dentinadhäsion von Kompositwerkstoffen vorteilhaft (Cardoso et al. 2011).

12.4 Perspektiven des Einsatzes kalter atmosphärischer Plasmen für Kariesprävention und -therapie

Die Anwendung kalter atmosphärischer Plasmen für die Kariestherapie wurde Anfang des Jahrtausends vorgeschlagen (Stoffels et al. 2002; Sladek et al. 2004). In den vergangenen Jahren wurden zahlreiche In-vitro-Untersuchungen und einige tierexperimentelle Studien durchgeführt. Eine Anwendung am Menschen steht für die Behandlung kariöser Läsionen noch aus (Cha u. Park 2014). Aus den vorliegenden Ergebnissen experimenteller Studien können allerdings Schlussfolgerungen für die Anwendbarkeit kalter atmosphärischer Plasmen für die Kariesprävention und -therapie gezogen werden. Auch eine vergleichende Bewertung mit etablierten Therapieoptionen ist mit gewissen Einschränkungen bereits möglich.

12.4.1 Oberflächendesinfektion und Biofilmbekämpfung

Mikrobielle Biofilme sind die Ursache für den Kariesprozess (Marsh 2004). Unerlässlich für die Biofilmkontrolle ist die tägliche Mundhygiene. Hier werden Biofilme von den Zahnoberflächen entfernt, Initiation oder Progression des Krankheitsprozesses werden verhindert. Der Einsatz kalter atmosphärischer Plasmen zur Unterstützung der Mundhygiene wurde bisher nicht diskutiert. Die Wirkung kalter Plasmen gegen Biofilme kariogener Bakterien, Candidapilze und orale Biofilme wurde jedoch bereits erfolgreich untersucht (Goree et al. 2006; Sladek et al. 2007; Zhang et al.

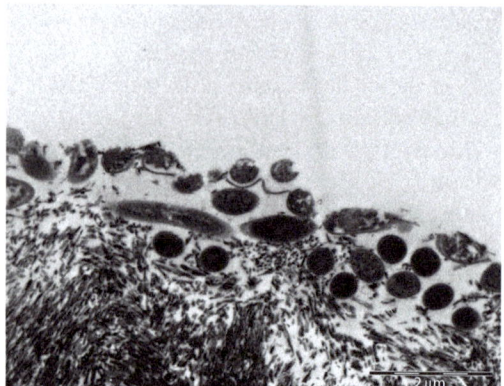

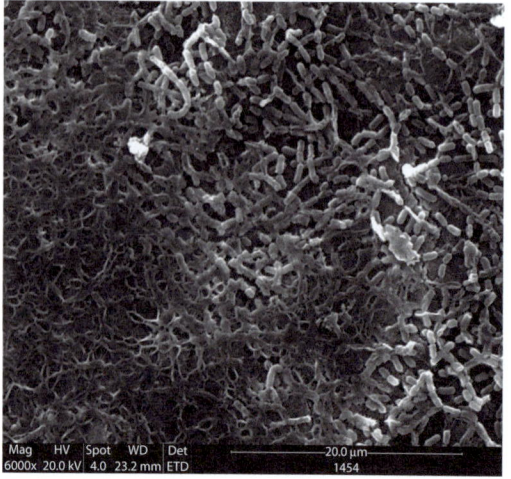

⬛ Abb. 12.1   Transmissionselektronische Aufnahme eines Biofilms, bestehend aus oralen Bakterien auf Schmelz. Nach Plasmabestrahlung (1 s/mm², T: 35 °C) sind die Mikroorganismen zerstört

⬛ Abb. 12.2   Rasterelektronenmikroskopische Aufnahme eines bakteriellen Biofilms nach Plasmabehandlung (1 s/mm², T: 35 °C). Die Bakterien auf der linken, behandelten Abbildungshälfte sind desintegriert. Auf der rechten Kontrollseite erscheinen die Bakterien intakt

2009; Koban et al. 2010, 2011; Rupf et al. 2010, 2011; Yamazaki et al. 2011; Yang et al. 2011; Fricke et al. 2012; Gorynia et al. 2013; Idlibi et al. 2013) (⬛ Abb. 12.1).

Eine etablierte Methode der Kariesprävention ist die Fissurenversiegelung (Kühnisch et al. 2010). Die Kariesprädilektionsstelle okklusale Fissur wird für Biofilme unzugänglich gestaltet. Typischerweise werden Säureätztechnik und niedrigviskose Methacrylate verwendet. Es liegen wenige Daten vor, die eine Verbesserung der Schmelz-Versiegler-Interaktion suggerieren. Einerseits erhöht sich die Benetzbarkeit des Schmelzes nach Plasmaanwendung (Chen et al. 2013; Lehmann et al. 2013), andererseits erscheinen potenzialfreie Plasmen noch nicht optimal, da durch den Gasstaudruck die Fissur in ihrer Tiefe nicht erreicht wird. Abhilfe könnte durch die Anwendung von Plasmen auf Basis einer dielektrischen Barriereentladung geschaffen werden. Entsprechende Untersuchungen stehen jedoch noch aus.

12.4.2 Desinfektion von Dentin

Das Dentin wird während der Kariesprogression durch mikrobielle Säuren und Proteolyse zerstört. Durch die Tubulistruktur handelt es sich hierbei um einen infiltrierenden Prozess. Der Zone der vollständigen Desintegration folgt von peripher in Richtung Pulpa demineralisiertes Dentin mit teilweise erhaltener Struktur gefolgt von stark mineralisiertem Dentin. Die Dentintubuli sind bei fortgeschrittenem

Kariesprozess von Bakterien besiedelt. Da diese Bakterien sich über einen längeren Zeitraum etablieren können, dringen sie auch in Dentinbereiche vor, die noch nicht durch den Kariesprozess desintegriert sind. Durch Füllungstherapie gelingt es, die Bakterien stark zu reduzieren, jedoch nicht vollständig zu eliminieren. Aktuelle therapeutische Strategien propagieren die unvollständige Kariesentfernung, um die traumatische Belastung der Pulpa durch die Präparation zu verringern und gleichzeitig ein Maximum an Zahnhartsubstanz zu erhalten. Das Belassen von kariös erweichter Zahnhartsubstanz erhöht jedoch die Anforderungen an die die Füllungstherapie begleitenden Desinfektionsmaßnahmen. Es liegen Hinweise aus In-vitro-Studien und einer Ex-vivo-Untersuchung vor, dass es mithilfe kalter atmosphärischer Plasmen möglich ist, von Bakterien infiltrierte Dentintubuli zu reinigen (Rupf et al. 2010; Wang et al. 2012; Pierdzioch et al. 2016) (⬛ Abb. 12.2).

12.4.3 Verbesserung der Zahn-Komposit-Interaktion

In verschiedenen In-vitro-Studien konnte nachgewiesen werden, dass die Zahn-Komposit-Interaktionszone im Dentin durch die Behandlung mit

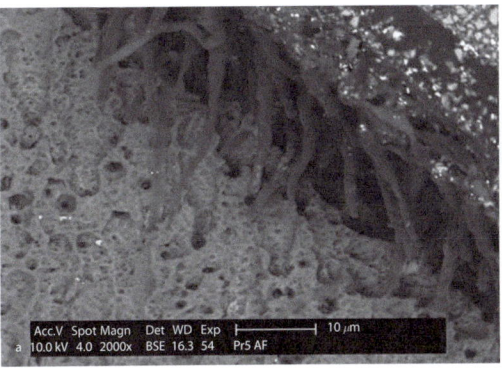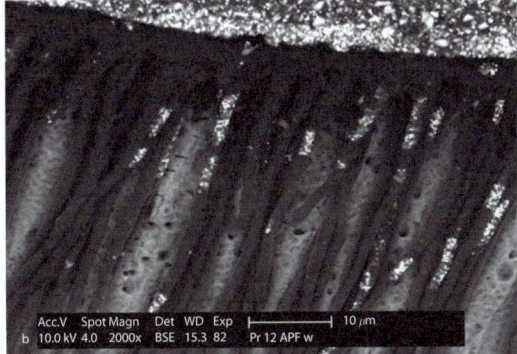

■ **Abb. 12.3** Dentin (D)-Komposit (K)-Interaktionszone. **a** Interaktionszone nach Anwendung von Komposit und Adhäsiv nach Herstellervorschrift und artifizieller Alterung, **b** Interaktionszone nach zusätzlicher Plasmabehandlung. Die Zahn-Komposit-Interaktionszone ist nach Plasmabehandlung stärker ausgeprägt und intensiver vernetzt

kaltem atmosphärischem Plasma beeinflusst wird. Die Haftung des Komposits am Dentin erhöhte sich (Ritts et al. 2010; Dong et al. 2013). Gleichzeitig erwies sich die Zahn-Komposit-Interaktionszone nach Einsatz kalter atmosphärischer Plasmen als stärker ausgeprägt (Dong et al. 2014, 2015). In-vivo-Studien wurden bisher nicht durchgeführt (■ Abb. 12.3).

12.4.4 Reaktion der Pulpa

Um kalte atmosphärische Plasmen in der Karies- und Füllungstherapie verwenden zu können, ist die Untersuchung der pulpalen Reaktion auf die Behandlung unverzichtbar. Auf diesem Gebiet liegen bisher wenige Studien vor. In einer histologischen Studie an Rattenmolaren konnte kein Einfluss der Plasmabehandlung zusätzlich zu Präparation und adhäsiver Füllungstherapie festgestellt werden (Rupf et al 2012).

12.5 Prinzipielle Probleme beim Einsatz von Plasmamedizingeräten in der Kariologie

— Fissuren und enge Kavitäten stellen für kalte atmosphärische Plasmen eine Herausforderung dar. Da der Boden der Fissur oder Kavität die Behandlungszonen darstellen, ist eine gerichtete Einschleusung des Plasmas unumgänglich.

— Ein weiteres Problem für den Einsatz von Plasmen ist die ständige Anwesenheit der Feuchtigkeit der Mundhöhle und des Speichelflusses. Bei nichtpotenzialfreien elektrisch gerichteten Plasmen ist ein Masseschluss denkbar, sodass hier Sicherheitsvorkehrungen getroffen werden müssen.

— In der zahnärztlichen Praxis werden Speichel, Aerosole und Stäube permanent durch Absaugung entfernt. Plasmen müssen somit zielgerichtet und behandlungsfeldnah appliziert werden.

— Die Zähne weisen in der Mundhöhle Flächen auf, die schwierig zu erreichen sind. Es handelt sich um die dem Pharynx zugewandten Flächen (distal) der endständigen Molare, die zungenseitigen Flächen der unteren Schneidezähne (lingual) sowie generell um die Kontaktflächen zwischen den Zähnen, den Approximalflächen. In diesen Regionen erscheint ein Einsatz kalter atmosphärischer Plasmen aus heutiger Sicht unwahrscheinlich.

12.6 Anforderungen an Plasmageräte für die Karies- und Füllungstherapie

Für die Karies- und Füllungstherapie stehen etablierte Verfahren zur Verfügung. Sowohl die Kariesentfernung und Desinfektion des kariösen Dentins als auch die Adhäsivtechnik unterliegen ständiger Weiterentwicklung. Effizienz und Nachhaltigkeit der Kariestherapie stehen dabei im Fokus. In der Kariologie einzusetzende Plasmamedizingeräte sollten keine Gewebeschäden verursachen und einfach zu handhaben sein.

Fazit

Für den Einsatz kalter atmosphärischer Plasmen im Rahmen von Kariesprophylaxe und -therapie sind nach wie vor grundlegende Fragen zur Zeit Gegenstand intensiver Forschung. Aus heutiger Sicht scheint die Plasmamedizin auf dem Gebiet der Kariologie Potenzial als adjunktive Maßnahme für die Desinfektion des Dentins und für die Verbesserung der Zahn-Kompositfüllung-Interaktionszone zu besitzen. Ein Einsatz als alleinige Therapieoption ist derzeit nicht absehbar.

Literatur

Beighton D (2005) The complex oral microflora of high-risk individuals and groups and its role in the caries process. Community Dent Oral Epidemiol 33: 248–255

Buonocore MG (1955) A simple method of increasing the adhesion of acrylic filling materials to enamel surfaces. J Dent Res 34: 849–853

Cardoso MV, de Almeida Neves A, Mine A, Coutinho E, Van Landuyt K, De Munck J, Van Meerbeek B (2011) Current aspects on bonding effectiveness and stability in adhesive dentistry. Aust Dent J 56 Suppl 1: 31–44

Cha S, Park YS (2014) Plasma in dentistry. Clin Plasma Med 2: 4–10

Chen M, Zhang Y, Sky Driver M, Caruso AN, Yu Q, Wang Y (2013) Surface modification of several dental substrates by non-thermal, atmospheric plasma brush. Dent Mater 29: 871–880

Dong X, Ritts AC, Staller C, Yu Q, Chen M, Wang Y (2013) Evaluation of plasma treatment effects on improving adhesive-dentin bonding by using the same tooth controls and varying cross-sectional surface areas. Eur J Oral Sci 121: 355–362

Dong X, Chen M, Wang Y, Yu Q (2014) A mechanistic study of plasma treatment effects on demineralized dentin surfaces for improved adhesive/dentin interface bonding. Original Research Article. Clin Plasma Med 2: 11–16

Dong X, Li H, Chen M, Wang Y, Yu Q (2015) Plasma treatment of dentin surfaces for improving self-etching adhesive/dentin interface bonding. Clin Plasma Med 3: 10–16

Fricke K, Koban I, Tresp H, Jablonowski L, Schroder K, Kramer A et al. (2012) Atmospheric pressure plasma: a high-performance tool for the efficient removal of biofilms. PloS ONE 7: e42539

Geurtsen W, Hellwig E, Klimek J (2013) Grundlegende Empfehlungen zur Kariesprophylaxe im bleibenden Gebiss. Wissenschaftliche Mitteilung. Dtsch Zahnärztl Z 68: 639–646

Goree J, Liu B, Drake D, Stoffels E (2006) Killing of S. mutans bacteria using a plasma needle at atmospheric pressure. IEEE Trans Plasma Sci 34: 1317–1324

Gorynia S, Koban I, Matthes R, Welk A, Gorynia S, Hübner NO, Kocher T, Kramer A (2013) In vitro efficacy of cold atmospheric pressure plasma on S. sanguinis biofilms in comparison of two test models. GMS Hyg Infect Control 8: Doc01. doi: 10.3205/dgkh000201

Hannig C, Hannig M (2009) The oral cavity-a key system to understand substratum-dependent bioadhesion on solid surfaces in man. Clin Oral Investig 13: 123–139

Hannig M, Hannig C (2010) Nanomaterials in preventive dentistry. Nat Nanotechnol 5: 565–569

Hannig C, Berndt D, Hoth-Hannig W, Hannig M (2009) The effect of acidic beverages on the ultrastructure of the acquired pellicle–an in situ study. Arch Oral Biol 54: 518–526

Heintze SD, Rousson V, Hickel R (2015) Clinical effectiveness of direct anterior restorations–a meta-analysis. Dent Mater 31: 481–495

Idlibi AN, Al-Marrawi F, Hannig M, Lehmann A, Rueppell A, Schindler A, Jentsch H, Rupf S (2013) Destruction of oral biofilms formed in situ on machined titanium (Ti) surfaces by cold atmospheric plasma. Biofouling 29: 369–379

Koban I, Matthes R, Hübner NO, Welk A, Meisel P, et al. (2010) Treatment of Candida albicans biofilms with low-temperature plasma induced by dielectric barrier discharge and atmospheric pressure plasma jet. New J Phys 12: 073039

Koban I, Holtfreter B, Hübner NO, Matthes R, Sietmann R, Kindel E, Weltmann KD, Welk A, Kramer A, Kocher T (2011) Antimicrobial efficacy of non-thermal plasma in comparison to chlorhexidine against dental biofilms on titanium discs in vitro - proof of principle experiment. J Clin Periodontol 38: 956–965

Kühnisch J, Reichl FX, Heinrich-Weltzien R, Hickel R (2010) Fissuren- und Grübchenversiegelung. S3-Leitlinie, AWMF-Register Nr. 083/002, 2010

Lehmann A, Rueppell A, Schindler A, Zylla IM, Seifert HJ, Nothdurft F, Hannig M, Rupf S (2013) Modification of Enamel and Dentin Surfaces by Non-Thermal Atmospheric Plasma. Plasma Process Polym 3: 262–270

Listl S, Galloway J, Mossey PA, Marcenes W (2015) Global Economic Impact of Dental Diseases. J Dent Res pii: 0022034515602879

Mante FK, Ozer F, Walter R, Atlas AM, Saleh N, Dietschi D, Blatz MB (2013) The current state of adhesive dentistry: a guide for clinical practice. Compend Contin Educ Dent 34(9): 2–8

Marsh PD (2004) Dental plaque as a microbial biofilm. Caries Res 38: 204–211

Meyer-Lueckel H, Fejerskov O, Paris S (2009) Neuartige Therapiemöglichkeiten bei approximaler Karies. Schweiz Monatsschr Zahnmed 119: 454–461

Micheelis W, Schiffner U (2006) Vierte Deutsche Mundgesundheitsstudie (DMS IV). Institut der Deutschen Zahnärzte (IDZ), Deutscher Zahnärzteverlag DÄV, Köln

Mount GJ, Hume WR (1998) Preservation and Restoration of Tooth Structure. Mosby Press, Missouri, USA

Müller F, Zeitz C, Mantz H, Ehses KH, Soldera F, Schmauch J, Hannig M, Hüfner S, Jacobs K (2010) Elemental depth profiling of fluoridated hydroxyapatite: saving your dentition by the skin of your teeth? Langmuir 26: 18750–18759

Nyvad B, Crielaard W, Mira A, Takahashi N, Beighton D (2013) Dental caries from a molecular microbiological perspective. Caries Res 47: 89–102

Pieper K (2010) Epidemiologische Begleituntersuchungen zur Gruppenprophylaxe 2009. Deutsche Arbeitsgemeinschaft für Jugendzahnpflege e.V. (DAJ), Bonn

Pierdzioch P, Hartwig S, Herbst SR, Raguse JD, Dommisch H, Abu-Sirhan S, Wirtz HC, Hertel M, Paris S, Preissner S (2016) Cold plasma: a novel approach to treat infected dentin-a combined ex vivo and in vitro study. Clin Oral Investig. doi: 10.1007/s00784-016-1723-5

Pioch T, Staehle HJ, Schneider H, Duschner H, Dörfer CE (2001) Effect of intrapulpal pressure simulation in vitro on shear bond strengths and hybrid layer formation. Am J Dent 14: 319–323

Pretty IA, Ellwood RP (2013) The caries continuum: opportunities to detect, treat and monitor the re-mineralization of early caries lesions. J Dent 41(Suppl 2): S12–21

Robertson DP, Keys W, Rautemaa-Richardson R, Burns R, Smith AJ (2015) Management of severe acute dental infections. BMJ 350: h1300. doi:10.1136/bmj.h1300

Robinson C (2009) Fluoride and the caries lesion: interactions and mechanism of action. Eur Arch Paediatr Dent 10: 136–140

Ritts AC, Li H, Yu Q, Xu C, Yao X, et al. (2010) Dentin surface treatment using a non-thermal argon plasma brush for interfacial bonding improvement in composite restoration. Eur J Oral Sci 118: 510–516

Rupf S, Lehmann A, Hannig M, Schäfer B, Schubert A, Feldmann U, Schindler A (2010) Killing of adherent oral microbes by a non-thermal atmospheric plasma jet. J Med Microbiol 59: 206–212

Rupf S, Idlibi AN, Marrawi FA, Hannig M, Schubert A, et al. (2011) Removing biofilms from microstructured titanium ex vivo: a novel approach using atmospheric plasma technology. PLoSOne 6: e25893

Rupf S, Georg M, Hannig M, Laschke M, Lehmann A, Rueppell A, Schindler A (2012) Effect of cold atmospheric plasma treatment on dental pulp in rat molars. Tagungsbeitrag ICPM4, Orleans

Rupf S, Hannig C, Hannig M (2014) Kariesprophylaxe – aktueller Stand und zukünftige Herausforderungen. Dtsch Zahnärztl Z 69: 594–606

Selwitz RH, Ismail AI, Pitts NB (2007) Dental caries. Lancet 369: 51–59

Siqueira WL, Custodio W, McDonald EE (2012) New insights into the composition and functions of the acquired enamel pellicle. J Dent Res 91: 1110–1118

Sladek REJ, Stoffels E, Walraven R, Tielbeek PJA, Koolhoven RA (2004) Plasma treatment of dental cavities: a feasibility study. IEEE Trans Plasma Sci 32: 1540–1543

Sladek REJ, Filoche SK, Sissons CH, Stoffels E (2007) Treatment of Streptococcus mutans biofilms with a nonthermal atmospheric plasma Lett Appl Microbiol 45: 318–323

Steiner M, Menghini G, Marthaler TM, Imfeld T (2010) Changes in dental caries in Zurich school-children over a period of 45 years. Schweiz Monatsschr Zahnmed 120: 1084–1104

Stoffels E, Flikweert AJ, Stoffels WW, Kroesen GMW (2002) Plasma needle: a non-destructive atmospheric plasma source for fine surface treatment of (bio)materials. Plasma Sources Sci Technol 11: 383–388

Takahashi N, Nyvad B (2011) The role of bacteria in the caries process: ecological perspectives. J Dent Res 90: 294–303

Wang R, Zhou H, Sun P, Wu H, Pan J, Zhu W (2012) The Effect of an atmospheric pressure, DC non-thermal plasma microjet on tooth root canal, dentinal tubules infection and reinfection prevention. J Plasma Med 1: 143–155

Yamazaki H, Ohshima T, Tsubota Y, Yamaguchi H, Jayawardena JA et al. (2011) Microbicidal activities of low frequency atmospheric pressure plasma jets on oral pathogens. Dent Mater J 30: 384–391

Yang B, Chen J, Yu Q, Li H, Lin M, et al. (2011) Oral bacterial deactivation using a low-temperature atmospheric argon plasma brush J Dent 9: 48–56

Zhang X, Huang J, Liu X, Peng L, Guo L, Lv G, Chen W, Feng K, Yang S (2009) Treatment of Streptococcus mutans bacteria by a plasma needle. J Appl Phys 105: 063302

Anwendungsmöglichkeiten in der Kieferorthopädie

Philine Metelmann, Henry Ong, Karl-Friedrich Krey

© Springer-Verlag Berlin Heidelberg 2016
H.-R. Metelmann, T. von Woedtke, K.-D. Weltmann (Hrsg.), *Plasmamedizin*,
DOI 10.1007/978-3-662-52645-3_13

13.1   Antimikrobielle Wirksamkeit

13.1.1 Besondere Aspekte der Mundhygiene während kieferorthopädischer Behandlung

> Suffiziente Mundhygiene ist eine der Grundvoraussetzungen für eine erfolgreiche kieferorthopädische Therapie. Zwar kann die Kieferorthopädie durch das Behandeln von Malokklusionen, wie z. B. Engständen, die Mundhygiene auf lange Sicht vereinfachen, allerdings besteht während der aktiven Behandlungsphase zunächst ein erhöhtes Risiko für Plaqueakkumulation.

In der Mundhöhle lassen sich physiologischerweise über 700 verschiedene Bakterienspezies nachweisen (Aas et al. 2005). Kieferorthopädische Apparaturen verändern die Balance dieses Ökosystems durch das Bereitstellen von mehr retentiven Flächen („food trap"), einer vergrößerten Oberfläche für die Adhäsion von normaler oraler Mikroflora und geänderten physiochemischen Verhältnissen (Pathak u. Sharma 2013). Die Selbstreinigung der Mundhöhle durch Zunge und Speichel wird behindert, und es entstehen schwer zu hygienisierende Bereiche (Ren et al. 2014; Krupińska-Nanys u. Zarzecka 2015).

In mehreren Studien konnte gezeigt werden, dass festsitzende Behandlungsgeräte wie etwa Multibracketapparaturen die intraorale Plaqueretention verstärken (Boyd u. Baumrind 1992; Erbe et al. 2011; Liu et al. 2011). Metallbrackets sind nach 1 Monat in situ bereits multikolonisiert mit verschiedenen Bakterienspezies, darunter auch kariogene und periodontalpathogene Keime (Andrucioli et al. 2012). Acrylbasisplatten herausnehmbarer Geräte sind ein Reservoir für Mikroorganismen und zeigen schon nach 1 Woche intensiver Tragezeit Biofilme mit Streptococcus-mutans-Kolonien (Lessa et al. 2007).

Die Zusammensetzung des intraoralen Biofilms verändert sich nach 3 Monaten kieferorthopädischer Therapie (Ireland et al. 2014). So lassen sich weniger kommensale und mehr pathogene Bakterienstämme nachweisen (Aas et al. 2005). Auf kieferorthopädischen Apparaturen können in fast allen Fällen Enterobacteriaceae (in 92 % der untersuchten Geräte), Lactobacillus spp. (83 %), anaerobe Bakterien (75 %) und Streptococcus spp. (58 %) festgestellt werden (Pathak u. Sharma 2013). Auch nach Abschluss der Behandlung zeigen sich vermehrt periodontalpathogene Keime in der Mundhöhle (Ireland et al. 2014).

Diese Veränderungen der Mundflora erhöhen während einer aktiven kieferorthopädischen Behandlung das Risiko, Zahnfleischentzündungen (Gingivitis) und Dekalzifikationen der Zahnhartsubstanz („white spots", Karies) zu entwickeln (van Gastel et al. 2011; Rego et al. 2010; Martignon et al. 2010; Liu et al. 2011; Tufekci et al. 2011; Andrucioli et al. 2012). Dies lässt sich mithilfe zahnmedizinischer Indizes gut darstellen (Anstieg von Plaqueindex, Gingivalindex, Taschentiefe und „bleeding on probing"). Dubey et al. (1993) konnten sowohl für Patienten mit herausnehmbaren als auch mit festsitzenden kieferorthopädischen Apparaturen einen erhöhten Plaque- und Gingivalindex im Vergleich zur Kontrollgruppe feststellen. Insgesamt befanden sich die ermittelten Werte jedoch noch im Bereich guter Mundhygiene, was zu der Annahme kommen lässt, dass eine kieferorthopädische Behandlung bei suffizienter Mundhygiene die orale Gesundheit nicht negativ beeinflusst. Durch die Applikation von Lingualbracketsystemen ist die Mundhygiene noch umfassender erschwert, Plaque- und Gingivalindizes sind häufig erhöht (Lombardo et al. 2013). Jedoch scheint das Risiko, Zahnschmelzdekalzifikationen zu entwickeln, geringer zu sein (Van der Veen et al. 2010). Andere Untersuchungen zeigen, dass v. a. die zunehmende Anzahl von Streptococcus mutans (Batoni et al. 2001) bei Kindern mit herausnehmbaren kieferorthopädischen Geräten die Entwicklung von Karies in den Zahnzwischenräumen von Eckzähnen, Prämolaren und Molaren beschleunigen kann (Bjerklin et al. 1983; Pathak u. Sharma 2013).

Biofilmbedeckte Acrylbasisplatten herausnehmbarer Apparaturen können zudem Ursache für Halitosis, palatinale Stomatitis und schlussendlich Compliance-Probleme sein (Pathak u. Sharma. 2013). Hinzu kommt, dass Biofilme auf intraoralen Apparaturen Oberflächenkorrosion verursachen können, was die mechanischen Eigenschaften des Gerätes verändert und wiederum zu vermehrter Anlagerung von Mikroorganismen führen kann (Busscher et al. 2010).

> Diese Möglichkeit, orale Bakterien zu deaktivieren und Zahnoberflächen zu desinfizieren, macht CAP zu einem sehr vielversprechenden Mittel für den antimikrobiellen Einsatz in der Mundhöhle (Rupf et al. 2010, 2011; Hübner et al. 2010; Yang et al. 2011; Hoffmann et al. 2013).

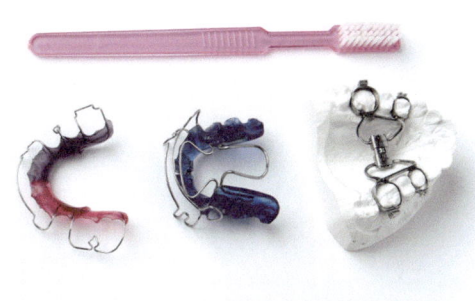

◼ **Abb. 13.1**   Sowohl herausnehmbare als auch festsitzende kieferorthopädische Geräte stellen aufgrund ihrer komplexen Konstruktionsweise besondere Anforderungen an Reinigung und Pflege. *Von links nach rechts*: herausnehmbare Unterkieferplatte, herausnehmbares funktionskieferorthopädisches Gerät, festsitzende Gaumennaht-Erweiterungsapparatur

All diese Ausführungen lassen erkennen, wie wichtig gründliche Mundhygiene während der kieferorthopädischen Behandlung ist (Andrucioli et al. 2012). Insbesondere Kinder und immunsupprimierte Patienten haben häufig Probleme mit Biofilmbildung auf intraoralen Apparaturen (Demling et al. 2010). Eine aktuelle Studie (Ren et al. 2014) betont die dringende Notwendigkeit verbesserter antimikrobieller Maßnahmen in der Kieferorthopädie: Demnach müssen 15 % der kieferorthopädischen Patienten in den USA im Anschluss an eine festsitzende Behandlung wegen entstandener Komplikationen gezielt hauszahnärztlich versorgt werden. Dadurch entstehen im US-Gesundheitssystem jährlich Kosten von 500 Mio. Dollar, was mangelhafte Biofilmkontrolle in der Kieferorthopädie zu einem Public-Health-Problem werden lässt. Plasmamedizin als unterstützende und präventive Maßnahme wäre eine sinnvolle Ergänzung zu den derzeitigen Mundhygienemaßnahmen (◼ Abb. 13.1).

13.1.2 CAP als wirksames Instrument zur Unterstützung der Mundhygiene

CAP gilt als wirksames Mittel zur Zerstörung von Biofilmen (Koban et al. 2011, 2013; Fricke et al. 2012; Gorynia et al. 2013; Matthes et al. 2013, 2014, 2015).

Streptococcus mutans ist einer der Hauptkeime für die Entstehung von Karies (Mosci et al. 1990). Studien belegen seine Empfindlichkeit gegen Plasmabehandlungen (Rupf et al. 2010; Yang et al. 2011) und damit das große Potenzial von CAP in der Kariesprävention. Abhängig vom Nährmedium ließ sich nach 13 s Plasmabestrahlung eine 99,9999 %ige Keimreduktion für Streptococcus-mutans-Bakterien erreichen (Yang et al. 2011). Allerdings zeigt dieser Kariesleitkeim eine im Vergleich zu anderen oralen Bakterien große Resistenz gegenüber CAP (Rupf et al. 2010).

Lactobacillus acidophilus, dessen Anzahl im Speichel als Maß für das spezifische Kariesrisiko gemessen werden kann, lässt sich ebenfalls durch CAP deaktivieren (Yang et al. 2011).

Auch Porphyromonas gingivalis, ein periodontalpathogenes Bakterium, wurde positiv auf Inaktivierbarkeit durch CAP getestet (Mahasneh et al. 2011).

Candida spp. wie Candida albicans können in rund 8 % der Biofilme auf kieferorthopädischen Apparaturen nachgewiesen werden (Pathak u. Sharma 2013). Kieferorthopädische Behandlungen können als Prädisposition für die Proliferation von Candida albicans in der Mundhöhle gesehen werden (Addy et al. 1982). Diese Besiedlung stellt für immunsupprimierte Patienten ein Risiko dar (Hibino et al. 2009). CAP ist (auch in Verbindung mit anderen Antiseptika) eine vielsprechende Möglichkeit zur Bekämpfung von Candida-albicans-Biofilmen (Rupf et al. 2010; Fricke et al. 2012; Matthes et al. 2015).

Die Anwendung von CAP führt zu mikromorphologischen Veränderungen von in Biofilm eingebetteten Bakterien. Nach einer Plasmabehandlung von Dentinscheiben lassen sich im Elektronenmikroskop Bakterientrümmer, Zellen mit löchriger Zellwand und nur noch wenige intakte Mikroorganismen nachweisen (Rupf et al. 2010). Diese Beobachtung

lässt erahnen, dass CAP zwar zur Reduktion von Biofilmen geeignet ist, aber keine komplette Entfernung
gelingt. Mehrere Studien empfehlen deshalb CAP als
unterstützendes antimikrobielles Mittel, z. B. in Verbindung mit mechanischer Reinigung durch Luft-
Wasser-Spray (Idilibi et al. 2013; Rupf et al. 2011).
Letzteres steht jedem Zahnarzt an seinem Behand-
lungsstuhl zur Verfügung.

Eine höhere Plasmaleistung führt ebenfalls zu
einer stärkeren Biofilmreduktion. Allerdings muss
hier darauf geachtet werden, dass eine Leistungsstei-
gerung auch mit einer Steigerung der Temperatur
der behandelten Fläche einhergeht, was den Einsatz
intraoral begrenzt, um Hitzeschäden der Zahnpulpa
zu vermeiden. Der antimikrobielle Effekt von CAP
lässt sich außerdem durch eine längere Bestrahlungs-
zeit erhöhen, dies hat aber schlicht seine praktischen
Grenzen.

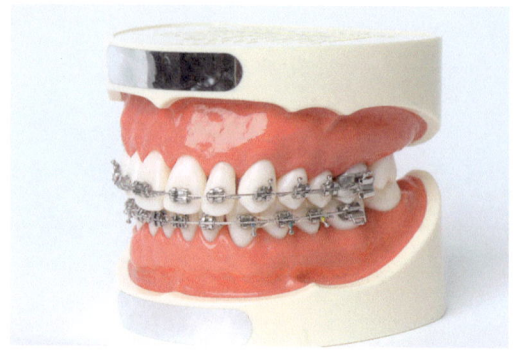

▫ Abb. 13.2   Festsitzende Multibracketapparatur.
Ihre feingliedrige Struktur und die vielen spezifischen
Drahtelemente stellen bei mangelhafter Mundhygiene
habituell unsaubere Zonen dar. (Bracketsystem der Firma
Forestadent, Pforzheim, Deutschland)

13.1.3 Anwendungsmöglichkeiten von CAP zur Biofilmreduktion in der Kieferorthopädie

> **❯** Der Einsatz von CAP als antimikrobielles
> Mittel in der Kieferorthopädie könnte
> in verschiedenen Bereichen und
> Behandlungsphasen erfolgen.

„White spot lesions" als Zeichen von demineralisier-
ter Zahnhartsubstanz durch in Biofilm eingebettete
Bakterien haben leider immer noch eine hohe Prävalenz in der festsitzenden Kieferorthopädie (Martignon et al. 2010). Es ist denkbar, sich die biofilmzerstö-
renden Eigenschaften des CAP vor der Eingliederung
festsitzender Apparaturen nutzbar zu machen, um
die Zahnoberflächen zu desinfizieren. Anschließend
könnte auf den gereinigten Zahnschmelz eine Versiegelung aufgetragen werden. Im Lauf der Behandlung
könnte die CAP-Behandlung zusammen mit einer
Fluoridierung zur Unterstützung der Mundhygiene
wiederholt werden.

Die suffiziente Reinigung kieferorthopädischer Apparaturen stellt für viele Patienten eine
Herausforderung dar (Pathak u. Sharma 2013).
Ein Wendepunkt zu besserer Mundhygiene erfolgt
in der Kindesentwicklung meist mit 11 Jahren

(Krupińska-Nanys u. Zarzecka 2015), viele Patienten
müssen sich allerdings schon mit jüngeren Jahren um
die Pflege ihrer „losen Spange" kümmern. Während
auf herausnehmbaren Geräten v. a. Zahnsteinbildung
beobachtet wird, führen festsitzende Geräte besonders zu Plaqueakkumulation (Wites et al. 2013). Die
Zeit der Multibracketapparaturen und der damit
verbundenen erschwerten Zahnpflege fällt oft mit
der Pubertät zusammen. Wie stark Brackets mit
oralen Streptokokken kolonisiert sind, ist abhängig von der persönlichen Mundhygiene (Passariello
u. Gigola 2013). Insbesondere Molarenbänder und
Lingualbracketsysteme stellen ein erhöhtes Potenzial für die Entstehung von Gingivitis und Karies
dar (Ireland et al. 2014; Miethke u. Brauner 2007).
Einige kieferorthopädische festsitzende Geräte (z. B.
Herbstscharniere) sind für die Patienten aufgrund
ihres komplexen Aufbaus und der ungünstigen Lage
kaum suffizient zu reinigen. Effiziente Maßnahmen,
um die Patienten in der Reinigung ihrer Apparaturen
zu unterstützen, sind demnach von großer Bedeutung. Hier könnte eine beim Recall-Termin stattfin-
dende Plasmabehandlung von herausnehmbaren
Kunststoffgeräten und festsitzenden Metallgeräten
eine sinnvolle Hilfe sein. Die antimikrobielle Wirksamkeit von CAP konnte sowohl auf Polymethylmethacrylat (PMMA) (Matthes et al. 2015) – dem
Basiswerkstoff vieler kieferorthopädischer Behand-
lungsapparate – als auch auf verschiedenen Metal-
len, bspw. Titan (Koban et al. 2011; Idilibi et al. 2013)
nachgewiesen werden (▫ Abb. 13.2).

Gingivitis, Stomatitis und Halitosis sind häufige biofilmassoziierte Komplikationen, auch in der Kieferorthopädie. Derzeit wird intensiv an der Entwicklung plasmabehandelter antimikrobieller Flüssigkeiten geforscht, die Bakterien inaktivieren sollen ohne aggressiv auf eukaryontische Zellen zu reagieren (von Woedtke et al. 2013; Jablonowski et al. 2015). Hier wäre es denkbar, orale Infektionen in Zukunft mit antibakteriellen Plasma-Mundspüllösungen zu therapieren. Synergistische Effekte zwischen CAP und etablierten Antiseptika müssen noch genauer untersucht werden. Es gibt jedoch bereits Hinweise, dass Plasma die Wirkung von CHX, Octenidin, Polihexanid, H_2O_2, NaOCl und EDTA unterstützt und damit eine Reduktion der Antiseptikamenge ermöglicht (Koban et al. 2013).

In der Behandlungsplanung und -dokumentation sowie bei der Herstellung kieferorthopädischer Geräte werden intraorale Abformungen benötigt. Studien zeigen, dass zahnmedizinische Abformungen oft ungenügend desinfiziert werden und regelmäßig mit Blut und Speichel kontaminiert sind (Jennings u. Samaranayake 1991). CAP ist auf seine Wirksamkeit in der Desinfektion von Silikonabformmaterialien untersucht worden und zeigte bessere Werte als die UV-Licht-Desinfektion. E. coli ließ sich bereits nach 90 s Plasmabehandlung deaktivieren, B. subtilis nach 180 s (Sung et al. 2013). Weitere Untersuchungen mit anderen Materialien und Keimen sind notwendig, um die Anwendbarkeit von CAP als Desinfektionsmittel für zahnmedizinische Abformungen zu klären.

13.2 Oberflächenkonditionierung

13.2.1 Aspekte kieferorthopädischer Adhäsivsysteme

Festsitzende kieferorthopädische Multibracketapparaturen basieren auf dem Prinzip eines Metalldrahts, der über Verankerungselemente (Brackets) an den Zähnen befestigt ist und die ideale Zahnbogenform vorgibt, nach der sich die Zähne an ihm ausrichten. Brackets werden heute vorwiegend mit Epoxy-Adhäsiven („Composite-Klebern") an den Zähnen befestigt (Newman 1965). Dieses Verfahren hat

sich als suffizient erwiesen, bringt aber auch einige Nachteile mit sich: Um eine mikroretentive Oberfläche für das Composite zu schaffen, muss der Zahnschmelz mit Phosphorsäure konditioniert werden, was zu einem gewissen Hartsubstanzverlust führt (Cacciafesta et al. 1998; Fajen et al. 1990; Algera et al. 2005). Bei der Entfernung der Brackets kommt es in einigen Fällen zur iatrogenen Schädigung des Zahnes (Schmelzrisse, -sprünge). Außerdem enthalten herkömmliche Compositen Bisphenol-A (BPA), dessen Biokompatibilität kontrovers diskutiert wird (Arenholt-Bindslev et al. 1999; Söderholm u. Mariotti 1999; Völkel et al. 2002; Algera et al. 2005; Bakopoulou et al. 2009; Chung et al. 2012): Als Abbauprodukt von Bis-GMA wirkt BPA wie ein endokriner Störfaktor und schwaches Östrogen, das sich in Speichel und Urin nachwiesen ließ. BPA stellt deshalb eine potenzielle Gesundheitsgefährdung dar (Malkiewicz et al. 2015) und sollte vorsichtshalber gemieden werden (Kupietzky u. van Duinen 2015).

Die Entwicklung eines idealen Adhäsivsystems ist aus diesen Gründen schon lange Gegenstand der Forschung. Sogenannte Glas-Ionomer-Zemente (GIZ) können mit Zahnschmelz einen chemischen Verbund eingehen, weshalb kein Ätzen nötig ist (Fajen et al. 1990; Silverman et al. 1995; Cacciafesta et al. 1998; Algera et al. 2005; Pithon et al. 2006). GIZ sind wenig feuchtigkeitsempfindlich (Antonson et al. 2012). Darum ist bei ihrer Verwendung im Gegensatz zu Compositen keine absolute Trockenlegung der Zahnoberfläche nötig (Silverman et al. 1995; Cacciafesta et al. 1998; Czochrowska et al. 1999; Gaworski et al. 1999), was v. a. an unteren und posterioren Zähnen von Vorteil ist, da diese schnell mit Speichel oder Blut verunreinigt sind (Newman 1978; Mizrahi 1982; Santos et al. 2010; Mandava Prasad et al. 2014). GIZ gelten als biokompatibel (Nicholson et al. 1991; Sasanaluckit et al. 1993; Miguel et al. 1995; Sidhu u. Schmalz 2001) und biomimetisch (Geiger u. Weiner 1993; ten Cate u. van Duinen 1995; Ngo et al. 2006; Endo et al. 2010; Gjorgievska et al. 2012): Sie fungieren als Fluoridreservoir und können durch die Aufnahme von Kalzium- und Phosphationen aus dem Speichel natürliches Hydroxylapatit in säureresistenteres Fluorapatit umwandeln, welches als „ultimativer Schutz" gegen Karies angesehen wird (Swartz et al. 1984; Hallgren et al. 1992, 1993,

1994; Silverman et al. 1995; Cook et al. 1996; Vorhies et al. 1998; Gaworksi et al. 1999; Wilson u. Donly et al. 2001; Cohen et al. 2003; Pascotto et al. 2004; Kupietzky u. van Duinen 2015). Zudem lassen sich mit GIZ befestigte Brackets am Ende der Behandlung einfacher entfernen, und es werden weniger Schmelzschäden beobachtet (Klockowski et al. 1989; Fajen et al. 1990, Gaworski et al. 1999; Algera et al. 2005).

Trotzdem haben sich GIZ nicht als Standardadhäsivverfahren etablieren können, da sie eine lange Abbindezeit vorweisen, die zu einer hohen Löslichkeit und Abnutzung in den ersten Wochen führt. Ihre Verbundstärke ist deshalb schwächer als die von Compositen (Fajen et al. 1990; Miguel et al. 1995; Cook et al. 1996; Kleverlaan et al. 2004; Pithon et al. 2006; Gorseta et al. 2012a, b, 2014; Fabián Molina 2013). Für mit GIZ befestigte Brackets werden Verlustraten von rund 25 % beschrieben, während die Verlustrate bei Verwendung von Compositen bei rund 7 % der Brackets liegt (Gaworski et al. 1999).

> Wenn diese Probleme behoben wären, würden GIZ eine gute Option für Bracketadhäsive darstellen (Algera et al. 2005). Speziell kieferorthopädische Patienten mit mangelhafter Mundhygiene würden von der Verwendung von GIZ profitieren (Vorhies et al. 1998).

13.2.2 CAP zur Verbesserung adhäsiver Eigenschaften

> Die Oberflächenkonditionierung mit CAP könnte hilfreich sein, um die mechanischen und physikalischen Eigenschaften von GIZ zu verbessern.

Wie bereits erwähnt sind GIZ wenig feuchtigkeitsempfindlich. Ihre Verbundstärke kann sogar verstärkt werden, wenn der Zahnschmelz vor dem Aufbringen der Brackets mit Wasser oder Speichel benetzt wird. Eine mögliche Erklärung für dieses Phänomen ist das Vorhandensein von 2-Hydroxyethylmethacrylat (HEMA) im GIZ – einem wasserlöslichen hydrophilen Monomer (Cacciafesta et al. 1998).

CAP kann die Bondingeigenschaften von Zahnschmelz durch Oberflächenkonditionierung positiv beeinflussen (Teixeira et al. 2015). Durch das Einbringen von freien Radikalen steigert CAP die Oberflächenenergie von Dentin und Schmelz und so die Hydrophilität und Penetrationsfähigkeit (Duan et al. 2007; Teixeira et al. 2015). Eine 60–120 s lange Oberflächenbehandlung mit Argon-CAP und der Zumischung von 1 % O_2 konnte experimentell auf Dentinscheiben die stärkste Verbesserung in der Oberflächenbenetzbarkeit bewirken (Koban et al. 2011). Die zugrunde liegenden Mechanismen dieser Konditionierung werden derzeit noch diskutiert: Möglicherweise sorgt der Austausch von Hydrocarbongruppen und ihr Ersatz mit Hydroxylgruppen für die gesteigerte Hydrophilität (Zhang et al. 2014; Koban et al. 2011). Die Anwendung von CAP hat deshalb das vielversprechende Potenzial, die Eigenschaften von zahnärztlichen Adhäsivmaterialien zu verbessern (Zhang et al 2014; Teixeira et al. 2015). Weitere Forschung muss zeigen, ob sich durch Oberflächenkonditionierung mit CAP und dadurch gesteigerte Hydrophilität des Zahnschmelzes die Retentionswerte von GIZ auf ein klinisch akzeptables Maß steigern lassen können, um so die positiven Eigenschaften von GIZ als Bracketbefestigungsmaterial nutzen zu können.

13.3 Wundheilung

Um gewünschte Zahnbewegungen und Gebissumstellungen zu erreichen, bedient sich die Kieferorthopädie dem gezielten Einsatz von Kräften. Dem Newton'schen Axiom folgend gehen applizierte Kräfte immer mit Gegenkräften einher (actio = reactio). Um trotzdem vorhersehbare Zahnbewegungen zu gewährleisten und reziproke Bewegungen zu verhindern, muss eine Abstützung in unbeweglichen Bereichen erfolgen (Motoyoshi 2011). Diese Verankerung kann intraoral, extraoral oder enossal erfolgen. Nach anfänglichen Problemen gehört auch die enossale Verankerung heute zu den Standardverfahren. Die Abstützung erfolgt über Implantate, Plattensysteme oder Minischrauben am Gaumen oder Alveolarfortsatz. Da durch diese „temporary anchorage devices" (TADs) für die Zeit des Einsatzes eine

Schleimhautwunde entsteht, sind Komplikationen wie Schmerz und Schwellung möglich (Costa et al. 1998; Göllner 2007). Sehr gute Mundhygiene und Compliance sind nötig um eine Infektion dieser Durchtrittstelle zu vermeiden (Hoste et al. 2008). Einige Autoren sehen schlechte Mundhygiene sogar als Kontraindikation für enossale Verankerungssysteme an (Chen et al. 2007). Die Erfolgsrate von Gaumenimplantaten ist mit über 90 % angegeben (Göllner 2007), TADs im Alveolarkamm haben noch eine hohe Verlustrate von gut einem Drittel. Dabei ist erfolgsentscheidend, wie die TADs gesetzt wurden und ob eine periimplantäre Entzündung vermieden werden kann (Hoste et al. 2008). Insbesondere bei Lage des TADs in nicht angewachsenen Schleimhautanteilen (lockerer Gingiva) kommt es häufig zu Mukosairritation und -proliferation (Göllner 2007). Patientenmotivation, antibakterielle Mundspüllösungen und das Benutzen von Einbüschelbürsten zur Reinigung sind heute Mittel der Wahl, um Infektionen vorzubeugen (Park et al. 2006).

> CAP könnte hier eine sinnvolle Unterstützung darstellen und auf mehreren Ebenen zum Einsatz kommen: Zur Desinfektion der Schleimhaut-Durchtrittsstelle (Duske et al. 2015), zur antibakteriellen Behandlung des Metallanteils des TADs (Koban et al. 2011; Idilibi et al. 2013) und zur Förderung der Osseointegration (Danna et al. 2015; Omori et al. 2015).

Im vergleichbaren Fall – der periimplantären Entzündung von osseointegrierten Implantaten – konnten schon gute In-vivo-Ergebnisse mit der Behandlung von CAPs erzielt werden (Shi et al. 2015).

Eine weitere Indikation für intraorale Plasmabehandlungen zur Förderung der Wundheilung ergibt sich bei akzidentiellen Mukosaverletzungen durch kieferorthopädische Geräte. Vor allem die Drähte festsitzender Bracketapparaturen können mit ihrem Endstück die Wangenschleimhaut irritieren (Ozcelik et al. 2005) und sind deshalb häufiger Grund für außerplanmäßige Konsultationen des Patienten in der kieferorthopädischen Praxis. Hier nicht nur kausal, sondern auch symptomatisch Abhilfe zu schaffen, würde die Patientenzufriedenheit steigern.

Literatur

Aas JA, Paster BJ, Stokes LN et al. (2005) Defining the normal bacterial flora of the oral cavity. J Clin Microbiol 43(11): 5721–5732

Addy M, Shaw W, Hansford P et al. (1982) The effect of orthodontic appliances on the distribution of Candida and plaque in adolescents. Br J Orthod 9(3): 158–163

Algera TJ, Kleverlaan CJ, de Gee AJ et al. (2005) The influence of accelerating the setting rate by ultrasound or heat on the bond strength of glass ionomers used as orthodontic bracket cements. Eur J Orthod 27(5): 472–476

Andrucioli MCD, Nelson-Filho P, Matsumoto MAN et al. (2012) Molecular detection of in-vivo microbial contamination of metallic orthodontic brackets by checkerboard DNA-DNA hybridization. Am J Orthod Dentofacial Orthop 141(1): 24–29

Antonson SA, Antonson DE, Brener S et al. (2012) Twenty-four month clinical evaluation of fissure sealants on partially erupted permanent first molars: glass ionomer versus resin-based sealant. J Am Dent Assoc 143(2): 115–122

Arenholt-Bindslev D, Breinholt V, Preiss A et al. (1999) Time-related bisphenol-A content and estrogenic activity in saliva samples collected in relation to placement of fissure sealants. Clin Oral Investig 3(3): 120–125

Bakopoulou A, Papadopoulos T, Garefis P (2009) Molecular toxicology of substances released from resin–based dental restorative materials. Int J Mol Sci 10(9): 3861–3899

Batoni G, Pardini M, Giannotti A et al. (2001) Effect of removable orthodontic appliances on oral colonisation by mutans streptococci in children. Eur J Oral Sci 109(6): 388–392

Bjerklin K, Gärskog B, Rönnerman A (1983) Proximal caries increment in connection with orthodontic treatment with removable appliances. Br J Orthod 10(1): 21–24

Boyd RL, Baumrind S (1992) Periodontal considerations in the use of bonds or bands on molars in adolescents and adults. Angle Orthod 62(2): 117–1126

Busscher HJ, Rinastiti M, Siswomihardjo W et al. (2010) Biofilm formation on dental restorative and implant materials. J Dent Res 89(7): 657–665

Cacciafesta V, Jost-Brinkmann P, Süßenberger U et al. (1998) Effects of saliva and water contamination on the enamel shear bond strength of a light-cured glass ionomer cement. Am J Orthod Dentofacial Orthop 113(4): 402–407

Chen Y, Chang H, Huang C et al. (2007) A retrospective analysis of the failure rate of three different orthodontic skeletal anchorage systems. Clin Oral Implants Res 18(6): 768–775

Chung S, Kwon H, Choi Y et al. (2012) Dental composite fillings and bisphenol A among children: a survey in South Korea. Int Dent J 62(2): 65–69

Cohen WJ, Wiltshire WA, Dawes C et al. (2003) Long-term in vitro fluoride release and rerelease from orthodontic bonding materials containing fluoride. Am J Orthod Dentofacial Orthop 124(5): 571–576

Cook PA, Luther F, Youngson CC (1996) An in vitro study of the bond strength of light-cured glass ionomer cement in the bonding of orthodontic brackets. Eur J Orthod 18(2): 199–204

Costa A, Raffainl M, Melsen B (1998) Miniscrews as orthodontic anchorage: a preliminary report. Int J Adult Orthodon Orthognath Surg 13(3): 201–209

Czochrowska E, Burzykowski T, Buyukyilmaz T et al. (1999) The effect of long-term water storage on the tensile strength of orthodontic brackets bonded with resin-reinforced glass-lonomer cements. J Orofac Orthop/Fortschritte der Kieferorthopädie 60(5): 361–370

Danna NR, Beutel BG, Tovar N et al. (2015) Assessment of Atmospheric Pressure Plasma Treatment for Implant Osseointegration. BioMed Research International: ID 761718

Demling A, Elter C, Heidenblut T et al. (2010) Reduction of bio-film on orthodontic brackets with the use of a polytetraf-luoroethylene coating. Eur J Orthod 32(4): 414–418

Duan Y, Huang C, Yu Q (2007) Cold plasma brush generated at atmospheric pressure. Rev Sci Instrum 78(1): 015104

Dubey R, Jalili VP, Garg S (1993) Oral hygiene and gingival status in orthodontic patients. J Pierre Fauchard Acad 7(2): 43–54

Duske K, Jablonowski L, Koban I et al. (2015) Cold atmosphe-ric plasma in combination with mechanical treatment improves osteoblast growth on biofilm covered titanium discs. Biomaterials 52: 327–334

Endo K, Hashimoto M, Haraguchi K et al. (2010) Crystal growth by restorative filling materials. Eur J Oral Sci 118(5): 489–493

Erbe C, Hornikel HS, Schmidtmann I et al. (2011) Quantity and distribution of plaque in orthodontic patients treated with molar bands. J Orofac Orthop/Fortschritte der Kiefer-orthopädie 72(1): 13–20

Fabián Molina G, Cabral RJ, Mazzola I et al. (2013) Biaxial fle-xural strength of high-viscosity glass-ionomer cements heat-cured with an LED lamp during setting. BioMed Res Int 2013

Fajen VB, Duncanson MG, Nanda RS et al. (1990) An in vitro evaluation of bond strength of three glass ionomer cements. Am J Orthod Dentofacial Orthop 97(4): 316–322

Fricke K, Koban I, Tresp H et al. (2012) Atmospheric pressure plasma: a high-performance tool for the efficient removal of biofilms. PloS one 7(8): e42539

Gaworski M, Weinstein M, Borislow AJ et al. (1999) Decalcifi-cation and bond failure: a comparison of a glass ionomer and a composite resin bonding system in vivo. Am J Ort-hod Dentofacial Orthop 116(5): 518–521

Geiger S, Weiner S (1993) Fluoridated carbonatoapatite in the intermediate layer between glass ionomer and dentin. Dent Mater 9(1): 33–36

Gjorgievska E, Nicholson JW, Grcev AT (2012) Ion migration from fluoride-releasing dental restorative materials into dental hard tissues. J Mater Sci Mater Med 23(7): 1811–1821

Göllner P (2007) Skeletal anchorage in orthodontics–basics and clinical application. J Orofac Orthop/Fortschritte der Kieferorthopädie 68(6): 443–461

Gorseta K, Glavina D, Skrinjaric I (2012a) Influence of ultrasonic excitation and heat application on the microleakage of glass ionomer cements. Aust Dent J 57(4): 453–457

Gorseta K, Skrinjaric T, Glavina D (2012b) The effect of heating and ultrasound on the shear bond strength of glass iono-mer cement. Coll Antropol 36(4): 1307–1312

Gorseta K, Glavina D, Borzabadi-Farahani A et al. (2014) Oneye-ar clinical evaluation of a Glass Carbomer fissure sealant, a preliminary study. Eur J Prosthodont Restor Dent 22(2): 67–71

Gorynia S, Koban I, Matthes R et al. (2013) In vitro efficacy of cold atmospheric pressure plasma on S. sanguinis bio-films in comparison of two test models. GMS Hyg Infect Control 8(1): Doc01. doi: 10.3205/dgkh000201

Hallgren A, Oliveby A, Twetman S (1992) Caries associated microflora in plaque from orthodontic appliances retained with glass ionomer cement. Eur J Oral Sci 100(3): 140–143

Hallgren A, Oliveby A, Twetman S (1993) Fluoride Concentra-tion in Plaque Adjacent to Orthodontic Appliances Retai-ned with Glass Ionomer Cement. Caries Res 27(1): 51–54

Hallgren A, Oliveby A, Twetman S (1994) L(+)-lactic acid pro-duction in plaque from orthodontic appliances retained with glass ionomer cement. Br J Orthod 21(1): 23–26

Hibino K, Wong RW, Haegg U et al. (2009) The effects of ortho-dontic appliances on Candida in the human mouth. Int J Paediatr Dent 19(5): 301–308

Hoffmann C, Berganza C, Zhang J (2013) Cold Atmospheric Plasma: methods of production and application in dentis-try and oncology. Med Gas Res 3: 21

Hoste S, Vercruyssen M, Quirynen M et al. (2008) Risk factors and indications of orthodontic temporary anchorage devices: a literature review. Aust Orthod J 24(2): 140–148

Hübner NO, Matthes R, Koban I et al. (2010) Efficacy of chlorhe-xidine, polihexanide and tissue-tolerable plasma against Pseudomonas aeruginosa biofilms grown on polystyrene and silicone materials. Skin Pharmacol Physiol 23 (Suppl): 28–34

Idlibi AN, Al-Marrawi F, Hannig M et al. (2013) Destruction of oral biofilms formed in situ on machined titanium (Ti) surfaces by cold atmospheric plasma. Biofouling 29(4): 369–379

Ireland A, Soro V, Sprague S et al. (2014) The effects of different orthodontic appliances upon microbial communities. Orthod Craniofac Res 17(2): 115–123

Jablonowski H, Hänsch MAC, Dünnbier M et al. (2015) Plasma jet's shielding gas impact on bacterial inactivation. Bioin-terphases 10(2): 029506

Jennings KJ, Samaranayake LP (1991) The persistence of microorganisms on impression materials following disin-fection. Int J Prosthodont 4(4): 382–387

Kleverlaan CJ, van Duinen RN, Feilzer AJ (2004) Mechanical properties of glass ionomer cements affected by curing methods. Dent Mater 20(1): 45–50

Klockowski R, Davis EL, Joynt RB et al. (1989) Bond strength and durability of glass ionomer cements used as bonding agents in the placement orthodontic brackets. Am J Ort-hod Dentofacial Orthop 96(1): 60–64

Koban I, Holtfreter B, Hübner N et al. (2011) Antimicrobial efficacy of non-thermal plasma in comparison to chlorhexidine against dental biofilms on titanium discs in vitro–proof of principle experiment. J Clin Periodontol 38(10): 956–965

Koban I, Geisel MH, Holtfreter B et al. (2013) Synergistic effects of nonthermal plasma and disinfecting agents against dental biofilms in vitro. ISRN Dent 2013: 573262

Krupinska-Nanys M, Zarzecka J (2015) An Assessment of Oral Hygiene in 7-14-Year-Old Children undergoing Orthodontic Treatment. J Int Oral Health 7(1): 6–11

Kupietzky A, van Duinen R (2015) Report on the clinical technique of thermo-curing glass-ionomer sealant. Quintessence Int 46(8): 699–705

Lessa FCR, Enoki C, Ito IY et al. (2007) In-vivo evaluation of the bacterial contamination and disinfection of acrylic baseplates of removable orthodontic appliances. Am J Orthod Dentofacial Orthop 131(6): 705.e11–7

Liu H, Sun J, Dong Y et al. (2011) Periodontal health and relative quantity of subgingival Porphyromonas gingivalis during orthodontic treatment. Angle Orthod 81(4): 609–615

Lombardo L, Ortan YÖ, Gorgun Ö et al. (2013) Changes in the oral environment after placement of lingual and labial orthodontic appliances. Prog Orthod 14(1): 1–8

Mahasneh A, Darby M, Tolle SL et al. (2011) Inactivation of Porphyromonas gingivalis by low-temperature atmospheric pressure plasma. Plasma Med 1(3–4): 191–204

Malkiewicz K, Turlo J, Marciniuk-Kluska A et al. (2015) Release of bisphenol A and its derivatives from orthodontic adhesive systems available on the European market as a potential health risk factor. Ann Agric Environ Med 22(1): 172–177

Mandava Prasad SM, Nayak K, Shetty SK et al. (2014) Effect of moisture, saliva, and blood contamination on the shear bond strength of brackets bonded with a conventional bonding system and self-etched bonding system. J Nat Sci Biol Med 5(1): 123

Martignon S, Ekstrand KR, Lemos MI et al. (2010) Plaque, caries level and oral hygiene habits in young patients receiving orthodontic treatment. Community Dent Health 27(3): 133–138

Matthes R, Bender C, Schlüter R et al. (2013) Antimicrobial efficacy of two surface barrier discharges with air plasma against in vitro biofilms. PloS one 8(7): e70462

Matthes R, Assadian O, Kramer A (2014) Repeated applications of cold atmospheric pressure plasma does not induce resistance in Staphylococcus aureus embedded in biofilms. GMS Hyg Infect Control 9(3): Doc17. doi: 10.3205/dgkh000237

Matthes R, Jablonowski L, Koban I et al. (2015) In vitro treatment of Candida albicans biofilms on denture base material with volume dielectric barrier discharge plasma (VDBD) compared with common chemical antiseptics. Clin Oral Investig: 1–8

Miethke R, Brauner K (2007) A comparison of the periodontal health of patients during treatment with the Invisalign®

system and with fixed lingual appliances. J Orofac Orthop/Fortschritte der Kieferorthopädie 68(3): 223–231

Miguel JAM, Almeida MA, Chevitarese O (1995) Clinical comparison between a glass ionomer cement and a composite for direct bonding of orthodontic brackets. Am J Orthod Dentofacial Orthop 107(5): 484–487

Mizrahi E (1982) Success and failure of banding and bonding: a clinical study. Angle Orthod 52(2): 113–117

Mosci F, Perito S, Bassa S et al. (1990) The role of Streptococcus mutans in human caries. Minerva Stomatol 39(5): 413–429

Motoyoshi M (2011) Clinical indices for orthodontic mini-implants. J Oral Sci 53(4): 407–412

Newman GV (1965) Epoxy adhesives for orthodontic attachments: progress report. Am J Orthod 51(12): 901–912

Newman GV (1978) A posttreatment survey of direct bonding of metal brackets. Am J Orthod 74(2): 197–206

Ngo HC, Mount G, Mc Intyre J et al. (2006) Chemical exchange between glass-ionomer restorations and residual carious dentine in permanent molars: an in vivo study. J Dent 34(8): 608–613

Nicholson JW, Braybrook JH, Wasson EA (1991) The biocompatibility of glass-poly (alkenoate) (Glass-Ionomer) cements: A review. Journal of Biomaterials Science, Polymer Edition 2(4): 277–285

Omori M, Tsuchiya S, Hara K et al. (2015) A new application of cell-free bone regeneration: immobilizing stem cells from human exfoliated deciduous teeth-conditioned medium onto titanium implants using atmospheric pressure plasma treatment. Stem Cell Res Ther 6: 124

Ozcelik O, Haytac MC, Akkaya M (2005) Iatrogenic trauma to oral tissues. J Periodontol 76(10): 1793–1797

Park H, Jeong S, Kwon O (2006) Factors affecting the clinical success of screw implants used as orthodontic anchorage. Am J Orthod Dentofacial Orthop 130(1): 18–25

Pascotto RC, de Lima Navarro, Maria Fidela, Capelozza Filho L et al. (2004) In vivo effect of a resin-modified glass ionomer cement on enamel demineralization around orthodontic brackets. Am J Orthod Dentofacial Orthop 125(1): 36–41

Passariello C, Gigola P (2013) Adhesion and biofilm formation by oral streptococci on different commercial brackets. Eur J Paediatr Dent 14(2): 125–130

Pathak A, Sharma D (2013) Biofilm associated microorganisms on removable oral orthodontic appliances in children in the mixed dentition. J Clin Pediatr Dent 37(3): 335–340

Pithon MM, dos Santos RL, de Oliveira MV et al. (2006) Metallic brackets bonded with resin-reinforced glass ionomer cements under different enamel conditions. Angle Orthod 76(4): 700–704

Rego RO, Oliveira CA, dos Santos-Pinto A et al. (2010) Clinical and microbiological studies of children and adolescents receiving orthodontic treatment. Am J Dent 23(6): 317–323

Ren Y, Jongsma MA, Mei L et al. (2014) Orthodontic treatment with fixed appliances and biofilm formation—a potential public health threat? Clin Oral Investig 18(7): 1711–1718

Rupf S, Lehmann A, Hannig M et al. (2010) Killing of adherent oral microbes by a non-thermal atmospheric plasma jet. J Med Microbiol 59(Pt2): 206–212

Rupf S, Idlibi AN, Marrawi FA et al. (2011) Removing biofilms from microstructured titanium ex vivo: a novel approach using atmospheric plasma technology. PloS one 6(10): e25893

Santos BM, Pithon MM, Ruellas, Antonio Carlos de Oliveira et al. (2010) Shear bond strength of brackets bonded with hydrophilic and hydrophobic bond systems under contamination. Angle Orthod 80(5): 963–967

Sasanaluckit P, Albustany K, Doherty P et al. (1993) Biocompatibility of glass ionomer cements. Biomaterials 14(12): 906–916

Shi Q, Song K, Zhou X et al. (2015) Effects of non-equilibrium plasma in the treatment of ligature-induced peri-implantitis. J Clin Periodontol 42(5): 478–487

Sidhu SK, Schmalz G (2001) The biocompatibility of glass-ionomer cement materials. A status report for the American Journal of Dentistry. Am J Dent 14(6): 387–396

Silverman E, Cohen M, Demke RS et al. (1995) A new light-cured glass ionomer cement that bonds brackets to teeth without etching in the presence of saliva. Am J Orthod Dentofacial Orthop 108(3):231–236

Söderholm K, Mariotti A (1999) BIS-GMA-based resins in dentistry: are they safe? J Am Dent Assoc 130(2): 201–209

Sung S, Huh J, Yun M et al. (2013) Sterilization effect of atmospheric pressure non-thermal air plasma on dental instruments. J Adv Prosthodont 5(1): 2–8

Swartz ML, Phillips RW, Clark HE (1984) Long-term F release from glass ionomer cements. J Dent Res 63(2): 158–160

Teixeira HS, Coelho PG, Duarte S et al. (2015) Influence of atmospheric pressure plasma treatment on mechanical proprieties of enamel and sealant bond strength. J Biomed Mater Res B Appl Biomater 103(5): 1082–1091

ten Cate JM, van Duinen RN (1995) Hypermineralization of dentinal lesions adjacent to glass-ionomer cement restorations. J Dent Res 74(6): 1266–1271

Tufekci E, Dixon JS, Gunsolley J et al. (2011) Prevalence of white spot lesions during orthodontic treatment with fixed appliances. Angle Orthod 81(2): 206–210

Van der Veen M, Attin R, Schwestka-Polly R et al. (2010) Caries outcomes after orthodontic treatment with fixed appliances: do lingual brackets make a difference? Eur J Oral Sci 118(3): 298–303

van Gastel J, Quirynen M, Teughels W et al. (2011) Longitudinal changes in microbiology and clinical periodontal parameters after removal of fixed orthodontic appliances. Eur J Orthod 33(1): 15–21

Völkel W, Colnot T, Csanády GA et al. (2002) Metabolism and kinetics of bisphenol A in humans at low doses following oral administration. Chem Res Toxicol 15(10): 1281–1287

von Woedtke T, Haertel B, Weltmann K et al. (2013) Plasma pharmacy–physical plasma in pharmaceutical applications. Pharmazie 68(7): 492–498

Vorhies AB, Donly KJ, Staley RN et al. (1998) Enamel demineralization adjacent to orthodontic brackets bonded with hybrid glass ionomer cements: an in vitro study. Am J Orthod Dentofacial Orthop 114(6): 668–674

Wilson RM, Donly KJ (2001) Demineralization around orthodontic brackets bonded with resin-modified glass ionomer cement and fluoride-releasing resin composite. Pediatr Dent 23(3): 255–259

Wites M, Panuszka J, Dyras M (2003) Evaluation of oral and orthodontic appliance hygiene in orthodontically treated patients. Przegl Lek 60 Suppl 6: 126–128

Yang B, Chen J, Yu Q et al. (2011) Oral bacterial deactivation using a low-temperature atmospheric argon plasma brush. J Dent 39(1): 48–56

Zhang Y, Yu Q, Wang Y (2014) Non-thermal atmospheric plasmas in dental restoration: Improved resin adhesive penetration. J Dent 42(8): 1033–1042

Stimulation der Penetration topisch applizierter Substanzen durch Wechselwirkung von körperwarmen Plasmen mit der Haut

Jürgen Lademann, Axel Kramer, Olaf Lademann, Klaus-Dieter Weltmann

© Springer-Verlag Berlin Heidelberg 2016
H.-R. Metelmann, T. von Woedtke, K.-D. Weltmann (Hrsg.), *Plasmamedizin*,
DOI 10.1007/978-3-662-52645-3_14

14.1 Einleitung

Neben der ästhetischen Chirurgie ist die Stimulation der Penetration topisch applizierter Substanzen ein innovatives Anwendungsgebiet für physikalische kalte Plasmen (KP).

In der Dermatologie wird eine Vielzahl von Erkrankungen mit topisch applizierten Arzneimitteln behandelt. Weitere transdermale Anwendungen betreffen die Schmerz- und Hormontherapie, aber auch z. B. den Einsatz bei Morbus Parkinson und dem Restless-Legs-Syndrom. Bei topischer Applikation müssen die Wirkstoffe die Hautbarriere durchdringen, um in den Bereich des lebenden Gewebes zu gelangen. Die Haut besteht aus der Epidermis, der Dermis und der Subcutis, wobei die eigentliche Barriere gegen die Umwelt das Stratum corneum darstellt. Es besteht aus abgestorbenen, verhornten Zellen, den Korneozyten, die mit 15–25 Zelllagen eine mittlere Dichte von ca. 20 μm erreichen. An den Hand- und Fußballen ist das Stratum corneum jedoch deutlich stärker ausgeprägt.

Es ist bekannt, dass topisch applizierte Substanzen diese Hautbarriere interzellulär, d. h. innerhalb der Lipidschichten um die Korneozyten, aber auch über die Haarfollikel durchdringen können (Blume-Peytavi et al. 2010; Lademann et al. 2013a; Sznitowska et al. 1998). Hierbei ist jedoch zu berücksichtigen, dass die Konzentrationen dieser Substanzen, die in die lebende Epidermis gelangen, aufgrund der Barrierefunktion des Stratum corneum sehr klein sind.

Für Steroide, die wohl die am häufigsten topisch applizierten Arzneimittel sind, liegt die Konzentration in Abhängigkeit von der Formulierung und dem Zustand der Hautbarriere nur bei 0,1–2 % der eingesetzten Menge (Feldmann u. Maibach 1974). Daher gibt es seit Jahren intensive Bemühungen, Methoden zu entwickeln, die die Penetration topisch applizierter Substanzen fördern. Allerdings ist jede Art der Penetrationsverstärkung mit einer länger anhaltenden Barriereschädigung der Haut verbunden (Czaika et al. 2012). Einerseits gibt es heute eine Reihe von Penetrationsverstärkern, die den Formulierungen zugesetzt werden; andererseits werden Liposome und liposomenartige Strukturen eingesetzt (Mahrhauser et al. 2015;

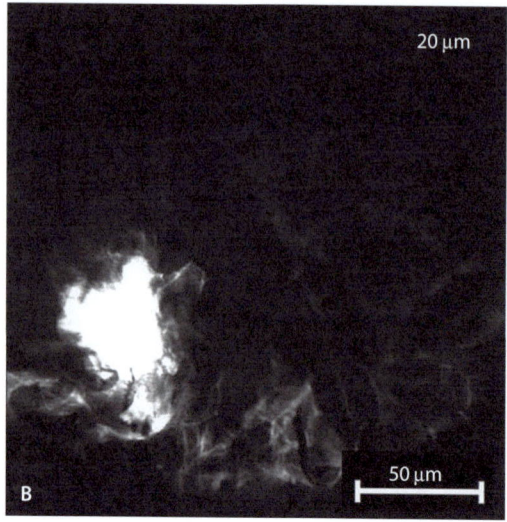

20 μm

50 μm

B

☐ **Abb. 14.1**   Loch im Stratum corneum, welches mithilfe eines Nadelrollers erzeugt wurde

Kim et al. 2014), die mit den Lipiden der Hautbarriere in Wechselwirkung treten und diese schädigen können. Darüber hinaus gibt es viele elektrische und mechanische Verfahren, um die Penetration topisch applizierter Substanzen zu verstärken. Eines dieser mechanischen Verfahren ist die Direktschädigung der Hautbarriere durch Nadelroller (Yoon et al. 2010). Die hierfür verwendeten Nadeln sind so kurz, dass sie zwar das Stratum corneum durchdringen, aber die Nervenenden in der Haut nicht erreichen, wodurch keine Schmerzen entstehen (Jacobi et al. 2007). Der Einsatz des Nadelrollers stellt ein effektives Verfahren der Wirkstoffzufuhr in die Haut dar. Jedoch ist dieser Prozess invasiv, da eine gezielte Schädigung der Hautbarriere erfolgt. Die Löcher, die in den meisten Fällen nur einige μm groß sind, verschließen sich erst nach Stunden bzw. in Abhängigkeit von der Nadelgröße sogar erst nach Tagen. Dadurch können Bakterien und Pilzsporen über diesen Penetrationsweg in das lebende Gewebe gelangen. Ein Loch im Stratum corneum, welches mit einem Nadelroller erzeugt wurde, ist in ☐ Abb. 14.1 dargestellt.

Im vorliegenden Kapitel wird der Einsatz von physikalischen kalten Plasmen (KP), die im englischen Sprachraum als „tissue-tolerable plasma" (TTP) bezeichnet werden, zur Stimulation der Penetration topisch applizierter Substanzen beschrieben.

14.2 Stimulation der Penetration topisch applizierter Substanzen durch kalte Plasmen unter In-vitro-Bedingungen

Ein Schwerpunkt der Forschungsarbeiten waren Analysen zur thermischen Wirkung des Plasmas. Diese Arbeiten erfolgten mit dem kINPen08, noch einem Vorgängermodell des als Medizinprodukt zugelassenen kINPen® MED (◘ Abb. 14.2).

Daher wurden diese Untersuchungen am 3-D-Epidermismodell in vitro und am Modellgewebe Schweineohr durchgeführt.

Das 3-D-Modell kultivierter humaner Epidermis (Dicke etwa 60 μm) enthält alle Hautschichten und ermöglicht die Messung der „transepithelial electrical resistance" (TER), die mit den Barriereeigenschaften der Epidermis korreliert. Ein dichtes Stratum corneum bewirkt eine hohe TER, wohingegen eine erhöhte Durchlässigkeit der Epidermis ein Absinken der TER zur Folge hat. Die 3-D-Epidermismodelle wurden mit gepulstem und ungepulstem Argon-TTP (KinPen08) behandelt. Die TER wurde mit einem EVOMX Epithelial Volt-Ohm-Meter und einer STX2-Elektrode (World Precision Instruments) gemessen. Die Behandlung mit TTP führte ebenso wie die Gaskontrolle (gleicher Behandlungsmodus mit Argongas) zu einem Absinken der TER. Die Inkubation der Epidermismodelle für weitere 42 h resultierte in einem Anstieg der TER (◘ Abb. 14.3), was die Reversibilität der Plasmaeffekte auf die Barrierefunktion belegt. Die Anwendung von gepulstem Argon-TTP zeigte gegenüber der unbehandelten Kontrolle sogar einen Anstieg auf 98,6 %, was den Wert des Widerstands der Kontrolle (94 %) übertraf. Dagegen wurde die Eindringtiefe von Bakterien durch die Applikation von TTT nicht beeinflusst (Kramer et al. 2009) (◘ Abb. 14.3).

Das Schweineohr stellt ein sehr gutes Modell für die menschliche Haut dar, da sich die Hautstrukturen stark ähneln (Jacobi et al. 2007). Bei dieser Studie wurden verschiedene Vorfahrgeschwindigkeiten eingesetzt und anschließend die Struktur der Haut laserscanmikroskopisch untersucht. Hierzu wurde nach der Behandlung der Fluoreszenzfarbstoff Natriumfluoreszein auf die Hautoberfläche aufgebracht, um diese mikroskopisch sichtbar zu machen. Dabei zeigte sich, dass bei der mit Plasma behandelten

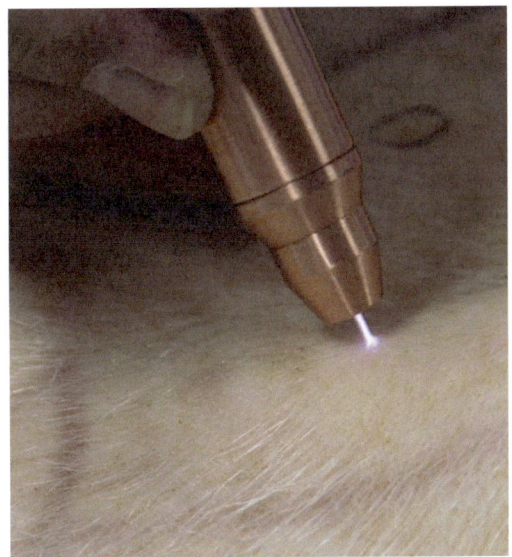

◘ **Abb. 14.2** Plasmabehandlung der Haut mit dem Plasmastrahler kINPen08

Haut das Fluoreszenzsignal nicht nur an der Hautoberfläche, sondern auch in tieferen Schichten bis zu den Strukturen der Blutgefäße in hoher Konzentration nachweisbar war. Die Ergebnisse belegen eindeutig, dass es in diesem Fall zu einer starken Barriereeröffnung im Ergebnis der Plasma-Gewebe-Wechselwirkung kommt, sodass topisch applizierte Substanzen sehr gut durch die Hautbarriere dringen können. Dabei spielte es keine Rolle, zu welchem Zeitpunkt nach der Plasmabehandlung der Farbstoff auf die Haut appliziert wurde. Dieser Prozess ist in ◘ Abb. 14.4 dargestellt. Wird der Farbstoff appliziert, ohne dass eine Plasmabehandlung erfolgt, ist der Farbstoff nur auf der Hautoberfläche lokalisiert. In tieferen Gewebeschichten ist kein Fluoreszenzsignal detektierbar (◘ Abb. 14.4).

Wird anschließend die Haut mit Plasma behandelt, wobei zwei unterschiedliche Vorfahrgeschwindigkeiten – 5 mm/s und 10 mm/s – genutzt wurden, ist der Farbstoff in beiden Fällen auch in tieferen Schichten der Haut (Stratum basale und Papillarstruktur) in hoher Konzentration nachweisbar.

Wenn die Haut durchlässig wird, stellt sich – wie im Fall des Nadelrollers – die Frage, ob dadurch nicht auch Bakterien und Pilzsporen die Barriere durchdringen können. Bakterien haben eine Größe von 1–10 μm, Pilzsporen von 3–200 μm.

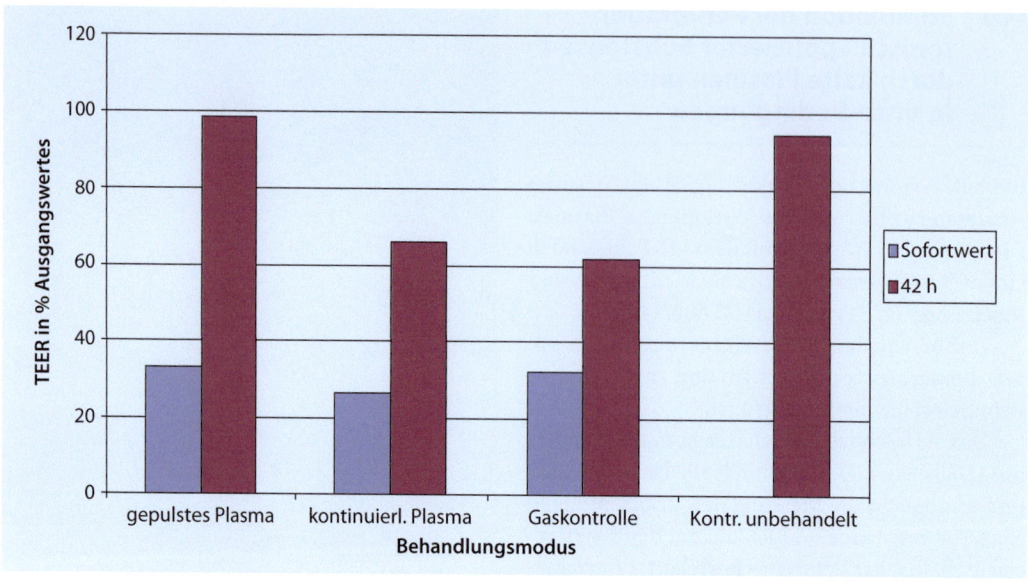

Abb. 14.3 Transepithelial Electrical Resistance (TER) von Epidermismodellen nach Behandlung mit TTP (kINPen08). (Aus Kramer et al. 2009 mit frdl. Genehmigung)

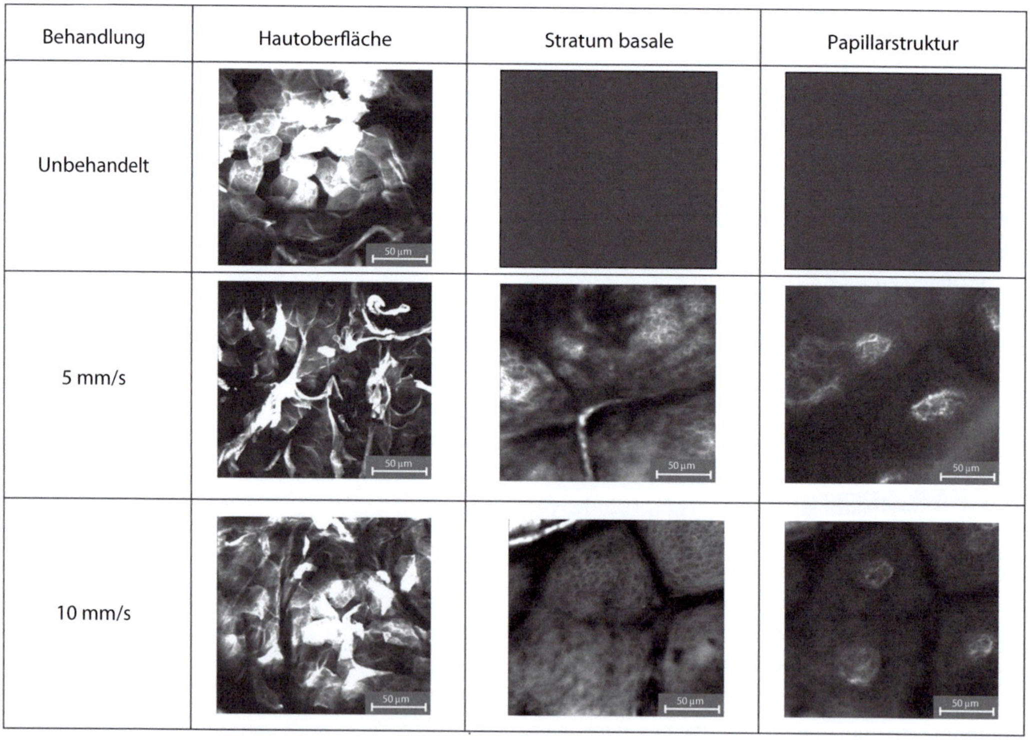

Behandlung	Hautoberfläche	Stratum basale	Papillarstruktur
Unbehandelt			
5 mm/s			
10 mm/s			

Abb. 14.4 Penetration des topisch applizierten Farbstoffs Natriumfluoreszein in unterschiedliche Hautschichten ohne Vorbehandlung der Haut und nach Plasmabehandlung mit zwei Vorfahrgeschwindigkeiten (5 mm/s und 10 mm/s)

Behandlung	Hautoberfläche	Stratum basale	Papillarstruktur
Unbehandelt 70 nm und 700 nm	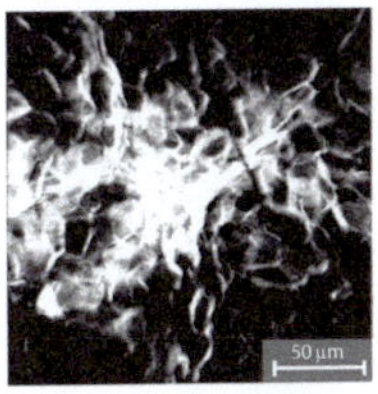		
70 nm	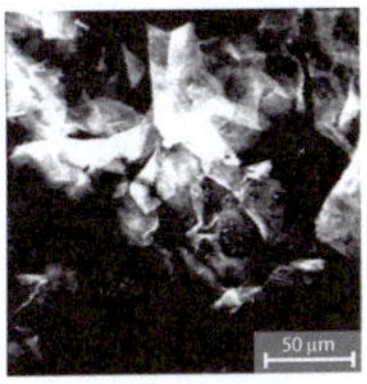	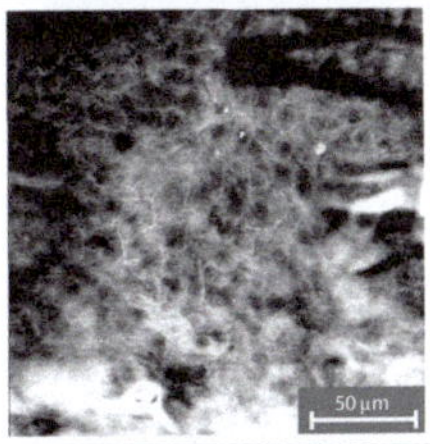	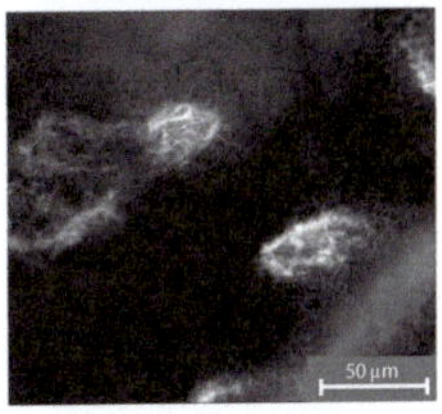
700 nm	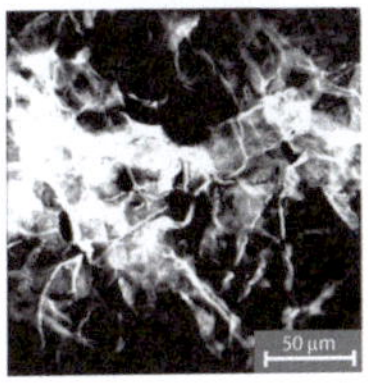		

Abb. 14.5 Penetration von mit Natriumfluoreszein beladenen Partikeln mit einem Durchmesser von 70 bzw. 700 nm in verschiedene Tiefen der Haut, wobei die unbehandelte mit der plasmabehandelten Haut verglichen wurde

Daher wurde bei den nachfolgenden Untersuchungen, die wiederum am Modellgewebe Schweineohr durchgeführt wurden, Partikel mit einem Durchmesser von 70 nm bzw. 700 nm eingesetzt (Lademann et al. 2011). Diese Partikel waren mit Natriumfluoreszenz gelabelt, damit sie für laserscanmikroskopische Untersuchungen nachweisbar waren. Die Ergebnisse dieser Untersuchungen sind in ◘ Abb. 14.5 dargestellt. Aus der Abbildung geht hervor, dass die Partikel unabhängig von ihrem Durchmesser auf der Hautoberfläche lokalisiert sind, wenn keine Plasmabehandlung erfolgt.

❯ Nach der Plasmabehandlung drangen nur die kleinen Partikel mit dem Durchmesser von 70 nm durch die Hautbarriere, während die 700 nm großen Partikel das Stratum basale und die Papillarstruktur nicht erreichten. Das bedeutet im Gegensatz zum Nadelroller, dass eine eindeutig größenselektive Penetration erfolgt. Damit ist sichergestellt, dass Bakterien und Pilzsporen die Barriere im Fall einer reversiblen Öffnung durch die Plasmabehandlung nicht durchdringen können.

14.3 Stimulation der Penetration topisch applizierter Substanzen durch kalte Plasmen unter In-vivo-Bedingungen

Nach der Zulassung des kINPen Med als Medizinprodukt erfolgten die Untersuchungen zur stimulierten Penetration des Fluoreszenzfarbstoffs Natriumfluoreszein an Probanden in vivo. Überraschend stellte sich dabei heraus, dass im Gegensatz zur In-vitro-Studie kein Farbstoff im Bereich des Stratum basale und der Papillarstruktur nachweisbar war, unabhängig davon, wie schnell man sich bemühte, den Farbstoff nach der Plasmabehandlung auf die Haut aufzutragen.

Das bedeutet, dass sich die Hautbarriere unmittelbar nach der Plasma-Gewebe-Wechselwirkung wieder regeneriert und damit nicht mehr durchlässig ist. Bei den In-vitro-Untersuchungen konnte dieser Effekt nicht beobachtet werden, da es sich in diesem Fall um totes Gewebe handelte, bei dem keine Regeneration erfolgt.

Um diese effektive Stimulation topisch applizierter Substanzen zu nutzen, muss der Farbstoff bzw. der Wirkstoff vor der Plasmabehandlung auf die Haut aufgetragen werden. Das birgt jedoch das Risiko, dass es bei der anschließenden Plasmabehandlung zu chemischen Prozessen kommen könnte, die den Wirkstoff verändern, was aus Sicherheitsgründen vermieden werden muss.

14.4 Einsatz von Nanocontainern zur Wirkstoffzufuhr

Als Ausweg aus der zuvor dargestellten Situation bieten sich Nanocontainer an. Diese bestehen aus Polyurethan (Lademann et al. 2013b). Mit diesem System wird der Wirkstoff verkapselt, sodass er durch das Plasma nicht verändert werden kann. Dabei muss jedoch sichergestellt sein, dass die Nanocontainer durch das Plasma in ihrer Struktur und Zusammensetzung unverändert bleiben (Lademann et al. 2013b). Zugleich sollte der Durchmesser der Nanocontainer eher im Bereich um 70 nm als um 700 nm liegen, um die geöffnete Barriere auchdurchdringen zu können. Nach einer Reihe von Voruntersuchungen konnte ein Material für die Nanocontainer ermittelt werden, das sich als inert gegenüber dem Plasma erweist.

Erste Untersuchungen am Modellgewebe Schweineohr ergaben, dass diese Nanocontainer mit einem Durchmesser von 400 nm ebenfalls effektiv die Hautbarriere durchdringen und die Basal- und Papillarstrukturen erreichen(■ Abb. 14.6).

Eines der in diesem Zusammenhang noch zu lösenden Probleme ist die Freisetzung des Wirkstoffs aus den Nanopartikeln im lebenden Gewebe. Hierzu werden gegenwärtig erfolgreich Vorversuche durchgeführt.

14.5 Zusammenfassung

Die Zufuhr von Wirkstoffen durch dieHautbarriere zur lebenden Epidermis ist in der dermatologischen

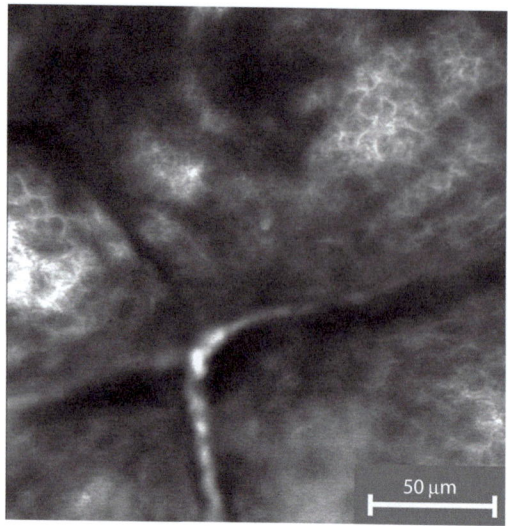

■ **Abb. 14.6** Nachweis von fluoreszenzmarkierten Nanocontainern im Stratum basale nach Plasmabehandlung

Praxis, aber auch in anderen Fachgebiete weitverbreitet. Leider durchdringen nur sehr kleine Wirkstoffmengen die Hautbarriere. Deshalb kommt der Entwicklung und dem Einsatz neuer Methoden zur Wirkstoffzufuhr eine große Bedeutung zu.

Bei der Plasma-Gewebe-Wechselwirkung kommt es zu einer zeitweiligen Öffnung der Hautbarriere, die sich sofort nach dem Ende der Plasmabehandlung regeneriert. Daher müssen die Wirkstoffe vor der Plasmabehandlung auf die Haut appliziert werden, was die Gefahr plasmachemischer Reaktionen in sich birgt. Die Wirkstoffe werden daher in Nanocontainer verkapselt, die gegenüber der Plasmabehandlung inert sind. Nachdem die Nanocontainer in das lebende Gewebe penetriert sind, werden die Wirkstoffe freigesetzt.

Literatur

Blume-Peytavi U, Massoudy L, Patzelt A, Lademann J, Dietz E, Rasulev U, Garcia Bartels N (2010) Follicular and percutaneous penetration pathways of topically applied minoxidil foam. Eur J Pharm Biopharm 76: 450–453

Czaika V, Alborova A, Richter H, Sterry W, Vergou T, Antoniou C, Lademann J, Koch S (2012) Comparison of transepidermal water loss and laser scanning microscopy measurements to assess their value in the characterization of cutaneous barrier defects. Skin Pharmacol Physiol 25: 39–46

Feldmann RJ, Maibach HI (1974) Percutaneous penetration of hydrocortisone with urea. Arch Dermatol 109: 58–59

Jacobi U, Kaiser M, Toll R, Mangelsdorf S, Audring H, Otberg N, Sterry W, Lademann J (2007) Porcine ear skin: An in vitro model for human skin. Skin Res Technol 13: 19–24

Kim SJ, Kwon SS, Jeon SH, Yu ER, Park SN (2014) Enhanced skin delivery of liquiritigenin and liquiritin-loaded liposome-in-hydrogel complex system. Int J Cosmet Sci 36: 553–560

Kramer A, Hübner NO, Assadian O, Below H, Bender C et al (2009) Chancen und Perspektiven der Plasmamedizin durch Anwendung von gewebekompatiblen Atmosphärendruckplasmen (Tissue Tolerable Plasmas, TTP). GMS Krankenhaushyg Interdiszip 4 (2): Doc10

Lademann O, Richter H, Kramer A, Patzelt A, Meinke MC, Graf C, Gao Q, Korotianskiy E, Ruhl E, Weltmann KD, Lademann J, Koch S (2011) Stimulation of the penetration of particles into the skin by plasma tissue interaction. Laser Physics Letters 8: 758–764

Lademann J, Richter H, Meinke MC, Lange-Asschenfeldt B, Antoniou C, Mak WC, Renneberg R, Sterry W, Patzelt A (2013a) Drug delivery with topically applied nanoparticles: Science fiction or reality. Skin Pharmacol Physiol 26: 227–233

Lademann J, Patzelt A, Richter H, Lademann O, Baier G, Breucker L, Landfester K (2013b) Nanocapsules for drug delivery through the skin barrier by tissue-tolerable plasma. Laser Physics Letters 10:083001

Mahrhauser D, Nagelreiter C, Baierl A, Skipiol J, Valenta C (2015) Influence of a multiple emulsion, liposomes and a microemulsion gel on sebum, skin hydration and tewl. Int J Cosmet Sci 37: 181–186

Sznitowska M, Janicki S, Williams AC (1998) Intracellular or intercellular localization of the polar pathway of penetration across stratum corneum. J Pharm Sci 87: 1109–1114

Yoon J, Park D, Son T, Seo J, Nelson JS, Jung B (2010) A physical method to enhance transdermal delivery of a tissue optical clearing agent: Combination of microneedling and sonophoresis. Lasers Surg Med 42: 412–417

Ästhetische Plasmamedizin

Hans-Robert Metelmann, Roya Kahlili, Fred Podmelle

© Springer-Verlag Berlin Heidelberg 2016
H.-R. Metelmann, T. von Woedtke, K.-D. Weltmann (Hrsg.), *Plasmamedizin*,
DOI 10.1007/978-3-662-52645-3_15

15.1   Einleitung

Plasmageräte mit heißem Argongasplasma kommen in der Chirurgie schon seit vielen Jahren zur Anwendung, z. B. für blutungsarme Weichgeweberesektionen und zur Blutstillung auf großen Flächen (Stalder et al. 2005; Raiser u. Zenker 2006). Blutstillung mit heißem Plasma ist immer verbunden mit tiefgreifenden schwarzen Karbonisierungen und deshalb für ästhetische Ansprüche an Oberflächenbehandlung nicht immer geeignet. Viel interessanter für die ästhetische Chirurgie sind Handgeräte, die bei Normaltemperatur und Atmosphärendruck ein kaltes Plasma erzeugen können. Dieses CAP-Plasma erzeugt keine Karbonisierung und eignet sich nicht zur Blutstillung, aber es ist antimikrobiell wirksam, antientzündlich, und es beschleunigt die Heilung oberflächlicher Hautwunden durch Unterstützung der Zellproliferation (Fridman et al. 2008; Stoffels et al. 2008; Heinlin et al. 2011; Daeschlein et al. 2012). Die Einführung von Medizingeräten, mit denen man kaltes Plasma applizieren kann wie mit einem Lasergerät, hat der ästhetisch-chirurgischen Anwendung von physikalischem Plasma den Weg bereitet.

Die Ästhetische Plasmamedizin und ihre Entwicklung stehen in einem starken Spannungsfeld zwischen gesundheitswirtschaftlichen Erwartungen und den Prinzipien der medizinischen Forschung bei der Einführung neuer Behandlungsverfahren. Nach dem Stand der Wissenschaft muss deshalb sehr sorgfältig vermieden werden, den Bogen der Anwendungsmöglichkeiten zu überspannen, besonders dann, wenn die Indikationen in der Ästhetischen Medizin elektiv, emotional und ohne medizinische Notwendigkeit gestellt werden und deshalb umso sorgfältiger die Nutzen-Risiko-Abwägung vorzunehmen ist. Die publizierte Studienlage gibt der Anwendung von physikalischem Plasma im Rahmen der Ästhetischen Medizin allerdings im Wesentlichen noch nicht mehr als eine adjuvante Rolle oder Rescue-Funktion.

> ❯ Im Gesamtkonzept der Ästhetischen Medizin und insbesondere Chirurgie spielt die Anwendung von kaltem physikalischem Plasma derzeit im Wesentlichen eine adjuvante Rolle.

15.2   Indikationsgebiet: infektionsgefährdete Hautläsionen

Die nachgewiesene Wirksamkeit von physikalischem Plasma gegen Bakterien, Pilze, Viren und auch Parasiten (▶ Kap. 4) bestimmt dieses Indikationsgebiet. Gefährdete Hautläsionen entstehen bspw. dort, wo mit ablativen Lasern großflächig Haut abgetragen wird, um damit das Erscheinungsbild durch Glättung, Straffung und vermehrte Durchblutung im Zuge der Regeneration zu verbessern ("facial rejuvenation"). Wenn dieses sog. Laserskinresurfacing in der ästhetischen Gesichtschirurgie kombiniert wird mit einem Facelifting, ist die Infektionsprophylaxe mit physikalischem Plasma besonders wichtig, weil die Abwehrlage im operationsbedingt temporär etwas schlechter durchbluteten Gewebe geschwächt ist. Hier empfiehlt es sich, durch stimulierte Reepithelisierung die Gefährdungszeit bis zum Wundverschluss abzukürzen, z. B. durch Salben mit dem Wirkstoff Betulin (Metelmann et al. 2015) (◻ Abb. 15.1).

Aus der adjuvanten Maßnahme wird eine klinisch-indizierte Plasmaanwendung, wenn diese offenen Hautflächen sich bereits infiziert haben. Kramer weist darauf hin, dass durch ablative Laser bei entsprechender Abtragungstiefe eine oberflächliche Verbrennung II. Grades induziert wird, die insbesondere bei großflächigem dermalem Abtragen mit dem Risiko einer "surgical site infection" (SSI) verbunden ist, wobei die dominierende Infektionsquelle in der residenten Flora besteht (Kramer 2015). Bei Laserskinresurfacing wurden nach Kramer mit nichtfraktioniertem Laser Infektionsraten von 1,1 % (Christian et al. 2000), 4,3 % (Sriprachya-Anunt et al. 1997) bzw. sogar von 7,6 % (Manuskiatti et al. 1999) beobachtet. Bei fraktioniertem Laser ist die Rate mit 0,3–2,0 % geringer (Metelitsa u. Alster 2010). Als Erreger würden Herpes-simplex-1 (Graber et al. 2008), gefolgt von P. aeruginosa, S. aureus und S. epidermidis, dominieren. Seltener sei Candida spp. ätiologisch verantwortlich. Durch die postoperative exzessive Wundokklusion würde das Infektionsrisiko v. a. für S. aureus und P. aeruginosa erhöht (Metelitsa u. Alster 2010). Ferner würden Infektionen durch MRSA, E. cloacae, Streptokokken (schwer verlaufende Fasziitis) und nichttuberkulöse Mykobakterien verursacht (Bellman et al.

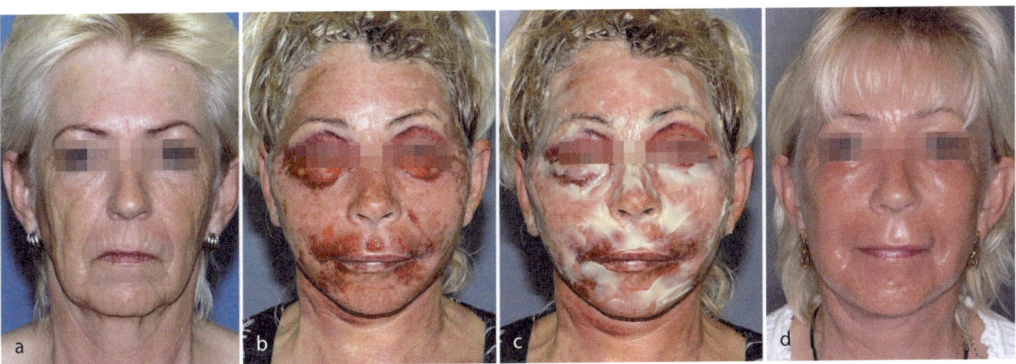

◻ **Abb. 15.1**   Exemplarische Patientin mit der Diagnose vorgealtertes Gesicht und typische Behandlungsaufgabe für physikalisches Plasma zur Infektionsprophylaxe nach einer umfangreichen ästhetischen Operation, bei der ein Facelifting mit einem Laserskinresurfacing kombiniert worden ist. **a** Ausgangsbefund, **b** Bild am 3. postoperativen Tag nach chirurgischem Facelifting und Laserskinresurfacing mit einem CO_2-Laser, wobei die Hautläsion besonders im Bereich der Augen und des Mundes ausgeprägt ist, **c** Behandlungsmaßnahmen zur Infektionsprophylaxe der Wundflächen in Kombination mit einem Salbenauftrag zur Stimulation der Reepithelisierung, **d** Befund 4 Wochen postoperativ. (Aus Metelmann et al. 2011)

1998; Willey et al. 2006; Culton et al. 2013). Ähnliche Ausgangslagen und klinische Befunde entstehen bei Hautabtragungen durch Dermabrasio, z. B. als Abschleifen von unschönen Vernarbungen oder zur Anregung eines frischen Hautbildes, wenn periorale feine Hautfältchen („Raucherfältchen") geglättet werden. Eine besondere Kontaminationsgefährdung entsteht beim chemischen Peeling, also wenn aufgetragene Säuren auf Hautgewebe einwirken, um hier eine Geweberegeneration anzuregen, und wenn dieses Einwirkungsfeld über längere Zeit mit einem blickdichten Verband abgedeckt wird. Unter diesem Verband kann es unbeobachtet zu oberflächigen Gewebezerstörungen kommen, die über das gewünschte Maß hinausgehen und sich dann möglicherweise auch noch infizieren.

❯ Klinisch wichtige Indikationen sind die Kontaminationsprophylaxe und die Dekontamination bei großflächigen Epithelläsionen, z. B. nach Laserablation, Dermabrasio oder chemischem Peeling.

15.3 Indikationsgebiet: infizierte Wunden

Umfangreiche Wundsetzungen entstehen in der Ästhetischen Chirurgie nicht nur bei plastischen Gesichtsoperationen, sondern noch umfangreicher bei Bauchdeckenplastiken, der Entfernung von Fettschürzen, Liposuktion und Reduktionsplastiken im Nacken und an den Extremitäten (Hundeshagen et al. 2014; Podmelle et al. 2012). Hier kann sich das immanente Risiko der Wundinfektion realisieren, aber noch häufiger kommt es zur SSI in Haut- und Gewebearealen, wo implantierte Filler abgestoßen werden. Filler dienen zur Nivellierung von oberflächlichen Gewebedefekten, zur verstärkten Formgebung unter ästhetischen Aspekten oder zur Glättung von Haut durch Auffüllung des Unterhautgewebes (Podmelle et al. 2009; Funk u. Metelmann 2011). Wenn Filler injiziert werden, z. B. beim Aufspritzen von Falten oder zur Profilkonturierung, kann es zu Abstoßungsreaktionen auf die implantierten Materialien kommen, oder mit der Injektion sind Keime eingetragen worden in das Gewebe. Häufig liegt eine Kombination beider Ursachen vor und die entstehenden Wunden sind dann sehr schwer zu behandeln. Physikalisches Plasma kann mit seinen antimikrobiellen und zusätzlich proliferationsanregenden Wirkungen (▶ Kap. 5, ▶ Kap. 6) dazu beitragen. Die Behandlung mit dem Ziel eines sicheren Wundverschlusses zieht sich häufig über viele Monate hin, und das endliche Ergebnis erfüllt nie die ursprünglichen ästhetischen Zielsetzungen (◻ Abb. 15.2).

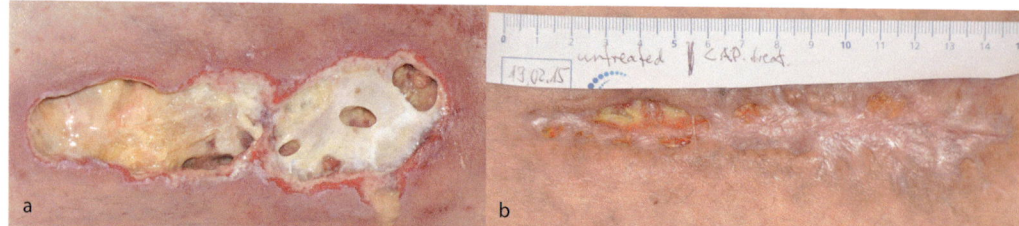

▪ Abb. 15.2 Exemplarischer Patient mit der Diagnose einer Gewebeinfektion nahe der Hautoberfläche durch einen Filler, der zur Profilkonturierung injiziert worden war, und typische Behandlungsaufgabe für physikalisches Plasma zur Dekontamination der Wunde und Anregung der Wundheilung. **a** Ausgangsbefund, **b** Abheilungsergebnis nach mehrwöchiger Plasmaanwendung (*CAP treat.*); das kleine offene Wundgebiet auf der linken Seite ist nicht behandelt worden (*untreated*), um dem Wundsekret eine Abflussmöglichkeit zu erhalten

15.4 Forschungsfeld: Verbesserung des Narbenbildes

Plasmaanwendungen, die über diese adjuvante ästhetische Plasmamedizin hinausgehen, befinden sich nach Literaturlage derzeit noch im Entwicklungsstadium. Dazu gehören die Beobachtungen, dass Laserläsionen, die in unterschiedlicher Weise mit physikalischem Plasma behandelt werden, mit einem schöneren Erscheinungsbild abheilen können. Es hat sich gezeigt, dass drei kurze Plasmabehandlungen an den drei Folgetagen der Laserbehandlung im intraindividuellen Vergleichsfall zu einem besseren ästhetischen Ergebnis führen als eine längere Plasmabehandlung unmittelbar nach der Lasereinwirkung; dass andererseits eine einzelne kurze Plasmaeinwirkung auf die frische Laserläsion die Heilung mehr stört als fördert (Metelmann et al. 2012). Mit Bezug auf die Literaturlage zur Anregung der Wundheilung (▶ Kap. 6) lässt sich absehen, dass hier ein neues Indikationsgebiet als adjuvante Maßnahme der Lasertherapie entstehen wird (▪ Abb. 15.3).

> **❯** Fallstudien haben gezeigt, dass Hautläsionen durch Laserablation mit deutlich schönerem und im Idealfall unauffälligem Hautbild abheilen, wenn sie mit physikalischem Plasma adjuvant behandelt worden sind.

15.5 Forschungsfeld: Wirkstoffeintrag in die Haut

Wissenschaftliche Substanz steht bereits hinter der Beobachtung, dass Plasmaeinwirkung den Eintrag von chemischen Substanzen durch die Hautbarriere und in das unmittelbar darunterliegende Gewebe fördern kann (▶ Kap. 14). Eine Reihe von Verbindungen kann nach ihrer plasmabeförderten Einschleusung auch ästhetische Wirkungen entfalten. ▪ Abb. 15.1 hat bereits ein klinisches Beispiel gegeben, wie die Kontaminierungsprophylaxe mit physikalischem Plasma kombiniert werden kann mit dem verbesserten Eintrag eines Wirkstoffs, hier Betulin, um dessen Potenzial zur beschleunigten Reepithelisierung der Hautläsionen noch besser zur Geltung zu bringen. Obwohl die wissenschaftlichen Grundlagen für diese Behandlung inzwischen gelegt worden sind, fehlen noch die klinischen Studien, die den therapeutischen Effekt bestätigen.

> **❯** Die Einwirkung von physikalischem Plasma steigert die Durchlässigkeit der Haut für chemische Substanzen und kann in der Ästhetischen Medizin dafür genutzt werden, die Tiefenwirkung geeigneter Substanzen zu verbessern.

15.6 Konzeptidee: Hautstraffung

Weiter entfernt von der klinischen Praxis ist heute noch die alleinige Anwendung von physikalischem Plasma zur Glättung und Straffung von Haut. Im Laborversuch ist es gelungen, die Hautoberfläche einer Gewebeprobe mit 10-minütiger Plasmaeinwirkung zu straffen (▪ Abb. 15.4).

Die Interpretation dieses Befundes ist schwierig, weil biologische Reaktionen in einer isolierten Gewebeprobe wenig vorstellbar sind und derzeit mehr von

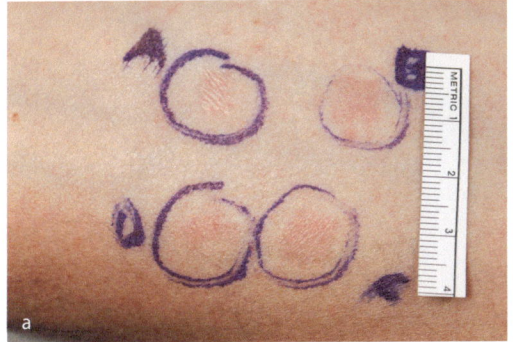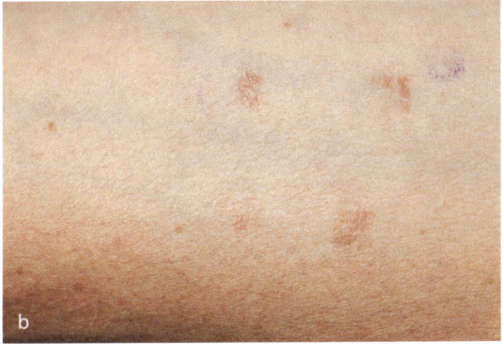

■ **Abb. 15.3   a** Mit einem CO_2-Laser (UltraPulse, Lumenis, Deutschland) werden am Unterarm eines Probanden 4 Hautläsionen gesetzt (single shot 20 W, 100 mJ, 200 Pulse/min). Die 4 Läsionen werden (*A*) einmalig für 10 s, (*B*) einmalig für 30 s, (*C*) gar nicht oder (*D*) an 3 Tagen hintereinander jeweils für 10 s mit einem Plasmastrahl („argon gas flow rate" 5 slm, 3 kVpp, 1 MHz) eines CAP-Plasma-Pen (kinpen MED, neoplas tools, Deutschland) bestrichen. **b** Nach 10 Tagen zeigt sich die mehrfach kurzzeitig mit CAP-Plasma behandelte Laserläsion (*D*) ästhetisch weniger auffällig als u. a. die unbehandelte Laserläsion (*C*). (Aus Metelmann et al. 2012; figure reprinted with permission from The American Journal of Cosmetic Surgery)

physikalischen und chemischen Effekten ausgegangen wird. In der Literatur finden sich noch keine weitergehenden oder sogar klinischen Studien. Gewerbliche Aussagen von ärztlichen oder nichtärztlichen Plasmaanwendern oder von Plasmageräteherstellern sind nicht substanziiert.

❯ In Untersuchungen mit Gewebeproben konnte histologisch gezeigt werden, dass physikalisches Plasma unter Laborbedingungen Hautoberflächen straffen kann.

15.7   Risikobewertung und Risikomanagement

Was die Risikobewertung betrifft, ist darauf hinzuweisen, dass die klinische Plasmamedizin insbesondere bei ästhetischen Anwendungen keine Langzeiterfahrungen vorweisen kann. Dies gilt für die Stabilität der erzielten Ergebnisse und genauso für das langfristige Ausbleiben komplexer Nebenwirkungen. Wenn es um die Einschleusung von Wirksubstanzen in die Haut geht, sind Nebenwirkungen sogar aus mehreren Quellen im Monitoring zu erfassen, einmal seitens der Wirkstoffe, die jetzt tiefere Gewebeschichten erreichen, und dann natürlich seitens der Plasmaeinwirkung selbst. Derzeit liegen nur wenige Langzeituntersuchungen vor, die sowohl für eine Stabilität der ästhetischen Effekte als auch für eine Nebenwirkungsfreiheit, z. B. hinsichtlich eines

Kanzerisierungsrisikos, sprechen (Metelmann et al. 2013).

Das größte Behandlungsrisiko für den Patienten ist allerdings nicht das Medizingerät, so hat es die Nationale Kommission für Prävention iatrogener Schäden in der Ästhetischen Medizin 2007 in ihrem Bericht an den Präsidenten des Deutschen Bundesrates mitgeteilt, sondern liegt in der Kompetenz des Operateurs (Greve u. Raulin 2002; Hammes 2011). Kompetenzentwicklung durch gute ärztliche Ausbildung mit einem strukturierten Programm steht also im Mittelpunkt der Qualitätssicherung. Zu den Anforderungen an so ein Programm, das für die Ästhetische Plasmamedizin noch im Einzelnen zu entwickeln ist, gehören

– eine gleichgewichtige Orientierung in der beruflichen Praxis und in der Forschung,
– industrielle Unabhängigkeit,
– ein internationales Kollegium von Hochschullehrern und klinischen Experten und nicht zuletzt
– ein Studienabschluss mit einem universitären Grad, der u. a. gegenüber Sachverständigen, Gutachtern, Versicherungen, Gerichten und nicht zuletzt den Patienten die erworbene Kompetenz ausweist.

Derzeit ist nur ein einziges Weiterbildungsstudium bekannt, das sich an diesen Standards orientiert, das Diploma in Aesthetic Laser Medicine der Universität Greifswald, das mit dem schildfähigen universitären

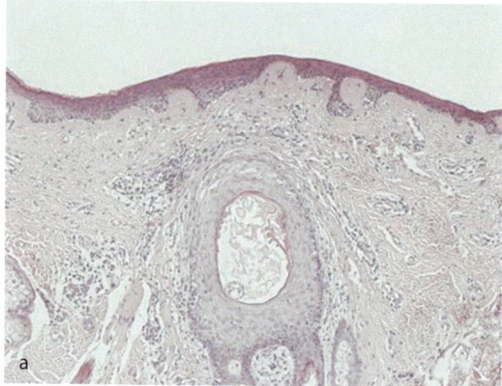 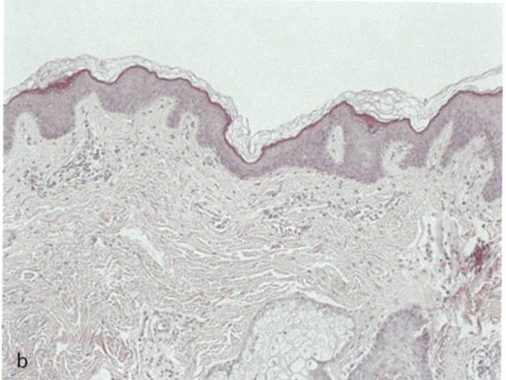

◻ Abb. 15.4 Zwei Exzidate aus unmittelbar benachbarter Halshaut sind sofort nach Entnahme (ex vivo) **a** für 10 min unbehandelt gelagert oder **b** mit einem Plasmastrahl („argon gas flow rate" 5 slm, 3 kVpp, 1 MHz) eines CAP-Plasma-Pen (kinpen MED, neoplas tools, Deutschland) behandelt worden. Im Vergleich der HE-gefärbten Präparate (K. Evert, Institut für Pathologie der Universität Greifswald) zeigen sich eine Verschmälerung und Färbungsverstärkung des Epithels, eine Abflachung seiner Ober- und Unterfläche, eine Reinigung von Auflagerungen. (Aus von Woedtke u. Metelmann 2013; mit frdl. Genehmigung von K. Evert, Institut für Pathologie, Universität Greifswald)

Abschlussgrad D.A.L.M. derzeit um einen Lernziel-katalog in der Ästhetischen Plasmamedizin erweitert wird (▶ Kap. 17).

❯ Die Langzeitwirkungen der Anwendung von physikalischem Plasma in der Ästhetischen Medizin sind noch unbekannt, insbesondere was die Dauerhaftigkeit der Ergebnisse angeht.

15.8 Zusammenfassung

Die Ästhetische Plasmamedizin steckt noch in ihren Anfängen. Die Anwendungen der Plasma-geräte sind ausschließlich adjuvant und ergänzen im Wesentlichen Laser und Skalpell. Aussichts-reich ist die Kombination von Plasmaeinwirkung und Salbenauftrag mit dem Ergebnis einer besse-ren Penetrationsfähigkeit der Medikamente und stärkeren Wirkungsentfaltung. Plasma als alleini-ges Wirkprinzip kann möglicherweise zukünftig im Zuge der Faltenbehandlung eine Rolle spielen, aber für diese höchst elektive und ohne medizinische Indikation dastehende Anwendung ist die Studien-lage gerade erst am Horizont zu erkennen.

❯ Die Ästhetische Plasmamedizin ist derzeit noch mehr ein Forschungsfeld als ein klinisches Anwendungsfeld.

Literatur

Bellman B, Brandt FS, Holtmann M, Bebell WR (1998) Infection with methicillin-resistant Staphylococcus aureus after carbon dioxide resurfacing of the face. Successful treatment with minocycline, rifampin, and mupirocin ointment. Dermatol Surg 24: 279

Christian MM, Behroozan DS, Moy RL (2000) Delayed infections following full-face CO_2 laser resurfacing and occlusive dressing use. Dermatol Surg 26 (1): 32

Culton DA, Lachiewicz AM, Miller BA, Miller MB, MacKuen C, Groben P, White B, Cox GM, Stout JE (2013) Nontuberculous mycobacterial infection after fractionated CO_2 laser resurfacing. Emerg Infect Dis 19(3): 365

Daeschlein G, Scholz S, Arnold A, von Podewils S, Haase H, Emmert S, von Woedtke T, Weltmann KD, Jünger M (2012) In vitro susceptibility of important skin and wound pathogens against low temperature atmospheric pressure plasma jet (APPJ) and dielectric barrier discharge plasma (DBD). Plasma Processes and Polymers 9/4: 380

Fridman G, Friedman G, Gutsol A, Shekter AB, Vasilets VN, Fridman A (2008) Applied plasma medicine. Plasma Process Polym 5: 503

Funk W, Metelmann HR (2011) Von Botulinumtoxin bis Kinn-implantat – Wie das Gesicht im Leben altert und was Sie dagegen tun können. Ästh Dermatol Kosmeteologie 5: 6–12

Graber EM, Tanzi EL, Alster TS (2008) Side effects and complications of fractional laser photothermolysis: experience
with 961 treatments. Dermatol Surg 34(3): 301

Greve B, Raulin C (2002) Professional errors caused by laser
and IPL technology in dermatology and aesthetic
medicine. Prevention strategies and case studies. Dermatol Surg 28(2): 156–161

Hammes S (2011), Qualitätssicherung in der Ästhetischen
Medizin durch universitäre Weiterbildung: Diploma in
Aesthetic Laser Medicine. Springer, Heidelberg

Heinlin J, Isbary G, Stolz W, Morfill G, Landthaler M, Shimizu
T (2011) Plasma applications in medicine with a special
focus on dermatology. J Eur Acad Dermatol Venereol 25: 1

Hundeshagen G, Hundeshagen G, Assadov KF, Podmelle F
(2014) Facelift- und circum-occipital incision placement
for fat extirpation of the neck in Madelung's disease – a
two case report. J Craniomaxillofac Surg 42(2): 175–179

Kramer A (2015) Infektionsschutz in der Lasermedizin. In:
Metelmann HR, Hammes S (Hrsg) Lasermedizin in der
Ästhetischen Chirurgie. Springer, Heidelberg, S 27

Manuskiatti W, Fitzpatrick RE, Goldman MP (1999) Long-term
effectiveness and side effects of carbon dioxide laser
resurfacing for photoaged facial skin. J Am Acad Dermatol 40 (3): 401

Metelitsa A, Alster TS (2010) Fractionated laser skin resurfacing
treatment complications: A review. Dermatol Surg 6(3):
299

Metelmann HR, Podmelle F, Müller-Debus C, Funk W, Westermann U, Hammes S (2011) Ästhetische Lasermedizin.
MKG-Chirurg (4): 47–58

Metelmann HR, von Woedtke T, Bussjahn R, Weltmann KD,
Rieck M, Khalili R, Podmelle F, Waite PD (2012) Experimental Recovery of CO_2-Laser Skin Lesions by Plasma Stimulation. Am J Cosmetic Surg 29-1: 52–56

Metelmann HR, Thom Vu T, Tung Do H, Binh Le TN, Anh Hoang
TH, Trang Phi TT, Linh Luong TM, Tien Doan V, Huyen
Nguyen TT, Minh Nguyen TH, Linh Nguyen T, Quyen Le
D, Xuan Le TK, von Woedtke T, Bussjahn R, Weltmann KD,
Khalili R, Podmelle F (2013) Scar formation of laser skin
lesions after cold atmospheric pressure plasma (CAP)
treatment: A clinical long term observation. Clin Plasma
Med 1: 30–35

Metelmann HR, Brander JM, Schumann H, Bross F, Fimmers
R, Böttger K, Scheffler A, Podmelle F (2015) Accelerated
Reepithelialization by Triterpenes: Proof of Concept in the
Healing of Surgical Skin Lesions. Skin Pharmacol Physiol
28: 1–11

Podmelle F, Kaduk W, Metelmann HR (2009) Individualästhetik
in der Gesichtschirurgie. face 4: 6

Podmelle F, Metelmann HR, Waite P (2012) Endoscopic abdo-
minoplasty providing a perforator fat flap for treatment
of hemi-facial microsomia. J Craniomaxillofac Surg 40(8):
665–667

Raiser J, Zenker M (2006) Argon plasma coagulation for open
surgical and endoscopic applications: state of the art. J
Phys D Appl Phys 39: 3520

Sriprachya-Anunt S, Fitzpatrick RE, Goldman MP, Smith SR
(1997) Infections complicating pulsed carbon dioxide
laser resurfacing for photoaged facial skin. Dermatol Surg
23(7): 527

Stalder KR, McMillen DF, Woloszko J (2005) Electrosurgical
plasmas. J Phys D Appl Phys 38: 1728

Stoffels E, Sakiyama Y, Graves DB (2008) Cold atmospheric
plasma: charged species and their interactions with cells
and tissue. IEEE Transactions on Plasma Science 36: 1441

Willey A, Anderson RF, Azpiazu JL, Bakus AD, Barlow RJ,
DoverJS, Garden JM, Kilmer SL, Landa N, Manstein D,
Ross EV, Sadick N, Tanghetti EA, Yaghmai D, Zelickson,
BD (2006) Complications of laser dermatologic surgery.
Lasers Surg Med 38: 1

Immunologie

Kai Masur

© Springer-Verlag Berlin Heidelberg 2016
H.-R. Metelmann, T. von Woedtke, K.-D. Weltmann (Hrsg.), *Plasmamedizin*,
DOI 10.1007/978-3-662-52645-3_16

16.1   Einführung

Von Anbeginn des Lebens herrschte ein Kampf um Lebensräume und Nahrung, sodass sich früh in der Entwicklung des Lebens auch eine Art „Freund-Feind-Erkennung" einstellte. Diese Konkurrenz um knappe Ressourcen fand einen ersten Höhepunkt in der Entwicklung mehrzelliger Organismen, bei denen es zu einer Aufspaltung von Kompetenzen und somit zur Arbeitsteilung zwischen den verschiedenen Zellarten kam. Seit dem Auftreten von freiem Sauerstoff in der Erdatmosphäre mussten sich alle Lebewesen mit diesem reaktionsfreudigen Molekül auseinandersetzen. Dies hat neben der effizienten Nutzung des Sauerstoffs zur Atmung auch dazu geführt, dass dieses hochreaktive Molekül als Waffe eingesetzt wird. In diesem Zusammenhang entwickelte sich auch das Immunsystem, welches ein komplexes Netzwerk aus Organen, Zellen und in den Körperflüssigkeiten gelösten Molekülen umfasst, die allesamt der Abwehr von Krankheitserregern dienen. Eine weitere Aufgabe des Immunsystems besteht neben dem Bekämpfen fremder Organismen auch in der Erkennung entarteter körpereigener Zellen, um diese letztlich zu eliminieren. In diesem Kapitel soll darauf eingegangen werden, welche Parallelen zwischen den Reaktionen des Immunsystems bestehen und denen, die durch die Einwirkung kalter Plasmen auf Zellen und Gewebe erzielt werden.

16.2   Das Immunsystem und die beteiligten Zellen

Die Abwehrmechanismen des Immunsystems beruhen nicht nur auf den Funktionen spezialisierter Zellen, sondern beginnen bereits mit der rein mechanischen Schutzfunktion der Haut und Schleimhäute, die als erste Barriere das Eindringen von Mikroorganismen, Parasiten oder Fremdkörpern verhindern soll. Erst wenn das Hindernis Haut überwunden wurde, kommen die zellulären und nichtzellulären (humoralen) Prozesse der Immunabwehr zum Tragen. Generell unterteilt man die Immunzellen noch einmal in die angeborene (unspezifische) und die erworbene (spezifische) Abwehr, die sich letztlich nicht nur in

Tab. 16.1 Zelluläre und humorale Immunabwehr sowie angeborene und erworbene Abwehrmechanismen

	Zelluläre Abwehr	Humorale Abwehr
Angeborene Abwehr	NK-Zellen	Zytokine
	Granulozyten	Lysozym
	Monozyten/ Makrophagen	Interferone
Erworbene Abwehr	B-Lymphozyten	Antikörper (Ak)
	T-Lymphozyten	Immunglobuline

ihrer Funktion unterscheiden, sondern v. a. auch genau wie die Eindringlinge bekämpft werden (Tab. 16.1). Zur angeborenen Immunabwehr gehören neben den NK-Zellen insbesondere die sog. Fresszellen (auch Phagozyten genannt) wie die Granulozyten und Makrophagen, die in den Geweben patrouillieren und somit die erste Welle der Abwehr darstellen. Die Zellen der angeborenen Immunabwehr sind nicht auf die Erkennung spezifischer Mikroorganismen spezialisiert, sondern erkennen generelle Oberflächenmarker und stehen somit immer bereit. Erst wenn Mikroorganismen den unspezifischen Teil der Immunabwehr überwunden haben, kommen die Zellen der erworbenen Immunabwehr zum Tragen. Diese Immunzellen werden aufgrund des Erstkontakts mit den eingedrungenen Erregern aktiviert, was zu einem Reifungsprozess und letztlich zur starken Vermehrung dieser spezialisierten Zellen führt. Somit können innerhalb weniger Tage eine Großzahl immunkompetenter B- und T-Zellen gebildet werden, welche dann die Krankheitserreger vernichten bzw. mit der Produktion spezifischer Antikörper beginnen.

Sowohl das angeborene als auch das spezifische Immunsystem werden dabei von einer Vielzahl von löslichen Stoffen unterstützt, die sich im Blut und in anderen Körperflüssigkeiten befinden. Dies sind hauptsächlich Zytokine, Interferone, Enzyme und Antikörper – aber auch freie Radikale. Diese löslichen Substanzen gehören zur humoralen Abwehr (von „humor", lat. Flüssigkeit). Das angeborene wie auch das erworbene Immunsystem beinhalten demnach zelluläre und humorale Abwehrstrategien, die sich gegenseitig unterstützen.

16.3 Reaktive Spezies in der Immunabwehr

Besonders die neutrophilen Granulozyten und Makrophagen sind die wichtigsten Vertreter der unspezifischen Abwehr, welche Fremdkörper bzw. eingedrungene Mikroorganismen als fremd erkennen und diese in einem als Phagozytose bezeichneten Prozess in sich aufnehmen und anschließend verdauen. Im Folgenden sollen die Prozesse, die während der Phagozytose bzw. des Verdauens der aufgenommenen Erreger detaillierter betrachtet werden.

In den meisten Fällen werden die eingedrungenen Mikroorganismen auch vom spezifischen Immunsystem erkannt, was zur Bildung von Antikörpern (Ak) führt, die wiederum an diese Erreger binden. Die mit Ak markierten Erreger können dann von Makrophagen und Granulozyten besser erkannt und aufgenommen werden. Dies führt zu einer gesteigerten Phagozytoserate, einhergehend mit einer zusätzlichen Aktivierung der Makrophagen bzw. neutrophilen Granulozyten. Durch die Aufnahme der Ak-markierten Mikroorganismen kommt es in den phagozytischen Zellen zur Bildung verschiedener Enzyme wie Lysozym und Lactoferrin, welche die bakteriellen Proteine angreifen. Die Aktivierung weiterer Enzyme führt zur Freisetzung von reaktiven Sauerstoffspezies (ROS) in spezifischen Vesikeln (Lysosomen) der Phagozyten (■ Tab. 16.2). Nach der Aufnahme kommt es zur Verschmelzung der erregertragenden Vesikel (Phagosomen) mit den enzym- und radikalgeladenen Lysosomen, was letztlich zum Abtöten der Erreger führt (■ Abb. 16.1).

Dieser auch als oxidativer Burst bezeichnete Prozess der Freisetzung von ROS durch Makrophagen und neutrophile Granulozyten stellt einen wesentlichen Teil der unspezifischen Abwehr dar. Zentrales Molekül in diesem Abwehrmechanismus ist das Enzym NADPH-Oxidase, welches in der Lage ist, aus den Ausgangsstoffen Sauerstoff und NADPH große Mengen an Superoxid-Radikalen $\cdot O_2^-$ zu generieren. Das hochreaktive $\cdot O_2^-$ stellt wiederum den Startpunkt für die Produktion anderer ROS dar. So

■ Tab. 16.2 Überblick über die wichtigsten Aktivitäten aktivierter Phagozyten	
Effekte in aktivierten Phagozyten	**Freigesetzte Substanzen**
Ansäuerung	$H^+ \rightarrow pH < 4$
Freisetzung reaktiver Sauerstoff-Spezies (ROS)	Wasserstoffperoxid H_2O_2, Superoxid $\cdot O_2^-$, Hydroxylradikal HO, Singulett-Sauerstoff $^1O_2$
Freisetzung reaktiver Stickstoff-Spezies (RNS)	Stickstoffmonooxid NO
Induktion von Enzymaktivitäten	Lysozym, Lactoferrin
	NADPH-Oxidase (NOX), Superoxid-Dismutase (SOD), Myeloperoxidase (MPO)

wird durch eine vom Enzym Superoxid-Dismutase katalysierte Disproportionierung Wasserstoffperoxid gebildet, welches als relativ stabiles ROS wiederum Ausgangsstoff für zahlreiche Folgereaktionen dient. Sowohl bei der Fenton-Reaktion (H_2O_2 reagiert mit Fe^{2+}-Ionen) als auch bei der katalytischen Zersetzung des H_2O_2 entsteht das Hydroxylradikal OH, welches aufgrund seiner hohen Reaktivität in der Lage ist, zahlreiche Biomoleküle zu zerstören und somit den Abbau der Erreger voranzutreiben. Weiterhin bildet das Enzym Myeloperoxidase (MPO) aus H_2O_2 und Sauerstoffradikalen sowie Chloridionen große Mengen Hypochloridionen (ClO-), die wiederum in der Lage sind, bakterielle Bestandteile zu oxidieren (■ Abb. 16.2).

Somit sind Makrophagen wie auch neutrophile Granulozyten in der Lage, durch die endogene Bildung von reaktiven Spezies wie Wasserstoffperoxid oder Hydroxylradikalen die aufgenommenen Mikroorganismen zu eliminieren. In aktivierten Makrophagen und neutrophilen Granulozyten kann der MPO-Gehalt bis zu 5 % der Gesamtzellproteinmenge ausmachen. Hierbei ist noch anzumerken, dass die aktivierten Phagolysosomen ebenfalls die notwendigen Enzyme wie Katalase oder Superoxid-Dismutase besitzen, um die phagosomalen Inhalte nach dem Abtöten der Erreger wieder abzubauen.

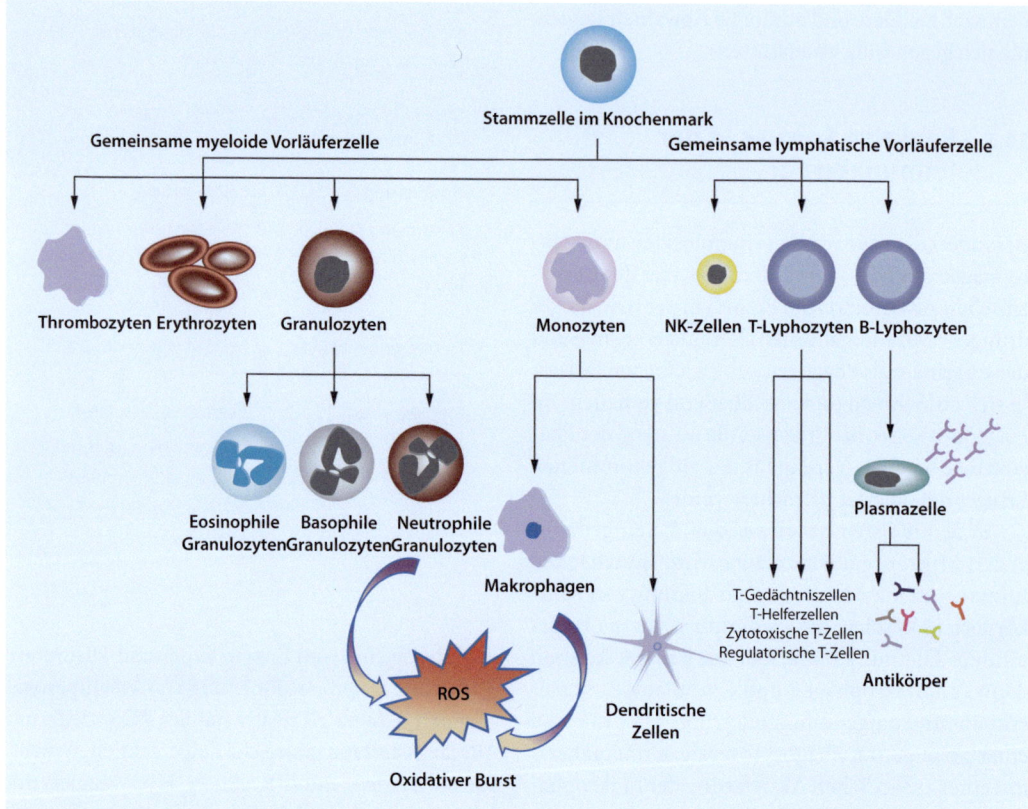

Abb. 16.1   Darstellung des Immunzellstammbaums. Alle Immunzellen leiten sich beim Menschen von Stammzellen des Knochenmarks ab. Nach der Aufspaltung in die lymphatische Linie (spezifische Immunzellen) und in die myeloide Linie (unspezifische Immunzellen) folgen weitere Aufspaltungen und Spezialisierungen. Besonders die neutrophilen Granulozyten und die Makrophagen sind in der Lage, reaktive Sauerstoffspezies (ROS) zur Abwehr von Mikroorganismen freizusetzen – ein Prozess der als oxidativer Burst bezeichnet wird

16.4   Plasmamedizin, kalte Plasmen und Immunzellen

Betrachtet man das Repertoire an reaktiven Sauerstoffspezies der Phagozyten, so fällt auf, dass diese ROS mit denjenigen identisch sind, die auch in der Plasmamedizin als biologisch aktive Plasmakomponenten identifiziert wurden (Arjunan u. Clyne 2011; Tresp et al. 2013a, b). So ist es nicht erstaunlich, dass eine Plasmabehandlung von Mikroorganismen bakterizid wirkt, da neben den anderen Plasmabestandteilen wie UV-Strahlung und elektrischen Feldern auch ROS wie Hydroxylradikal HO·und H_2O_2 in relevanten Mengen gebildet werden, die zusammen mit einer Ansäuerung das Abtöten der Erreger

bewirken (Arjunan u. Clyne 2011; von Woedtke et al. 2004). Andererseits konnte gezeigt werden, dass auch in humanen Immunzellen Wasserstoffperoxid eine zentrale Rolle in der Vermittlung der Plasmawirkung spielt – auch wenn neben H_2O_2 weitere ROS identifiziert werden konnten, deren Aktivität nicht durch Katalase reduziert wurde (Bekeschus et al. 2014). Weiterhin wurde festgestellt, dass nicht alle Immunzellen vergleichbare Sensitivitäten gegenüber einer Behandlung mit kaltem Plasma aufweisen. Hierbei zeigt sich, dass besonders die Lymphozyten eine niedrige Toleranzgrenze aufwiesen, während Makrophagen bspw. eine längere Plasmabehandlung unbeschadet überstanden (Bundscherer et al. 2013). Dabei wurde festgestellt, dass prinzipiell die gleichen

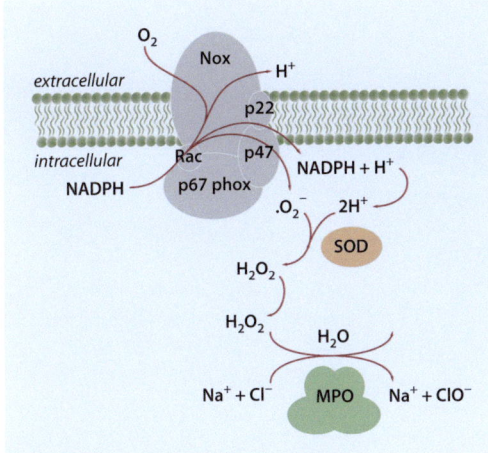

Abb. 16.2 Darstellung der Generierung reaktiver Spezies in Phagozyten durch Redox-Enzyme. Hauptquellen für reaktive Sauerstoffspezies sind die Enzyme NADPH Oxidase (NOX), Superoxid-Dismutase (SOD) sowie die Myeloperoxidase (MPO), welche in der Lage sind (ausgehend vom Sauerstoff O_2 und NADPH), die ROS O_2^- sowie H_2O_2 und letztlich ClO^- zu bilden – allesamt hochreaktive Agenzien, welche Biomoleküle zerstören können

> Kalte Plasmen enthalten biologisch aktive Komponenten – meist reaktive Sauerstoffspezies (ROS), die auch in natürlichen Prozessen wie der Immunabwehr eine wesentliche Rolle spielen. Daher können kalte Plasmen zur Unterstützung dieser Immunprozesse eingesetzt werden.

Weiterhin wurde beobachtet, dass längere Plasmabehandlungen zur Induktion des programmierten Zelltods (Apoptose) führen. In Abhängigkeit von der Behandlungszeit kam es zum Überschreiten der jeweiligen Toleranzschwelle für reaktive Spezies, was zu erhöhtem oxidativen Stress führte, infolgedessen zahlreiche apoptotische Signalwege aktiviert wurden (Bundscherer et al. 2015). Im Rahmen der Plasmabehandlung kam es sowohl in Immunzellen als auch Hautzellen oder Fibroblasten zur Freisetzung zahlreicher Zytokine und Wachstumsfaktoren (Barton et al. 2013). Neben einer gewissen Selektivität des kalten Plasmas gegenüber den verschiedenen Zelltypen könnte Plasma indirekt durch die Freisetzung von Botenstoffen zu einem Immunmodulator werden. Aber auch die vom Plasma generierten und lokal wirkenden ROS könnten als Chemoattraktant wirken und somit Immunzellen zum Ort der Behandlung führen (Niethammer et al. 2009) bzw. eine Stimulation von Hautzellen bewirken (Loo et al. 2012). Besonders diese lokale und kurzzeitige Wirkung kalter Plasmen könnte für seine mögliche Anwendung als Immunmodulator in Zukunft interessant werden.

Ein weiterer Aspekt der plasmainduzierten Apoptose von Zellen könnte zukünftig in der Krebsbehandlung eine Rolle spielen. Es konnte bereits vielfach gezeigt werden, dass mithilfe kalter Plasmen Tumorzellen in die Apoptose getrieben werden können (Georgescu u. Lupu 2010; Kalghatgi et al. 2011). Weiterführende Ideen wollen diese Art der Krebsbehandlung mit einer Immunstimulation begleiten. Im Sinn des „Immunogenen Zelltodes" sollen Phagozyten mit den plasmabehandelten Tumorzellen in Kontakt gebracht werden, um anschließend als aktivierte Immunzellen im Körper verbliebene Tumorreste bekämpfen zu können (Kaushik et al. 2016). Auch diese Art der plasmabasierten Immunmodulation sollte zukünftig intensiver beforscht werden.

intrazellulären Signalwege aktiviert wurden – jedoch in einem unterschiedlichen Ausmaß bzw. nach verschieden langen Plasmabehandlungszeiten. Ferner konnte gezeigt werden, dass Adhäsionsmoleküle wie L-selectin, ICAM-1 und LFA-1alpha durch eine Plasmabehandlung von Lymphozyten herunterreguliert wurden (Haertel et al. 2012), was ebenfalls zu einer Immunmodulation durch kaltes Plasma führt. Dagegen konnte nur in den Monozyten die Aktivierung von Heatshock-Proteinen nachgewiesen werden – ein Schutzmechanismus der in Lymphozyten komplett fehlte (Bundscherer et al. 2013). Vergleicht man diese Ergebnisse wiederum mit den aus der Immunologie bekannten Fakten zur Funktion der Zellen, so lässt sich erkennen, dass die Zellen, welche selbst über eine endogene ROS-Produktion verfügen, auch robuster auf eine Behandlung mit kaltem Plasma reagierten. Somit lässt sich festhalten, dass kalte Plasmen die Funktion des Immunsystems im Rahmen der Bekämpfung von Mikroorganismen im Sinn der Produktion von ROS unterstützen bzw. nachahmen. Daher sollte zukünftig weiter untersucht werden, ob kaltes Plasma zur Unterstützung eines krankheitsbedingt vermindert aktiven Immunsystems eingesetzt werden könnte.

Literatur

Arjunan KP, Clyne AM (2011) Hydroxyl Radical and Hydrogen Peroxide are Primarily Responsible for Dielectric Barrier Discharge Plasma-Induced Angiogenesis. Plasma Processes and Polymers 8: 1154–1164

Barton A, Hasse S, Bundscherer L, Masur K (2013) Growth factors and cytokines are regulated by non-thermal atmospheric pressure plasma. 5th Central Europ Symp on Plasma Chemistry, Balatonalmádi, Hungary

Bekeschus S, Kolata J, Winterbourn C, Kramer A, Turner R, Weltmann KD, Bröker B, Masur K (2014) Hydrogen peroxide: A central player in physical plasma-induced oxidative stress in human blood cells. Free Radic Res 48(5): 542–549

Bundscherer L, Wende K, Ottmüller K, Barton K, Barton A, Schmidt A, Bekeschus S, Hasse S, Weltmann KD, Masur K, Lindequist U (2013) Impact of non-thermal plasma treatment on MAPK signaling pathways of human immune cell lines. Immunobiology 218: 1248–1255

Bundscherer L, Nagel S, Hasse S, Tresp H, Wende K, Walther R, Reuter S, Weltmann KD, Masur K, Lindequist U (2015) Non-thermal plasma treatment induces MAPK signaling in human monocytes. Open Chemistry 13: 606–613

Georgescu N, Lupu AR (2010) Tumoral and Normal Cells Treatment With High-Voltage Pulsed Cold Atmospheric Plasma Jets: Ieee Transactions on Plasma Science 38: 1949–1955

Haertel B, Volkmann F, von Woedtke T, Lindequist U (2012) Differential sensitivity of lymphocyte subpopulations to non-thermal atmospheric-pressure plasma. Immunobiology 217: 628–633

Kalghatgi S, Kelly C, Cerchar E, Azizkhan-Clifford J (2011) Selectivity of Non-Thermal Atmospheric-Pressure Microsecond-Pulsed Dielectric Barrier Discharge Plasma Induced Apoptosis in Tumor Cells over Healthy Cells. Plasma Med 1 (3-4): 249–263

Kaushik NK, Kaushik N, Min B, Choi BM, Choi KH, Hong YJ, Miller V, Fridmann A, Choi EH (2016) Cytotoxic macrophage-released tumour necrosis factor-alpha (TNF-α) as a killing mechanism for cancer cell death after cold plasma activation. J Phys D Appl Phys 49(8): 084001

Loo AEK, Wong YT, Ho R, Wasser M, Du T, Ng WT, Halliwell B (2012) Effects of hydrogen peroxide on wound healing in mice in relation to oxidative damage. PLoS ONE 7(11): e49215

Niethammer P, Grabher C, Look AT, Mitchision TJ (2009) A tissue-scale gradient of hydrogen peroxide mediates rapid wound detection in zebrafish. Nature 459: 996–999

Tresp H, Hammer MU, Weltmann KD, Reuter S (2013a) Effects of Atmosphere Composition and Liquid Type on Plasma-Generated Reactive Species in Biologically Relevant Solutions. Plasma Med 3(1-2): 45–55

Tresp H, Hammer MU, Winter J, Weltmann KD, Reuter S (2013b) Quantitative detection of plasma-generated radicals in liquids by electron paramagnetic resonance spectroscopy. J Phys D Appl Phys 46(43): 435401

von Woedtke T, Haese K, Heinze J, Oloff C, Stieber M, Jülich WD (2004) Sporicidal efficacy of hydrogen peroxide aerosol. Pharmazie 59 (3):207– 211(5)v

Praktische Hinweise

Hans-Robert Metelmann

Wer sich dazu entschließt, physikalisches Plasma in das Behandlungsspektrum für seine Patientinnen und Patienten aufzunehmen, stößt auf einige praktische und sehr konkrete Fragen, die in der Sektion IV angesprochen werden sollen. ▶ Kap. 17 widmet sich der Frage, wie und wo man eine postgraduale Weiterbildung für klinische Plasmamedizin erhalten kann. ▶ Kap. 18 betrachtet die Abrechnungsaspekte plasmamedizinischer Leistungen. Für ▶ Kap. 19 sind die Hersteller von Plasmamedizingeräten[1], deren Entwicklung auf eigenen wissenschaftlichen Arbeiten beruht, eingeladen worden, ihre Produkte den interessierten und potenziellen Anwendern selbst vorzustellen

---

1   ▶ Kap. 19 ist nicht als Anzeige zu verstehen und die Autoren haben für ihre Beitragsmöglichkeit auch keine finanziellen oder ähnlichen Leistungen erbracht.

Qualitätsmanagement durch postgraduale Weiterbildung

Stefan Hammes, Hans-Robert Metelmann, Ulrich Westermann

Das Kapitel stammt modifiziert aus Metelmann et al. (2013); mit frdl. Genehmigung der Herausgeber.

© Springer-Verlag Berlin Heidelberg 2016
H.-R. Metelmann, T. von Woedtke, K.-D. Weltmann (Hrsg.), *Plasmamedizin*,
DOI 10.1007/978-3-662-52645-3_17

17.1   Qualitätsstandards

In der Ästhetischen Medizin und auch bei ihren Lasereingriffen und Plasmabehandlungen gibt es bis heute keine evidenzbasierten Prozeduren, weil es angesichts der Subjektivität der Behandlungsergebnisse schwierig ist, die Behandlungsziele eindeutig festzulegen. Vieles hängt hier von den Erwartungen der Patienten und von ihrer Akzeptanz der erreichten Resultate ab.

Vor diesem Hintergrund ist es auch schwierig, Qualitätsstandards aus Behandlungsergebnissen abzuleiten. Die Qualitätssicherung muss sich vielmehr eher dem Behandlungsprozess widmen. Das größte Behandlungsrisiko für den Patienten (Greve u. Raulin 2002), so hat die nationale Kommission für Prävention iatrogener Schäden in der Ästhetischen Medizin 2007 in ihrem Bericht an den Präsidenten des Deutschen Bundesrates festgestellt, liegt in der Kompetenz des Operateurs.

Kompetenz des Operateurs

- Gründliche Kenntnisse in Laser-/ Plasmabiologie, Laser-/Plasmaphysik und Laser-/Plasmatechnologie
- Erfahrungen in der klinischen Differenzialdiagnostik und Differenzialindikation der Ästhetischen Medizin
- Beherrschung von Risiken, Nebenwirkungen und Komplikationen
- Technisch-manuelle Versiertheit
- Verständnis für ethische Fragen in der Ästhetischen Medizin
- Solide Interdisziplinarität, um in diesem Querschnittgebiet mit Anteilen aus der Dermatologie, Mund-Kiefer-Gesichtschirurgie, Hals-Nasen-Ohren-Heilkunde und Plastischen Chirurgie über die eigenen Fachgrenzen hinausblicken zu können
- Kluge Auswahl geeigneter Patientinnen und Patienten
- Sichere Beherrschung des Infektionsschutzes

Qualitätsstandards stehen im Mittelpunkt der Qualitätssicherung, zu der eine gute ärztliche Ausbildung mit einem strukturiertem Programm beitragen kann. Zu den Anforderungen an das Programm gehören eine gleichgewichtige Orientierung in der beruflichen Praxis und in der Forschung, industrielle Unabhängigkeit, ein internationales Kollegium von Hochschullehrern und klinischen Experten und nicht zuletzt ein Studienabschluss mit einem universitären Grad, der u. a. gegenüber Sachverständigen, Gutachtern, Versicherungen, Gerichten und nicht zuletzt den Patienten Kompetenz ausweist.

Derzeit ist nur ein einziges Weiterbildungsstudium bekannt, das sich an diesen Standards orientiert, das Diploma in Aesthetic Laser Medicine, das von der Universität Greifswald 1999 aufgelegt worden ist, akademisch anerkannt vom Wissenschaftsministerium des Landes Mecklenburg-Vorpommern und dessen erfolgreicher Abschluss sichtbar ist in dem Grad D.A.L.M.

Unter den Standards des Ausbildungsprogramms sind zwei von besonderer Bedeutung:

Zum einen ist das Studienprogramm so multidisziplinär angelegt wie die Aufgabenstellung in der Ästhetischen Medizin. ◘ Abb. 17.1 zeigt eine Patientin mit einem komplexen Behandlungskonzept, zu dem eine lasermedizinische Glättung periobraler und periorbitaler Falten genauso dazugehört wie die plastisch-chirurgische Anhebung kaudal verlagerter Weichgewebe des Gesichts, z. B. einer Ptosis des malaren Fettkörpers mit seinen Folgen für das Oberflächenrelief des Gesichtes. Eine lasermedizinische Betrachtung der Patienten allein könnte ihren Wunsch nicht erfüllen, nämlich eine erhebliche Verjüngung ihres Gesichtes (Metelmann et al. 2011).

Zum anderen ist der zweite wichtige Standard die Wissenschaftsorientierung der Ausbildung. ◘ Abb. 17.2 illustriert eine klinisch-experimentelle Untersuchung zum intraindividuellen Vergleich verschiedener Nachbehandlungsverfahren von Hautläsionen nach CO_2-Lasereinwirkung. Die Abbildungen zeigen, dass eine Salbenbehandlung auf Betulinbasis unter ästhetischen Aspekten besonders gute Spätergebnisse erzielt (Metelmann et al. 2010). Der Einsatz von Plasma könnte das Ergebnis zusätzlich günstig beeinflussen. Die Interpretation solcher Versuchsreihen ist für Ärztinnen und Ärzte, die lasermedizinisch tätig sind, wichtig, um ihre Teilhabe am Fortschritt der Medizin zu sichern.

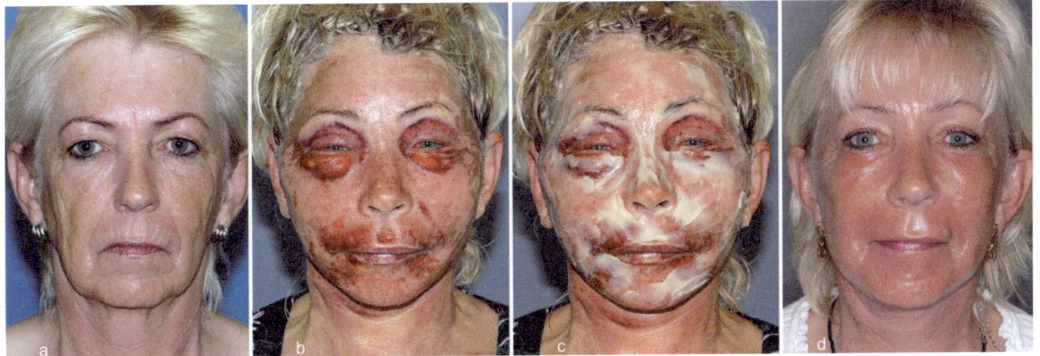

◼ **Abb. 17.1** Exemplarische Patientin und typische Behandlungsaufgabe mit Kombination von Facelifting und Laserskinresurfacing. **a** Ausgangsbefund, **b** Bild am 3. postoperativen Tag, **c** Reepithelisierung durch das Auftragen von Betulin, **d** Befund 4 Wochen postoperativ. (Aus Metelmann et al. 2011)

Tag 1 Imlan Creme Pur	Tag 7	Tag 14	Tag 28	Woche 10
Comfeel Plus				
unbehandelte Kontrolle				

1 cm

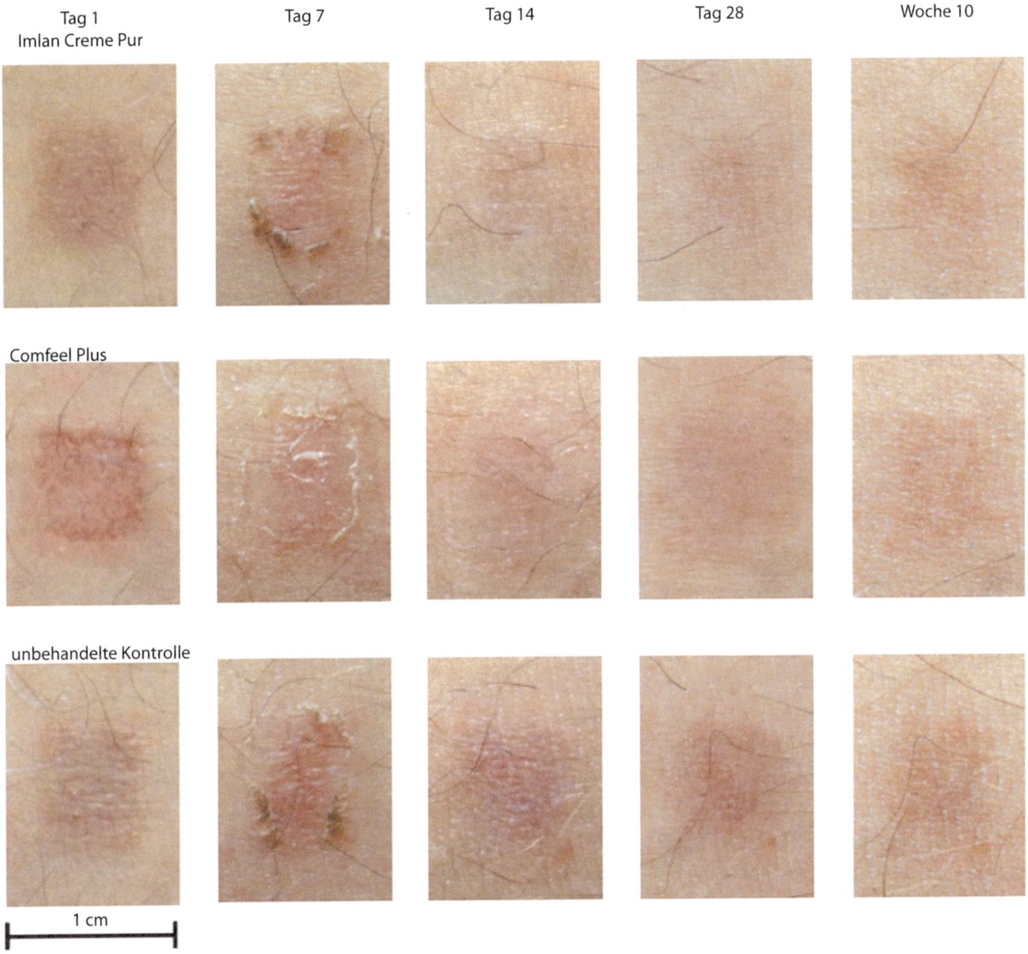

◼ **Abb. 17.2** Intraindividuelle, mehrwöchige Verlaufsreihen nach einer experimentellen CO_2-Laser-Läsion. Dargestellt wird das Abheilen der Hautläsion ohne Nachbehandlung (*untere Reihe*), der heilungsfördernde klinische Effekt einer Betulinemulsion (*obere Reihe*) und eines Folienverbands (*mittlere Reihe*). (Aus Metelmann et al. 2011)

17.2   Diploma in Aesthetic Laser Medicine

Der Weiterbildungsstudiengang Ästhetische Laser-medizin ist ein fachliches Vertiefungsprogramm, das Ärztinnen und Ärzten offensteht, die bereits über vertiefte Kenntnisse und Fähigkeiten in der Dermatologie, MKG-Chirurgie, HNO-Heilkunde oder Plastischen Chirurgie verfügen und über einen entsprechenden Facharztstatus.

Das Studienprogramm ist vorrangig ausgerichtet auf die berufliche Praxis der Ästhetischen Laser-/Plasmamedizin, also auf die speziellen Aspekte einer lasertechnisch-assistierten Medizin bei ästhetischen Indikationen, ggf. unter Einbeziehung der Plasmaapplikation. In der Ausbildung geht es um die grundlegenden Prinzipien der Laser-/Plasmatechnologie, der Laser-/Plasmabiologie, der Laser-/Plasmaphysik und der Laser-/Plasmasicherheit in Praxis, Klinik und Forschung. Nicht zuletzt gehört neben dem medizinischen Vertiefungsstudium auch die Beschäftigung mit rechtlichen und betriebswirtschaftlichen Aspekten, mit dem Praxismanagement und dem Marketing zum Studieninhalt, und es geht auch um ein ganz umfassendes Verständnis von Werten und Sinnhaftigkeit der Ästhetischen Medizin aus Sicht der Geistes-, Gesellschafts- und Kulturwissenschaften. Die inhaltlichen Studienleistungen sind in einem interdisziplinären Gegenstandskatalog unter Federführung der Deutschen Dermatologischen Lasergesellschaft festgelegt worden, der für die Lehrveranstaltungen und die Abschlussprüfung die Grundlage bildet. Durch die Hinzunahme weiterer Energieformen wird vorgeschlagen, das Studienprogramm unter den Titel Diploma in Aesthetic Laser/Light/Plasma Medicine zu erweitern, kurz D.A.L.M.

Das Kollegium der Dozenten, Lehrbeauftragte der Universität Greifswald, verbindet in einem multidisziplinären Netzwerk (Samuelsson 2003) Experten aus Deutschland, der Schweiz und Österreich, die campusunabhängig, also auch in ihren eigenen Einrichtungen, den Studierenden zur Verfügung stehen.

In Hammes (2011) wurde die Effektivität des Konzepts unter dem Aspekt der Qualitätssicherung in der Ästhetischen Medizin untersucht. Auf der Grundlage der Aussagen hat das Studienprogramm

heute eine Ordnung aus der Kombination von seminaristischen Übungen (Dies academicus), praktischen Kursen (Hospitationen), Übersichtsvorlesungen und Konferenzen (Studium generale) sowie einer Abschlussprüfung (Examen), zu der eine diplomäquivalente schriftliche Leistung, ein Plenarvortrag und ein mündliches Kolloquium gehören (Hammes 2011).

17.2.1 Dies academicus

Die grundlegenden Vorlesungen des Studiengangs finden im allmonatlichen Dies academicus statt, regelmäßig an jedem letzten Sonnabend eines Monats und das ganze Jahr hindurch als Jour fixe. Der Dies academicus hat die Form eines ganztägigen Seminars unter wechselnder Beteiligung aller Dozenten und jeweils in der Einrichtung des federführenden Kollegiumsmitglieds, also nacheinander an wechselnden Orten. Auf diese Weise lernen die Studierenden vor Ort und nicht zuletzt in der Struktur einer jeweiligen Klinik oder Praxis die differenzierte Lehrmeinung des Dozenten kennen. Ziel des Dies-academicus-Programms ist die Vermittlung vertiefter Kenntnisse, auch in seminaristischer Form und mit Beiträgen vonseiten der Studierenden. Zur Vorbereitung auf den Dies wird der Themenschwerpunkt bekanntgegeben und dazu die Liste der behandelten Punkte im Gegenstandskatalog. Die erfolgreiche Teilnahme am Dies academicus setzt auch die Lösung abschließender Klausurfragen voraus und wird bescheinigt mit einem Testat. Ein vollständiges Studienprogramm umfasst 8 Dies-academicus-Testate, die in ihrer Gesamtheit alle Bereiche des Gegenstandskatalogs abdecken.

17.2.2 Hospitation

Die grundlegenden Praktika im Studium werden mit den individuell gestalteten und zu verabredenden Hospitationen angeboten, die in den jeweiligen Praxen oder Kliniken der Dozenten durchgeführt werden. Zum Ausbildungsprogramm gehören hier das Beobachten, die Assistenz, das selbstständige Durchführen unter Hilfestellung und zuletzt das selbstständige Durchführen von lasermedizinischen Behandlungen unter Supervision. Ziel der Hospitationen ist es, die Kenntnisse, die im Diesacademicus-Programm vermittelt werden, mit den praktischen Fertigkeiten der Behandlung zu verbinden. Die erfolgreiche Teilnahme wird durch einen OP-Katalog individuellen Umfangs und ein Abschlusstestat ausgewiesen. Zum vollständigen Studienprogramm gehören 8 Hospitationstestate, die alle Bereiche des Gegenstandskatalogs abdecken.

17.2.3 Studium generale

Das Selbststudium erfolgt durch Teilnahme an weiteren Lehrveranstaltungen, fachwissenschaftlichen und technischen Konferenzen und Fortbildungen außerhalb des regulären Studienprogramms. Es dient zu Beginn auch einer allgemeinen Orientierung in der Lasermedizin. Ziel des Studium generale ist es insgesamt, gerade auch durch Teilnahme an wissenschaftlichen Konferenzen, einen Einblick in die Forschungsthemen der Lasermedizin und einen Überblick über die Entwicklungsrichtungen zu gewinnen. Zum vollständigen Studienprogramm gehören die Nachweise von 5 Konferenzteilnahmen, ausgestellt von den wissenschaftlichen Fachgesellschaften oder von Dozenten im Kollegium des Weiterbildungsstudiengangs.

17.2.4 Examen

Nach vollständiger Absolvierung des Weiterbildungsprogramms erfolgt die Anmeldung zur Abschlussprüfung. Die Abschlussprüfung findet regelmäßig an der Universität Greifswald statt, parallel zu den medizinischen und zahnmedizinischen Staatsexamina. Zur Prüfungsleistung gehören als diplomäquivalente Leistung eine wissenschaftlich fundierte Epikrise über 3 Behandlungsfälle der Studierenden aus eigener lasermedizinischer Tätigkeit, ein Plenarvortrag mit Falldarstellung im Rahmen des März-Dies-academicus oder September-Diesacademicus und eine öffentliche mündliche Prüfung bei gleicher Gelegenheit. Nach erfolgreicher Prüfung

erhalten die Absolventen den universitären Grad D.A.L.M. und die entsprechende urkundliche Bestätigung, ausgestellt vom Rektor der Universität Greifswald und vom Dekan der Medizinischen Fakultät.

17.2.5 Individualisierung des Curriculums

Entscheidende Voraussetzung für die Verleihung des Diploma in Aesthetic Laser Medicine ist der Nachweis guter Kenntnisse und Fähigkeiten auf dem Gebiet der Ästhetischen Lasermedizin. Dieser Nachweis erfolgt durch die universitäre Prüfung. Von untergeordneter Bedeutung ist dabei der Weg, auf den die Kenntnisse und Fähigkeiten erworben worden sind und wie ihn der Studiengang in seinem Curriculum anbietet. Das Curriculum kann deshalb flexibilisiert werden.

Diese Individualisierung soll der Heterogenität der Studierenden und ihrem unterschiedlichen Kenntnisstand bei Eintritt in das Studium entgegenkommen. Eine Reihe von Studiengangteilnehmern verfügt bereits über umfangreiche eigene Anwendungserfahrung und vertiefte Kenntnisse. Andere Studiengangteilnehmer nehmen regelmäßig teil an Informationsveranstaltungen und Übungskursen auf hohem Niveau, die außerhalb des Laserstudiums der Universität Greifswald angeboten werden. Diesen Studierenden wird nach einem Studienberatungsgespräch und auf der Grundlage eines schriftlichen Beschlusses der Universität Greifswald ein Teil der üblichen Studienanforderungen (8 Dies-academicus-Testate, 8 Hospitations-Testate, 5 Testate zum Studium generale) erlassen.

17.2.6 Studienorganisation

Voraussetzung zur Teilnahme am Weiterbildungsstudium ist die Einschreibung als Gasthörer in der Universität Greifswald. Berechtigt zur Einschreibung in den Studiengang sind Ärztinnen und Ärzte mit Facharztanerkennung oder nahezu Facharztreife in Gebieten mit Bezug zur Ästhetischen Medizin. Die Teilnahme an den Veranstaltungen ist gebührenpflichtig. Informationen zum Studiengang, z. B.

die aktuellen Lehrpläne und das Kollegium der Dozenten, sind auf der Homepage der Universität Greifswald ersichtlich oder direkt unter http://www.laserstudium.eu.

17.3   Diploma in Aesthetics and Laser Medicine

Ausbildungsprogramme sind dynamisch, sie müssen sich in ihrer Ordnung auf neue medizinische und didaktische Erkenntnisse einstellen, wie es Hammes (2011) auch zur Entwicklung des D.A.L.M. gefordert hat. Dieser Prozess soll nicht zu einer inhaltlich irrelevanten Umsortierung des Diploma-Curriculums in ein Bachelor-Master-System führen, sondern Strukturen schaffen für die weitere Entwicklung der Ästhetischen Medizin in Berufspraxis und Wissenschaft.

Die Intention dieser Weiterentwicklung des D.A.L.M.-Programms besteht darin, die Maßnahmen der Ästhetischen Medizin außerhalb der lasergestützten Prozeduren noch stärker zum Ausbildungsgegenstand zu machen, dafür auch die Expertise der American Academy of Cosmetic Surgery als interdisziplinären wissenschaftlichen Dachverband der Vereinigten Staaten zu nutzen und nicht zuletzt aus dem internationalen Potenzial eigene Forschungs- und Publikationstätigkeiten der Studierenden zum Teil des Curriculums zu machen.

Im Zuge der Planungen für ein gemeinsames Masterprogramm der Universität Greifswald und der Universität von Birmingham/Alabama (USA) in Verbindung mit der American Academy of Cosmetic Surgery ist das Konzept für einen binationalen Weiterbildungsstudiengang entstanden, der die Aspekte der Ästhetischen Medizin über die eigentliche Lasermedizin hinaus stärker im Curriculum vertritt.

Das Curriculum wird ergänzt mit einem Zusatzprogramm für Ärztinnen und Ärzte, die bereits das D.A.L.M. oder das Board Certificate der American Academy of Cosmetic Surgery erworben haben. Zum Studienprogramm gehört die Teilnahme an 8 Dies-academicus-Veranstaltungen in der Funktion als Seminarleiter oder Lecturer und mit Themen, die in der Ästhetischen Medizin außerhalb der eigentlichen Lasermedizin liegen. Statt einer weiteren Abschlussprüfung wird zuletzt eine Master-äquivalente These vorgelegt. eine kumulative Arbeit, die 3 eigene Publikationen zum ästhetisch-medizinischen Thema in peer-reviewed Journals enthält.

17.4   Zusammenfassung

- Der Weiterbildungsstudiengang Diploma in Aesthetic Laser Medicine ist ein Beitrag zur Qualitätssicherung der Behandlungsstandards in der Ästhetischen Medizin und insbesondere Laser- und Plasmamedizin.
- Das Curriculum ist zugänglich für Fachärzte aus dem gesamten Querschnittsgebiet der ästhetisch orientierten Disziplinen.
- Die Intention des Curriculums ist die Vermittlung von vertieften Kenntnissen und Fähigkeiten mit sowohl berufspraktischer als auch wissenschaftlicher Orientierung und auf dem Boden eines postgradualen Universitätsstudiums. Durch Einbeziehung eines internationalen Netzwerks von Dozenten wird die akademisch typische Vielfalt der Lehrmeinungen und beruflichen Erfahrungen eingefangen.
- Am Ende des Studiums steht eine dreigliedrige Abschlussprüfung, die bei erfolgreichem Bestehen zum universitären Grad D.A.L.M. führt.
- Die zukünftige Entwicklung des D.A.L.M.-Programmes wird die Ästhetische Medizin in ihren Aufgaben und Möglichkeiten über die Laser- und Plasmamedizin hinaus noch stärker in den Blick nehmen und eigene Forschungsleistungen der Absolventinnen und Absolventen anregen.

Literatur

Greve B, Raulin C (2002) Professional errors caused by laser and IPL technology in dermatology and aesthetic medicine. Prevention strategies and case studies. Dermatol Surg 28(2): 156–161

Hammes S (2011) Qualitätssicherung in der ästhetischen Medizin durch universitäre Weiterbildung: Diploma in Aesthetic Laser Medicine. Springer, Heidelberg

Metelmann HR, Podmelle F, Müller-Debus C (2010) Imlan® Creme Pur in der Hautregeneration nach Laserskin Resurfacing. Kosmetische Medizin 6: 30–36

Metelmann HR, Podmelle F, Müller-Debus C, Funk W, Westermann U, Hammes S (2011) Ästhetische Lasermedizin.
MKG-Chirurg 4(1): 47–58

Metelmann HR, Waite P, Podmelle F, Westermann U, Hammes
S (2013) Qualitätsstandards in der Ästhetischen Medizin.
In: Raulin C, Karsai S (Hrsg) Lasertherapie der Haut, 1. Aufl.
Springer, Berlin, S 407–412

SamuelssonB (2003) Borderless Biotech: Europe's First Meta-
Region Taking Shape. Euro Biotech News3(2): 22–25

Abrechnungsaspekte

Stefan Hammes, Hans-Robert Metelmann

Das Kapitel stammt modifiziert aus Metelmann u. Hammes (2015).

© Springer-Verlag Berlin Heidelberg 2016
H.-R. Metelmann, T. von Woedtke, K.-D. Weltmann (Hrsg.), *Plasmamedizin*,
DOI 10.1007/978-3-662-52645-3_18

18.1   Allgemeines

Kernbotschaften

- Die Abrechnung von Plasmaleistungen ist im EBM, der GOÄ und der GOZ zurzeit unzureichend geregelt.
- Im EBM gibt es keine expliziten Abrechnungsmöglichkeiten.
- In der GOÄ und der GOZ können prinzipiell Plasmaleistungen abgebildet werden, jedoch zumeist nur über den Umweg der Analogberechnung.

Die Abrechnung von Plasmaleistungen ist sowohl im EBM als auch in der GOÄ/GOZ nur unzureichend geregelt. Das liegt beim EBM an den Bestrebungen, vermeintlich teure Plasmabehandlungen nicht zu erstatten, bei der GOÄ an der Tatsache, dass zum Zeitpunkt der Definition der gültigen Abrechnungsziffern die Plasmatherapie noch gar nicht verfügbar war.

Trotzdem gibt es in der GOÄ/GOZ einige Ziffern, die – geschickt angewendet – die meisten Plasmabehandlungen abbilden können. Im Folgenden werden, nach EBM/GOÄ/GOZ getrennt, Abrechnungskonzepte vorgestellt, die in der Praxis zur Anwendung kommen können.

18.2   EBM

Es gibt im EBM-Bereich mit Stand 2016 keine Abrechnungsmöglichkeiten für Plasmabehandlungen. Bei medizinisch indizierten Plasmaanwendungen sind prinzipiell die Ziffern der kleinen operativen Eingriffe ansetzbar (10340, 10341, 10342). Diese sind jedoch so niedrig bewertet, dass sie in den meisten Fällen wirtschaftlich nicht tragfähig sind.

18.3   GOÄ

In der GOÄ gibt es einige Laserziffern, mit denen sich im Sinne von Analogabrechnungen Plasmabehandlungen abbilden lassen. Im Allgemeinen werden die Abrechnungen von den privaten Krankenversicherungen akzeptiert. Wenn jedoch eine rein ästhetische Indikation vorliegt, muss der Patient darauf hingewiesen werden, dass ein Erstattungsanspruch nicht besteht und er die Kosten selbst tragen muss. Eine Abrechnung nach GOÄ ist darüber hinaus bei gesetzlich versicherten Selbstzahlerpatienten notwendig.

18.3.1   Laserziffern der GOÄ

In ◘ Tab. 18.1 sind zunächst die Laserziffern aus der GOÄ abgebildet. Anschließend folgt eine Interpretation des Ansetzbarkeit und abschließend eine Anleitung zur Analogabrechnung der Plasmaleistungen mit diesen Laserziffern.

Die GOÄ mit Stand 2015 ist schon seit vielen Jahren nicht aktualisiert worden und bildet die aktuelle Technikentwicklung nicht mehr ab. Daher ist oft das Ausweichen auf analoge Abrechnungspositionen gemäß § 6 Abs. 2 GOÄ notwendig.

Nachfolgend ein Zitat aus (Pieritz 2005), dass die wesentlichen Aspekte zusammenfasst:

» „Für die Lasertherapie von Teleangiektasien, Warzen und anderen Hautveränderungen (mit der Ausnahme von melanozytären Nävi und aktinischen Präkanzerosen) wurden je nach Ausdehnung der zu behandelnden Fläche die analogen Gebührenpositionen Nummer 2440 GOÄ (bis zu 7 cm²), Nummer 2885 GOÄ (größer 7 cm² bis zu 21 cm²) oder 2886 GOÄ (größer als 21 cm²) herangezogen. Dabei ist es nicht entscheidend, wie viele der genannten Hautveränderungen und mit welchem Laser-Verfahren behandelt wird, sondern wie groß die Ausdehnung der Fläche insgesamt ist. Werden beispielsweise in einer Sitzung Warzen mit einer Ausdehnung von circa 18 cm² sowie Teleangiektasien mit einer Ausdehnung von 4 cm² per Laser behandelt, so ist einmal die analoge Nummer 2886 GOÄ berechnungsfähig.

» Die gewählte Abgrenzung durch die Ausdehnung verdeutlicht, dass die analogen Nummern 2440, 2885 und 2886 GOÄ für die Behandlung in einer Sitzung nicht nebeneinander berechnungsfähig sind.

◻ Tab. 18.1 Ansetzbare GOÄ-Ziffern für Lasereingriffe

GOÄ-Ziffer	Legende
2440	Operative Entfernung, Naevus flammeus, je Sitzung
2885	Entfernung, kleine Blutadergeschwulst
2886	Entfernung, große Blutadergeschwulst

» Die Berechnung der analogen Nummern 2440, 2885 und 2886 GOÄ ist auf dreimal im Behandlungsfall begrenzt. (Der Behandlungsfall gilt für die Behandlung derselben Erkrankung im Zeitraum eines Monats nach der ersten Inanspruchnahme des Arztes.) Werden beispielsweise bei vier Sitzungen innerhalb eines Monats Warzen, Teleangiektasien und Fibrome jeweils mit einer Ausdehnung von mehr als 21 cm² mittels Lasertherapie behandelt, kann hierfür dreimal die Nummer 2886 GOÄ (insgesamt 8310 Punkte) analog angesetzt werden. Die vierte Behandlung kann weder analog nach der Nummer 2440 GOÄ noch nach Nummer 2885 GOÄ berechnet werden. Der zusätzliche Zeitaufwand für die vierte Behandlung kann über eine angemessene Erhöhung des Faktors der berechneten Nummer 2886 GOÄ erfolgen. Ein Überschreiten der Punktzahl von 8310 Punkten im Behandlungsfall durch andere Kombinationen der genannten analogen Gebührenpositionen erscheint bei horizontalem Abgleich innerhalb der GOÄ nicht sachgerecht."

Nach Golfier (2010) soll hier zum Ausdruck gebracht werden, dass die Laserbehandlung von melanozytären Naevi nicht zum Leistungsinhalt gehört (dies wäre zudem ein ärztlicher Kunstfehler).

Aus gebührenrechtlicher Sicht können die Zuschläge nach den Nummern 441 und 444 GOÄ ausschließlich neben der Nummer 2440 GOÄ angesetzt werden, weil nur die Nummer 2440 GOÄ im abschließenden Katalog zuschlagsfähiger Gebührenpositionen der Präambel zu Abschnitt C VIII der GOÄ aufgeführt ist (Pieritz 2005).

Gelegentlich wird zur Vereinfachung der Preiskommunikation mit dem Patienten der Wunsch geäußert, „handliche" Preise zu verwenden, z. B. Vielfache von 10 oder 25 €. Eine Pauschalabrechnung ist laut GOÄ zwar nicht erlaubt, es ist aber durch Modulation der Steigerungsfaktoren recht einfach, aus den Ziffern 2440, 2885, 2886 zur Planung passende Eurobeträge zu generieren. So ist etwa die 2885 beim Steigerungsfaktor 1,0 mit 64,70 € bewertet. Um einen Rechnungsbetrag von 100 € zu generieren, verwendet man (den mit Dreisatz ermittelten) Steigerungsfaktor 1,5456. Dies ist laut GOÄ statthaft und führt zu klaren Preisangaben. Analog können die anderen Ziffern modifiziert werden. Zu achten ist hierbei auf den erlaubten Spielraum der Faktoren, im Allgemeinen zwischen 1,0 und 3,5 und die oben erwähnte maximale Häufigkeit der Ansetzbarkeit im Behandlungsfall. Mit diesem Verfahren können fast beliebige Preise abgebildet werden.

Bei chirurgisch ablativen oder semiablativen Laserverfahren können prinzipiell auch die Exzisionsziffern 2403 oder 2404 ein- oder mehrfach abgerechnet werden, da die Laseranwendung als eine spezielle Art des Schneidens angesehen werden kann. Ein Beispiel ist die Laserablation von dermalen, nichtpigmentierten Naevi, die alternativ konventionell chirurgisch entfernt werden würden. Hier kann pro Naevus analog die Ziffer 2404 angesetzt werden. Bei kleinen Ablationen, bspw. seborrhoischen Keratosen kann pro Läsion analog die Ziffer 2403 angesetzt werden.

Hinzu kommen optionale supportive Ziffern, die bei Erbringung angesetzt werden können wie die Auflichtmikroskopie (750), die Lokalanästhesie (490, 491), die (Kaltluft-)Kühlung während der Behandlung (740), die Kontaktkühlung nach der Behandlung (530), sowie das Auftragen von antiphlogistischen Externa (209).

Es ist zu hoffen, dass in der bereits lange geplanten und mit Stand 2016 noch nicht umgesetzten Reform der GOÄ die Laserleistungen differenzierter und praxisnäher abgebildet werden.

18.3.2 Analogabrechnung von Plasmabehandlungen

Leistungen der Plasmamedizin können im Rahmen einer Analogabrechnung mit den flächenhaften Laserziffern aus ▶ Abschn. 18.3.1 abgebildet werden. Hierbei sind die Abrechnungseinschränkungen ebenfalls zu beachten. Ein Problem besteht in der nur dreimaligen Ansetzbarkeit der Ziffern im Behandlungsfall (Monat). Üblicherweise wird die Plasmabehandlung in kürzeren Intervallen eingesetzt. Hier bleibt dann nur das Ausweichen auf Beratungsziffern, wie 1+5 oder 3+5 an den Tagen, an denen eine Analogziffer nicht ansetzbar ist. Inwieweit die finanzielle Bewertung dieser Ziffern die Kosten der Plasmabehandlung abdeckt, hängt sehr von der Größe der zu behandelnden Fläche und damit vom Zeit- und Materialbedarf ab.

Für plasmamedizinische Leistungen in der Zahnmedizin übernehmen private und auch gesetzliche Krankenversicherungen auf Antrag mit zunehmender Häufigkeit die Kosten. Voraussetzung ist nach gesammelten Erfahrungen von Anwendern ein genehmigter Kostenvoranschlag. Die Beantragung sollte eine wissenschaftliche Stellungnahme enthalten, aus der hervorgeht, warum Kaltplasma in diesem Fall eine besonders gute Behandlungsmöglichkeit darstellt. Geeignete Literaturstellen dafür sind in den entsprechenden Kapiteln des Buches enthalten.

Am leichtesten fällt den Kassen eine Kostenübernahme, wenn eine Analogleistung zu lasermedizinischen Behandlungen erkennbar ist. Die Gebührenordnung für Zahnärzte sieht den Zuschlag für die Anwendung eines Lasers (GOZ Nr. 0120) vor u. a. für die Aufbereitung eines Wurzelkanals (GOZ Nr. 2410), für Gingivoplastiken (GOZ Nr. 4080), offene Kürettagen (GOZ Nr. 4100), Schleimhauttransplantationen (GOZ Nr. 4130) und bei der Gewinnung von Bindegewebe (GOZ Nr. 4133). Die Begründung für die plasmamedizinische Analoganwendung ist in allen Fällen die breite Dekontaminationswirkung von physikalischem Plasma auch gegen resistente Erreger, zusätzlich kann auf die gesteigerte Geweberegeneration unter Kaltplasma hingewiesen werden.

18.4   GOZ

Für plasmamedizinische Leistungen in der Zahnmedizin übernehmen private und auch gesetzliche Krankenversicherungen auf Antrag mit zunehmender Häufigkeit die Kosten. Voraussetzung ist nach gesammelten Erfahrungen von Anwendern ein genehmigter Kostenvoranschlag. Die Beantragung

sollte eine wissenschaftliche Stellungnahme enthalten, aus der hervorgeht, warum Kaltplasma in diesem Fall eine besonders gute Behandlungsmöglichkeit darstellt. Geeignete Literaturstellen dafür sind in den entsprechenden Kapiteln des Buches enthalten.

Am leichtesten fällt den Kassen eine Kostenübernahme, wenn eine Analogleistung zu lasermedizinischen Behandlungen erkennbar ist. Die Gebührenordnung für Zahnärzte sieht den Zuschlag für die Anwendung eines Lasers (GOZ Nr. 0120) u. a. für die Aufbereitung eines Wurzelkanals (GOZ Nr. 2410), für Gingivoplastiken (GOZ Nr. 4080), offene Kürettagen (GOZ Nr. 4100), Schleimhauttransplantationen (GOZ Nr. 4130) und bei der Gewinnung von Bindegewebe (GOZ Nr. 4133) vor. Die Begründung für die plasmamedizinische Analoganwendung ist in allen Fällen die breite Dekontaminationswirkung von physikalischem Plasma auch gegen resistente Erreger, zusätzlich kann auf die gesteigerte Geweberegeneration unter Kaltplasma hingewiesen werden.

18.5   Zusammenfassung

Im EBM gibt es keine Ziffern, mit denen eine Abbildung von Plasmabehandlungen möglich ist.

In der GOÄ besteht die Möglichkeit der Analogabrechnung von Plasmabehandlungen mittels Laserziffern. Der Modulation der Steigerungsfaktoren kommt eine entscheidende Bedeutung zu und erlaubt die Generierung von „handlichen" Rechnungsbeträgen. Abrechnungsausschlüsse und Maximalzahlen der Ansetzbarkeit sind zu beachten.

In der GOZ besteht ebenfalls die Möglichkeit der Analogabrechnung, teilweise sogar differenzierter als in der GOÄ.

Literatur

Golfier A (2010) Vermeidung unnötiger Abrechnungskonflikte. Dtsch Arztebl 107(51–52): A-2592/B-2252/C–2208
Metelmann HR, Hammes S (2015) Lasermedizin in der Ästhetischen Chirurgie. Springer, Heidelberg, S 227–230
Pieritz A (2005) Dermatologische Lasertherapie. Dtsch Arztebl 102(31–32): A-2188/B-1848/C–1748

Plasmamedizingeräte auf dem deutschen Markt

Renate Schönebeck, Dirk Wandke

© Springer-Verlag Berlin Heidelberg 2016
H.-R. Metelmann, T. von Woedtke, K.-D. Weltmann (Hrsg.), *Plasmamedizin*,
DOI 10.1007/978-3-662-52645-3_19

19.1   kINPen MED®

Renate Schönebeck

19.1.1 Argon-Plasmajet kINPen® MED der Firma neoplas-tools GmbH

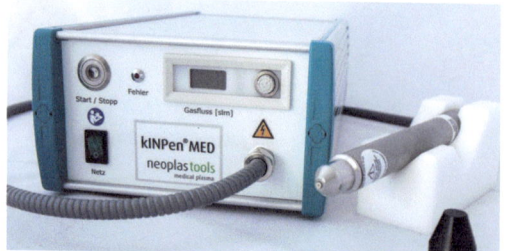

Der kINPen® MED ist eine kalte Atmosphären-druck-Argon-Plasmaquelle zur oberflächlichen Behandlung schlecht heilender Wunden und erregerbedingter Erkrankungen der menschlichen Haut. Plasma ist ein ionisiertes Gas. Der kINPen® MED generiert sog. kaltes physikalisches Plasma, das gegen Mikroorganismen wie Bakterien, Viren oder Pilze, inklusive multiresistente Erreger, sicher wirkt und die Wundheilung initial beschleunigt.

Über das Gerät

Die Plasmaquelle kINPen® MED besteht aus einem Betriebsgerät und einem fest verbundenen Handgerät zur Erzeugung eines Plasmajets (◘ Abb. 19.1).

Sie erzeugt durch einen Hochfrequenzgenerator (1 MHz) mithilfe einer Edelstahlelektrode im Inneren einer Keramikkapillare eine hohe elektrische Spannung (2–3 kV). Dabei wird die Keramikkapillare vom Betriebsgas Argon durchströmt. Durch HF-Entladung wird das zwischen den Elektroden hindurchströmende Gas in ein physikalisches Plasma umgewandelt und durch den Gasvorschub als Jet aus dem Gerät getragen. Näheres zum Jetprinzip ist ▶ Kap. 1 zu entnehmen.

Bei der Behandlung wird der Plasmajet mit einem durch einen Abstandshalter definierten Abstand über das zu behandelnde Hautareal geführt. Hierfür sind die zu behandelnden Hautbereiche möglichst gleichmäßig mit moderater Geschwindigkeit von etwa 5 mm/s zu überstreichen.

Das Wirkfeld des Plasmas umfasst beim kINPen® MED in etwa 1 cm². Die Intensität der Behandlung wird über die Behandlungszeit gesteuert und sollte um die 30–60 s/cm² je Behandlungsfeld betragen, um die bestmögliche Wirkung zu erzielen.

Die nutzbaren Effekte ergeben sich aus dem im Plasma entstehenden „Cocktail" angeregter Gasspezies wie einer geringen Bestrahlung im UV-Lichtbereich, einem elektromagnetischen Feld, einer

◘ **Abb. 19.1**   Grundgerät mit Handgerät, Ablagevorrichtung und Schutzkappe

kurzfristigen Temperaturerhöhung und dem Entstehen freier Radikale. Dabei werden diese physikalischen Effekte, die im Einzelnen in der Medizin bereits zu therapeutischen Zwecken eingesetzt werden, synergistisch kombiniert. Es entsteht eine antimikrobielle, antimykotische bzw. antivirale und die Zellproliferation fördernde Wirkung an der vom Jet getroffenen Hautoberfläche. Die wissenschaftlichen Grundlagen der Plasmawirkung sind in ▶ Kap. 2 dieses Buches vertieft dargestellt.

Das Plasma wird unmittelbar am Ort der Anwendung erzeugt und stabil erhalten. Es kann schnell, variabel und berührungslos sowohl auf Flächen wirken als auch, bedingt durch das Jetverfahren, in selbst kleinste Kavitäten eindringen, welche für die Behandlung mit Antiseptika nur schwer oder gar nicht zu erreichen sind.

Das Gerät ist einfach zu bedienen, es verfügt lediglich über einen Netzschalter und eine Ein-/Aus-Taste zur Freigabe des Gasflusses sowie eine Fehleranzeige über ein Display. Seine Verwendung ist daher gut durch den behandelnden Arzt delegierbar. Die Anwenderzufriedenheit ist hoch, da mit dem Handstück die zu behandelnde Fläche exakt zu behandeln ist und die Führung des Handstücks der eines Skalpells ähnelt.

Auch die Zufriedenheit und Compliance der Patienten ist hoch. Überwiegend sind sehr schnell positive Veränderungen der behandelten Fläche zu beobachten, was insbesondere bei Patienten, die oft ein jahrelanges schmerzhaftes Martyrium ohne Besserungen durch andere Methoden hinter sich haben, sehr motivierend ist. Die Behandlung selbst ist nicht, in einigen Fällen sehr wenig schmerzhaft. Teilweise lässt Dauerschmerz nach der Behandlung erheblich nach oder verschwindet ganz. Patienten mit juckenden Hauterscheinungen berichten von einem

19

Rückgang oder kompletten Wegfall des Juckreizes, z. T. trat dieser bereits nach der ersten Behandlung nicht mehr auf.

▪▪ Dekontamination mit dem kINPen® MED

Trotz der Verfügbarkeit von hocheffizienten Antiseptika, Antibiotika und einer Vielzahl von Behandlungsmethoden stellt die erfolgreiche Heilung chronischer Wunden weiterhin ein erhebliches Problem für Patienten und das Gesundheitssystem gleichermaßen dar. Dabei ist v.a. problematisch, dass

a. chronische Wunden sehr häufig mit z. T. antibiotikaresistenten Mikroorganismen besiedelt sind, welche die Wundheilung verlangsamen oder stoppen und
b. die Wunden ein schwach entzündliches Profil aufweisen, welches einen negativen Einfluss auf die Teilung von Hautzellen und auf den Wundverschluss allgemein ausübt.

Die klinischen und vorklinischen Daten der vergangenen Jahre zeigen, dass die Behandlung mit dem kINPen® MED eine Verbesserung der Wundheilung nach erfolgreicher Dekontamination bewirken kann.

Daeschlein et al. (2012, 2014) haben in In-vitro-Untersuchungen mit dem Vorläufermodell des kINPen® MED, dem Plasmajet kINPen 09, die Inaktivierung von 105 untersuchten Wundkeimen (11 verschiedene Spezies) belegt.

In einer vergleichenden Studie zur Wirkung von Plasma auf Hautzellen haben Wende et al. (2014) nachgewiesen, dass der kINPen 09 und der als Medizinprodukt zugelassene kINPen® MED die gleiche Effektstärke aufweisen.

Schließlich wiesen Daeschlein et al. (2012) in einer weiteren Untersuchung ex vivo an 13 verschiedenen Spezies, darunter alle relevanten Multiresistenten, deren Abtötung oder schwere Schädigung durch physikalisches Plasma nach.

▪▪ Beschleunigung der Wundheilung mit dem kINPen® MED

Zunächst fanden Kramer et al. (2013) in vitro eine erhöhte Proliferationsrate durch Plasma bei unmittelbar nach der Entnahme behandelten menschlichen Zellen gegenüber der unbehandelten Kontrolle. Daneben beobachteten sie bei vier Hunden und zwei Katzen, die aufgrund chronischer Wunden und partiell nach Versagen verschiedener anderer Therapien mit dem kINPen 09 behandelt wurden, die Remission der chronischen Wunden nach 3–24 Wochen. Die Plasmabehandlung erfolgte teilweise additiv zur Behandlung mit Antiseptika und wurde im Schnitt 2-mal wöchentlich angewandt. Sie resümierten, dass Plasmabehandlung die Wundheilung unterstützt.

Barton et al. (2013) stellten schließlich fest, dass die Behandlung mit Plasma zu einer erhöhten Produktion der für die Wundheilung wichtigen Wachstumsfaktoren für die Gefäßneubildung und von Immunhormonen für die Kommunikation mit Zellen des Immunsystems führt.

Diese und weitere Ergebnisse von Untersuchungen zur Wirkung von physikalischem Plasma auf Zellen führte dazu, im Tierversuch systematisch die Beschleunigung der Wundheilung nachzuweisen. Es gibt jedoch keine Tiermodelle mit chronifizierten Wunden, daher ist eine verbesserte Heilung in vivo schlecht oder kaum zu untersuchen. In einem Modell ist es jedoch gelungen, die Wundheilung am Ohr von haarlosen Mäusen zu verlangsamen (Barker et al. 1994). Auf dieser Basis wurde Ende 2014 am Leibniz-Institut für Plasmaforschung und Technologie (INP) in Kooperation mit der Universitätsmedizin Rostock (Abteilung Experimentelle Chirurgie) eine Tierstudie mit 77 Mäusen begonnen, dessen Zielstellung es ist, Effekte der Plasmabehandlung auf die Wundheilung zu untersuchen. Die Behandlungen erfolgten punktuell auf der Wundfläche, die im Mittel $0,5 \text{ cm}^2$ ($\pm 0,2 \text{ cm}^2$) groß ist. Vorläufige Ergebnisse zeigen, dass nach 14 Tagen die Wundfläche am Ohr in mit Plasma behandelten (3 s) Mäusen etwa 40 % kleiner ist als im Vergleich zur unbehandelten Kontrolle. Die Beendigung der Studie und die Veröffentlichung der Ergebnisse sind für 2016 geplant.

Erfolgreich behandelte Indikationen

Die Zweckbestimmung des kINPen® MED im Rahmen der derzeitigen Zulassung ist die Behandlung von chronischen Wunden und erregerbedingten Erkrankungen der Haut und der Hautanhangsgebilde (◘ Tab. 19.1).

▣ Tab. 19.1 Erfolgreich getestete Einsatzmöglichkeiten des kINPen® MED im Rahmen der derzeitigen Zulassung	
Indikation	**Bisherige Therapie**
Ulzera jeglicher Genese	
Acne vulgaris	Vielfältig, z. T. sehr langwierig
Rosazea + Rhinophym (häufige entzündliche Rötung und knollenförmige gerötete Verdickung der Nase)	Kosmetik, in schweren Fällen Antibiotika, OP-Laserbehandlung
Herpes genitalis rezidivans und alle anderen Herpes	Aciclovir, Resistenzentwicklung
Ekzem/Lichen simplex chronicus/Prur (stark juckende chronische Hauterscheinung)	Kortison
Verrucaee, Warzen	Verschiedene Therapien wie Kryotherapie, Laser, Schneiden etc.
Tinea pedis, Fußpilz, Nagelpilz (oft sehr hartnäckig)	Behandlung mit Cremes und Tabletten (Nebenwirkungen)
Mollusken	Vielfältige Therapien, bei Kindern oft unter Narkose
Nahtdehiszenzen	
Pilzinfektionen des Gaumens	

19.2   PlasmaDerm®

Dirk Wandke

19.2.1 PlasmaDerm® – Einfach und effektiv in Wundheilungsförderung und Keimreduktion

Bereits seit vielen Jahren ist die Anwendung von physikalischen Plasmen unter Atmosphärendruck im Bereich der Chirurgie bei der Gewebetrennung und Gefäßverödung im täglichen Einsatz etabliert (Zenker 2008). Bei bestimmungsgemäßem Einsatz

können entsprechende Medizinprodukte als medizinisch unbedenklich eingestuft werden. Meist basieren diese Geräte auf dem Prinzip des Plasmajets, d. h., den Geräten wird ein Edelgas zugeführt, welches nach Zündung des Plasmas aus einer Düse herausgetrieben wird und punktförmig auf der zu behandelnden Stelle auftrifft. Diese Punktförmigkeit jedoch limitiert die Geräte in der Anwendung für flächenhafte Behandlungen, wie sie z. B. in der Wundversorgung meist vom Anwender benötigt wird.

Unter anderem aus diesem Grund ist mit der PlasmaDerm®-Technologie eine Applikationsform entwickelt worden, welche einerseits eine großflächige Behandlung ermöglicht, andererseits durch die flexible Ausgestaltung eine Anpassung an jedmögliche Topologie des Behandlungsareals erreicht werden kann.

Mit der modernen PlasmaDerm®-Technologie wird es erstmals möglich, die zur Plasmagenerierung benötigte Hochspannung sicher und effektiv über hautnahe Bereiche zu applizieren. Dabei sind Behandlungsareale von mehreren zehn Quadratzentimetern möglich. Ein weiterer Vorteil der PlasmaDerm®-Technologie besteht in dem Verzicht auf eine zusätzliche Gaszufuhr, da das Plasma direkt aus der Umgebungsluft gebildet wird. Außerdem wird dadurch das Einsatzgebiet um den ambulanten Bereich erhöht, da der Austausch oder der Transport von Gasflaschen entfällt.

Für PlasmaDerm®, das als Medizinprodukt der Klasse IIa eingestuft ist, sowie die dazugehörigen Elektroden wird die Konformität an die EU Richtlinie 93/42/EWG erklärt.

19.2.2 Gerätetechnik

Die Erzeugung des Plasmas bei der PlasmaDerm®-Technologie basiert auf dem Konzept der dielektrisch behinderten Entladung. Hierbei wird das Plasma zwischen zwei Elektroden unter Atmosphärendruck erzeugt, wobei mindestens eine der zwei Elektroden durch ein dielektrisch wirkendes Material vollständig abgedeckt ist. Dieses dient u. a. zur Limitierung des Leitungs- und Stromflusses. ▣ Abb. 19.2 beschreibt dieses Verfahren schematisch.

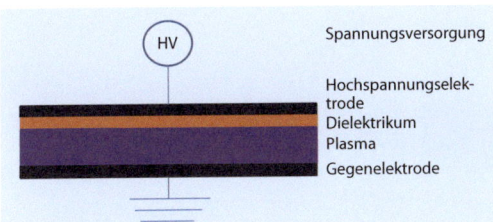

Abb. 19.2 Schematische Darstellung einer dielektrisch behinderten Entladung

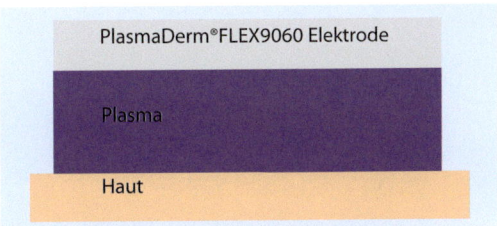

Abb. 19.3 Schematische Darstellung PlasmaDerm® auf der Hautoberfläche

Bei der PlasmaDerm®-Technologie fungiert die zu behandelnde Haut- oder Wundoberfläche als Gegenelektrode. Dies hat den Vorteil, dass das Plasma direkt auf der zu behandelnden Oberfläche geniert wird bzw. auftrifft. Illustriert wird dies in Abb. 19.3.

Das Gerät PlasmaDerm® besteht aus einer etwa laptopgroßen Steuereinheit in Kombination mit einem Handgerät, welches einen Durchmesser von ca. 2 cm und eine Länge von ca. 20 cm besitzt. Am Ende des Handgeräts befindet sich die Aufnahme für steril verpackte und zur Einmalverwendung vorgesehene Elektrode. Eine einfache Handhabung und ein mobiler Einsatz ist durch Realisierung einer Ein-Knopf-Technik gewährleistet. Zur Inbetriebnahme ist lediglich eine übliche Spannungsversorgung von 100–240 V notwendig. Eine Absaugeinrichtung für plasmagenerierte Gasspezies ist bei bestimmungsgemäßem Gebrauch nicht notwendig, da nur geringe, weit unter den Richtwerten geforderte Mengen an Ozon freigesetzt werden. Nach dem Einschalten des PlasmaDerm®-Geräts und dem Aufsetzen der steril verpackten Einwegelektrode kann die Behandlung beginnen.

Durch das Einwegdesign der Elektrode besteht keine Gefahr einer Kreuzkontamination – zeitaufwendige und kostenintensive Sterilisationsverfahren entfallen.

Nach einer fest vorgegeben Zeit von 90 s wird die Plasmaerzeugung vom Gerät automatisch abgeschaltet. Eine weitere Behandlung ist nach erneuter Betätigung des Knopfes möglich. Weitere gerätetechnische Besonderheiten sind nicht zu berücksichtigen. Abb. 19.4a zeigt die PlasmaDerm®-Steuereinheit und das Handgerät. In Abb. 19.4b ist die flexible PlasmaDerm®-Elektrode dargestellt.

19.2.3 Mode of Action

Das durch PlasmaDerm® erzeugte kalte Plasma verdankt seine Wirksamkeit der Kombination eines therapeutisch relevanten elektrischen Feldes, einer geringen Bestrahlung im nützlichen UV-A- und UV-B-Wellenlängenbereich und aktivierten Gasteilchen (Molekülen) aus der Umgebungsluft. Damit vereinigt PlasmaDerm® erstmalig synergistisch eine Vielzahl gut beschriebener, therapeutisch wirksamer Komponenten in einem Gerät.

Das elektrische Feld der PlasmaDerm®-Therapie beruht auf einem hochfrequent gepulsten Wechselstrom. Im Gegensatz zum medizinisch häufig eingesetzten Gleichstrom sorgt das auf Wechselstrom basierende elektrische Feld für eine Tiefenstimulation der behandelten Haut- bzw. Wundfläche. Diese Tiefenstimulation wirkt nachhaltig und spiegelt sich in einer gesteigerten Mikrozirkulation im behandelten Hautareal wieder. Die Anregung der Mikrozirkulation bewirkt eine verbesserte Versorgung der Wunde mit Sauerstoff und Nährstoffen – die Wundheilungskräfte des Körpers werden aktiviert.

Topisch wirkt PlasmaDerm® zuverlässig keimabtötend und ist selbst gegen multiresistente Problemkeime, wie z. B. den methicillinresistenten Staphylococcus aureus (MRSA) effektiv.

In Abb. 19.5 wird schematisch der Mode of Action dargestellt.

19.2.4 Anwendung und Therapieempfehlung

Die nichtinvasive PlasmaDerm®-Therapie ist als Arbeitsschritt während des Verbandwechsels optimal

a
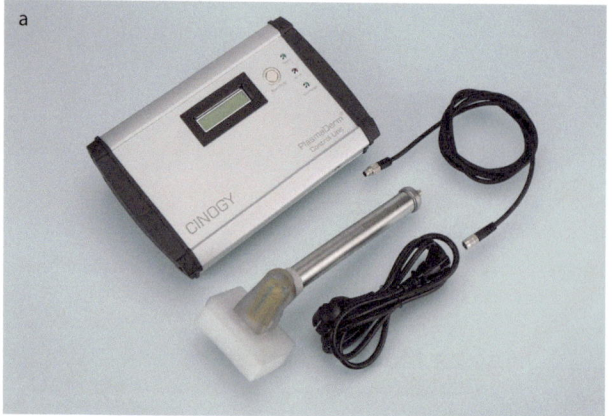

b
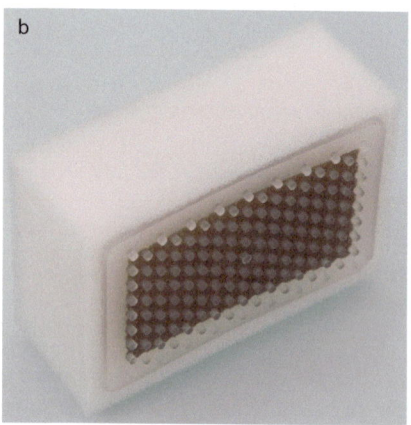

▪ **Abb. 19.4**   **a** PlasmaDerm®-Steuereinheit und das Handgerät, **b** PlasmaDerm®-FLEX9060-Elektrode

integrierbar. Die Ein-Knopf-Technik ermöglicht eine problemlose Bedienbarkeit. Aufgrund des breiten Wirkspektrums ist die Therapie in allen Phasen der Wundheilung indiziert.

Durch Aufsetzen der PlasmaDerm®-Elektrode auf die zu versorgende Haut- oder Wundoberfläche wird das zu behandelnde Areal mit „kaltem" Plasma behandelt. Je nach Größe kann zwischen den verschiedenen Varianten der PlasmaDerm®-Elektrode ausgewählt werden, um eine gleichmäßige und simultane Behandlung der gesamten Fläche innerhalb eines Behandlungsintervalls zu gewährleisten. Als Indiz für eine bestimmungsgemäße Plasmagenerierung ist ein charakteristisches Entladungsgeräusch zu hören. Um optimale Ergebnisse zu erzielen, sollte die PlasmaDerm®-Therapie 2- bis 3-mal wöchentlich über einen Zeitraum von 2–3 Wochen erfolgen. Im Einzelfall und je nach Indikation kann die Therapie auch verlängert oder mehrfach wöchentlich angewendet werden. Die Durchführung ist einfach und zeitsparend. Die empfohlene Dauer beträgt 90 s pro cm² Hautoberfläche. Durch Optimierung der technischen Einstellungen ist PlasmaDerm® mittels Ein-Knopf-Technik zu bedienen. Nach erfolgter Einweisung kann die PlasmaDerm®-Therapie dank des bewusst einfach gehaltenen und z. T. automatisierten Bedienungskonzepts auch von Pflegepersonal durchgeführt werden.

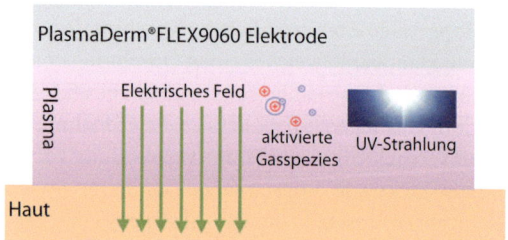

▪ **Abb. 19.5**   Schematische Darstellung des Mode of Action für PlasmaDerm®

Es bedarf keiner zusätzlichen Hygienemaßnahmen, außer der Desinfektion des Handstücks und der Steuereinheit mithilfe eines desinfektionsmittelhaltigen Wischtuchs. Die Geräte der PlasmaDerm®-Familie sind mit einem sterilen Abstandhalter oder der flexiblen Elektrode zu benutzen, der nach jeder Behandlung verworfen werden muss (Einmalprodukt).

▪ Abb. 19.6 zeigt die einfache Anwendung der PlasmaDerm®-Therapie.

19.2.5 Indikationen

Primäre Indikationen zur PlasmaDerm®-Therapie sind chronische Wundheilungsstörungen wie venöse und arterielle Ulzerationen, Dekubitalgeschwüre oder das diabetische Fußsyndrom. Die

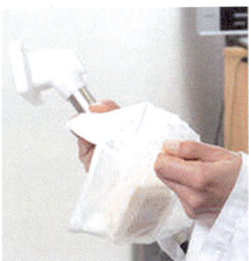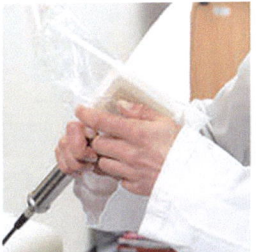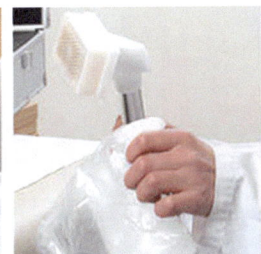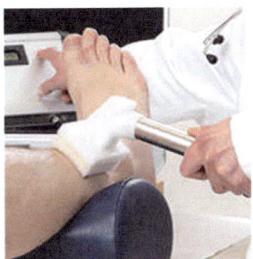

Abb. 19.6 Einfache Anwendung: Die PlasmaDerm®FLEX9060 Elektrode auspacken, auf das Handgerät aufstecken, die Elektrode auf die zu behandelnden Hautfläche auflegen und mittels Ein-Knopf-Technik die 90 s Behandlung starten

Tiefenstimulation des elektrischen Feldes und die damit verbundene Anregung der Mikrozirkulation resultieren in einer verbesserten Versorgung des Wundgewebes mit Sauerstoff und Nährstoffen. Im Wundbett sorgen die topisch wirkenden Plasmakomponenten für eine zuverlässige Reduzierung angesiedelter Keime. Die Kombination aus tiefenwirksamer Stimulation der Mikrozirkulation und topischer Keimreduktion aktiviert u. a. die natürlichen Wundheilungskräfte des Körpers, die in der chronischen Wunde zum Erliegen gekommen sind. Darüber hinaus kann die heilungsfördernde PlasmaDerm®-Therapie auch bei Wundheilungsstörungen anderer Genese, wie z. B. schlecht heilender OP-Wunden eingesetzt werden.

19.2.6 Anwendungssicherheit

Durch die Geräte der PlasmaDerm®-Familie wird ein gewebeverträgliches Plasma mit Gastemperaturen auf Körpertemperaturniveau auf der Haut- bzw. Behandlungsoberfläche erzeugt. ◘ Abb. 19.7 zeigt die Generierung eines gewebetolerablen Plasmas auf einer Fingeroberfläche.

Im Rahmen des Konformitätsbewertungsverfahrens sind sämtliche Gefährdungspotenziale identifiziert, alle erforderlichen Untersuchungen zur Patienten- und Anwendersicherheit erfolgt und mittels eines Risikomanagementverfahrens bewertet worden. Dabei wurde und wird sich an national und international gültigen Normen und Vorgaben sowie an dem neuesten Stand der Forschung orientiert.

Mit der Erklärung der Konformität an die EU-Richtlinie 93/42/EWG gewährleistet die CINOGY GmbH für die Produktfamilie PlasmaDerm® höchste Sicherheitsansprüche für Patient und Anwender. Abgerundet wird die Sicherheit durch ein implementiertes, vollständiges Qualitätsmanagementsystem nach DIN EN ISO 13485, welches von der Entwicklung über die Produktion bis zum Service alle Zyklen der Produkte abdeckt.

19.2.7 Studienlage

In verschiedenen In-vitro- und In-vivo-Untersuchungen wurden die antimikrobiellen Eigenschaften unter Beweis gestellt. Es konnte weiterhin gezeigt werden, dass die Behandlungen mit gewebetolerablen physikalischen Plasmen problemlos vertragen werden (Daeschlein et al. 2012a, b; Rajasekaran et al. 2011). In vitro wurde nachweislich die potente Wirksamkeit gegen alle relevanten Haut- und Wundkeime sowie klinisch relevante Pilzerreger gezeigt (Daeschlein et al. 2012b, 2009). Auch unter In-vivo-Bedingungen im Einsatz gegen multiresistente Erreger zeigten sich keine klinisch relevanten Unterschiede der Wirksamkeit im Vergleich zu deren nicht multiresistenten Varianten (Daeschlein et al. 2012c, 2013).

Durch die Universitätsmedizin Göttingen wurde in einer randomisierten, zweiarmigen, kontrollierten klinischen Prüfung nach DIN EN ISO 14155 die Sicherheit für Patient und Anwender, die antimikrobielle Wirksamkeit an chronischen Ulkuswunden und die Praktikabilität nachgewiesen (Daeschlein et al. 2013; Emmert et al. 2013a, b).

Weitere, noch nicht publizierte Studien und der Einsatz in der täglichen Praxis bestätigen diese Ergebnisse.

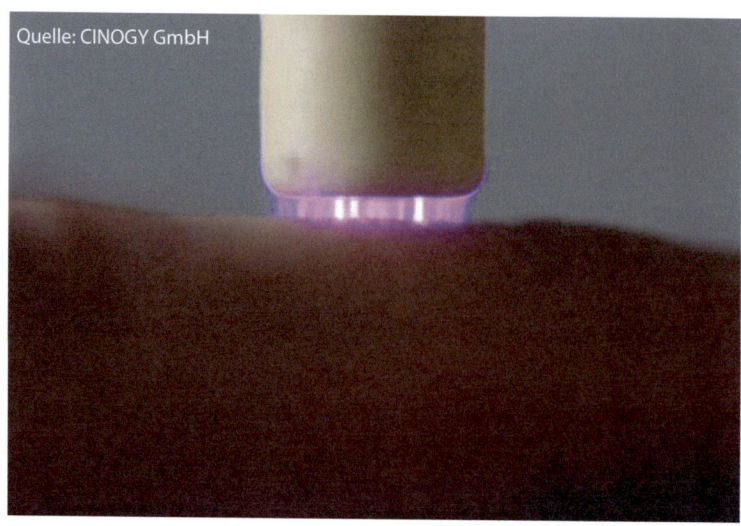
Quelle: CINOGY GmbH

☐ **Abb. 19.7**   Gewebetolerables Plasma über einer Hautoberfläche

19.2.8 Zusammenfassung der PlasmaDerm®-Therapie auf einen Blick

Der größte Vorteil der Anwendung besteht darin, dass kaltes Plasma die Mechanismen verschiedener Therapien vereint. Es gibt bereits UV-, Ozon- oder Elektrotherapien. Durch PlasmaDerm® wird jedoch eine bessere Wirkung in kürzerer Zeit erreicht. PlasmaDerm® reduziert die Zahl von Keimen auf der Oberfläche der Haut und erhöht gleichzeitig die Mikrozirkulation im Gewebe. Dies sind entscheidende Faktoren zur besseren Heilung von Wunden.

Vorteile der PlasmaDerm®-Therapie
- Förderung der Durchblutung
- Keimabtötend, ohne Resistenzentwicklung
- Wirksam gegen multiresistente Keime
- Nicht allergen
- Nichtinvasive, schmerzlose Behandlung
- Einfache und zeitsparende Anwendung
- Ambulanter Einsatz, z. B. im Pflegedienst

Literatur

kINPen MED®

Barker JH, Kjolseth D, Kim M, Frank J, Bondar I, Uhl E, Kamler M, Messmer K, Tobin GR, Weiner LJ (1994) The hairless mouse ear: an in vivo model for studying wound neovascularization. Wound Repair Regen 2(2): 138–143

Barton A, Wende K, Bundscherer L, Hasse S, Schmidt A, Bekeschus S, Weltmann KD, Lindquist U, Masur K (2013) Non-thermal plasma increases expression of wound healing in a keratinocyte cell line. Plasma Med 3(1-2): 125–136

Daeschlein G, Scholz S, Ahmed R, von Woedtke T, Haase H, Niggemeier M, Kindel E, Brandenburg R, Weltmann KD, Juenger M (2012) Skin decontamination by low-temperature atmospheric pressure plasma jet and dielectric barrier discharge plasma. J Hosp Infect 81(3): 177–183

Daeschlein G, Napp M, von Podwils S, Lutze S, Emmert S, Lange A, Klare I, Haase H, Gümbel D, von Woedtke T, Jünger M (2014) In vitro susceptibility of multidrug resistant skin and wound pathogens against low-temperature atmospheric pressure plasma jet (appj) and dielectric barrier discharge plasma (dbd). Plasma Process Polym 11(2): 175–183

Kramer A, Lademann J, Bender CP, Sckell A, Hartmann B, Münch S (2013) Suitability of tissue tolerable plasma (TTP) for the management of chronic wounds. Clin Plasma Med 1(1): 11–18

Wende K, Reuter S, von Woedtke T, Weltmann KD, Masur K (2014) Redox-based assay for assessment of biological impact of plasma treatment. Plasma Process Polym 11(7): 655–663

19

PlasmaDerm®

Daeschlein G, Scholz S, Ahmed R, von Woedtke T, Haase H, Niggemeier M, Kindel E, Brandenburg R, Weltmann KD, Juenger M (2012a) Skin decontamination by low-temperature atmospheric pressure plasma jet and dielectric barrier discharge plasma. J Hosp Infect 81(3): 177–183

Daeschlein G, Scholz S, Ahmed R, Majumdar A, von Woedtke T, Haase H, Niggemeier M, Kindel E, Brandenburg R, Weltmann KD, Jünger M (2012b) Cold plasma is well-tolerated and does not disturb skin barrier or reduce skin moisture. JDDG 10(7): 509–15

Daeschlein G, von Woedtke T, Kindel E, Brandenburg R, Weltmann KD, Jünger M (2009) Antibacterial activity of atmospheric pressure plasma jet (APPJ) against relevant wound pathogens in vitro on simulated wound environment. Plasma Process Polym 6: 224–230

Daeschlein G, Scholz S, Arnold A, von Podewils S, Haase H, Emmert S, von Woedtke T, Weltmann KD, Jünger M (2012c) In vitro susceptibility of important skin and wound pathogens against low temperature atmospheric pressure plasma jet (APPJ) and dielectric barrier discharge plasma (DBD). Plasma Process Polym 9(4): 380–389

Daeschlein G, Scholz S, von Podewils S, Arnold A, Klare I, Haase H, Emmert S, von Woedtke T, Jünger M. (2013) Cold plasma – a new antimicrobial treatment tool against multidrug resistant pathogens. In Worldwide Research Efforts in the Fighting Against Microbial Pathogens – From Basic Research to Technological Developments. Ed. Mendez-Vilas. Brown Walker Press Boca Raton, Florida, USA2013: 110-113

Daeschlein G, Napp M, von Podewils S, Lutze S, Emmert S, Lange A, Klare I, Haase H, Gümbel D, von Woedtke T, Jünger M (2013) In vitro susceptibility of multidrug resistant skin and wound pathogens against low temperature Atmospheric Pressure Plasma Jet (APPJ) and Dielectric Barrier Discharge Plasma (DBD). Plasma Process Polym 11(2): 175–183

Emmert S, Isbary G, Kluschke F, Lademann J, Westermann U, Podmelle F, Metelmann HR, Daeschlein G, Masur K, von Woedtke T, Weltmann KD (2013a) Clinical plasma medicine – position and perspectives in 2012: Paper of consent, result of the workshop "Clinical Concepts in Plasma Medicine", Greifswald, April 28th, 2012. Clinical Plasma Medicine 1: 3–4

Emmert S, Brehmer F, Hänßle H, Helmke A, Mertens N, Ahmed R, Simon D, Wandke W, Maus-Friedrichs W, Daeschlein G, Schön MP, Viöl W (2013b) Atmospheric pressure plasma in dermatology: Ulcus treatment and much more. Clinical Plasma Medicine, Epub 2013 Jan 2, http://dx.doi.org/10.1016/j.cpme.2012.11.002

Rajasekaran P, Opländer, C, Hoffmeister, D, Bibinov, N, Suschek, CV, Wandke D, Awakowicz P (2011) Characterization of Dielectric Barrier Discharge (DBD) on Mouse and Histological Evaluation of the Plasma-Treated Tissue. Plasma Proc Polym 8: 246–255

Zenker, M (2008) Argon plasma coagulation. GMS Krankenhygiene Interdiszip 3(1): Doc15. Published online 2008/11/03

Serviceteil

© Springer-Verlag Berlin Heidelberg 2016
H.-R. Metelmann, T. von Woedtke, K.-D. Weltmann (Hrsg.), *Plasmamedizin*,
DOI 10.1007/978-3-662-52645-3

Stichwortverzeichnis

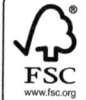